普通高等教育"十一五"国家级规划教材

药品生物检定技术

第二版

中国职业技术教育学会医药专业委员会 ◎ 组织编写

李榆梅　主编　　张晓光　主审

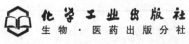

化学工业出版社
生物·医药出版分社
·北京·

本书是普通高等教育"十一五"国家级规划教材,第二版教材在第一版的基础上进行了修订,从内容到形式上力求体现高职特色,编排顺序上打破传统的教学模式,以"模块"组织教材的核心内容。

　　全书共分 3 个检测项目 14 个模块。药品生物检定基础项目含 3 个模块,包括供试品溶液的配制、双碟的制备、生物检定统计法与微机运算;药品安全性检测项目含 8 个模块,包括无菌检查、药品微生物总数检查、控制菌及螨类检查、基因工程药物检查、GMP 中的微生物检查、毒力及异常毒性检查、热原及细菌内毒素检查、升、降压物质检查;药品有效性检测项目含 3 个模块,包括抗生素效价的测定、胰岛素生物检定、几种常见药品的生物活性检定。

　　本书可供高等职业技术学院药学、中药学各专业学生使用,还可作为医药院校有关专业成人教育的教材和其他医药人员使用。

图书在版编目(CIP)数据

药品生物检定技术/李榆梅主编 . —2 版 . —北京:化学
工业出版社,2010.10(2024.2重印)
普通高等教育"十一五"国家级规划教材
ISBN 978-7-122-09258-8

Ⅰ. 药…　Ⅱ. 李…　Ⅲ. 药品检定-高等学校-教材　Ⅳ. R927

中国版本图书馆 CIP 数据核字(2010)第 146266 号

责任编辑:陈燕杰　余晓捷　孙小芳　　　文字编辑:刘志茹
责任校对:宋　夏　　　　　　　　　　　装帧设计:关　飞

出版发行:化学工业出版社　生物·医药出版分社(北京市东城区青年湖南街 13 号　邮政编码 100011)
印　　装:北京科印技术咨询服务有限公司数码印刷分部
787mm×1092mm　1/16　印张 13¼　字数 337 千字　2024 年 2 月北京第 2 版第 10 次印刷

购书咨询:010-64518888　　　　　　　售后服务:010-64518899
网　　址:http://www.cip.com.cn
凡购买本书,如有缺损质量问题,本社销售中心负责调换。

定　　价:35.00 元　　　　　　　　　　　　　　　　版权所有　违者必究

本书编审人员

主　　编　李榆梅（山西生物应用职业技术学院）

主　　审　张晓光（山西医药规划设计院）

编写人员（按姓氏笔画排序）

王明军（山西生物应用职业技术学院）

王诚刚（山西生物应用职业技术学院）

牛四坤（山西生物应用职业技术学院）

白瑞霞（北京联合大学）

成　亮（山西生物应用职业技术学院）

刘友儿（江西中医学院高职学院）

劳凤学（北京联合大学）

李丹丹（福建省医药学校）

李晓虹（中华人民共和国上海出入境检验检疫局）

杨德花（山西生物应用职业技术学院）

林　勇（江西省医药学校）

贾文雅（山西生物应用职业技术学院）

康　曼（山西生物应用职业技术学院）

韩　勇（山西生物应用职业技术学院）

中国职业技术教育学会医药专业委员会
第一届常务理事会名单

主　　任　苏怀德　国家食品药品监督管理局

副 主 任　（按姓名笔画排列）

　　　　　王书林　成都中医药大学峨嵋学院
　　　　　王吉东　江苏省徐州医药高等职业学校
　　　　　严　振　广东食品药品职业学院
　　　　　李元富　山东中药技术学院
　　　　　陆国民　上海市医药学校
　　　　　周晓明　山西生物应用职业技术学院
　　　　　缪立德　湖北省医药学校

常务理事　（按姓名笔画排列）

　　　　　马孔琛　沈阳药科大学高等职业教育学院
　　　　　王书林　成都中医药大学峨嵋学院
　　　　　王吉东　江苏省徐州医药高等职业学校
　　　　　左淑芬　河南省医药学校
　　　　　刘效昌　广州市医药中等专业学校
　　　　　闫丽霞　天津生物工程职业技术学院
　　　　　阳　欢　江西省医药学校
　　　　　严　振　广东食品药品职业学院
　　　　　李元富　山东中药技术学院
　　　　　陆国民　上海市医药学校
　　　　　周晓明　山西生物应用职业技术学院
　　　　　高玉培　北京市医药器械学校
　　　　　黄庶亮　福建生物工程职业学院
　　　　　缪立德　湖北省医药学校
　　　　　谭晓彧　湖南省医药学校

秘 书 长　潘　雪　北京市医药器械学校
　　　　　陆国民　上海市医药学校（兼）
　　　　　刘　佳　成都中医药大学峨嵋学院

第二版前言

本套教材自 2004 年以来陆续出版了 37 种,经各校广泛使用已累积了较为丰富的经验。并且在此期间,本会持续推动各校大力开展国际交流和教学改革,使得我们对于职业教育的认识大大加深,对教学模式和教材改革又有了新认识,研究也有了新成果。概括来说,这几年来我们取得的新共识主要有以下几点。

1. 明确了我们的目标——创建中国特色医药职教体系。党中央提出以科学发展观建设中国特色社会主义。我们身在医药职教战线的同仁,就有责任为了更好更快地发展我国的职业教育,为创建中国特色医药职教体系而奋斗。

2. 积极持续地开展国际交流。当今世界国际经济社会融为一体,彼此交流相互影响,教育也不例外。为了更快更好地发展我国的职业教育,创建中国特色医药职教体系,我们有必要学习国外已有的经验,规避国外已出现的种种教训、失误,从而使我们少走弯路,更科学地发展壮大自己。

3. 对准相应的职业资格要求。我们从事的职业技术教育既是为了满足医药经济发展之需,也是为了使学生具备相应职业准入要求,具有全面发展的综合素质,既能顺利就业,也能一展才华。作为个体,每个学校具有的教育资质有限。为此,应首先对准相应的国家职业资格要求,对学生实施准确明晰而实用的教育,在有余力有可能的情况下才能谈及品牌、特色等更高的要求。

4. 教学模式要切实地转变为实践导向而非学科导向。职场的实际过程是学生毕业就业所必须进入的过程,因此以职场实际的要求和过程来组织教学活动就能紧扣实际需要,便于学生掌握。

5. 贯彻和渗透全面素质教育思想与措施。多年来,各校都十分重视学生德育教育,重视学生全面素质的发展和提高,除了开设专门的德育课程、职业生涯课程和大量的课外教育活动之外,大家一致认为还必须采取切实措施,在一切业务教学过程中,点点滴滴地渗透德育内容,促使学生通过实际过程中的言谈举止,多次重复,逐渐养成良好规范的行为和思想道德品质。学生在校期间最长的时间及最大量的活动是参加各种业务学习、基础知识学习、技能学习、岗位实训等。因此对这部分最大量的时间,不能只教业务技术。在学校工作的每个人都要视育人为己任。教师在每个教学环节中都要研究如何既传授知识技能又影响学生品德,使学生全面发展成为健全的有用之才。

6. 要深入研究当代学生情况和特点,努力开发适合学生特点的教学方式方法,激发学生学习积极性,以提高学习效率。操作领路、案例入门、师生互动、现场教学等都是有效的方式。教材编写上,也要尽快改变多年来黑字印刷,学科篇章,理论说教的老面孔,力求开发生动活泼,简明易懂,图文并茂,激发志向的好教材。根据上述共识,本次修订教材,按以下原则进行。

① 按实践导向型模式,以职场实际过程划分模块安排教材内容。

② 教学内容必须满足国家相应职业资格要求。

③ 所有教学活动中都应该融进全面素质教育内容。

④ 教材内容和写法必须适应青少年学生的特点,力求简明生动,图文并茂。

从已完成的新书稿来看,各位编写人员基本上都能按上述原则处理教材,书稿显示出鲜明的特色，使得修订教材已从原版的技术型提高到技能型教材的水平。当前仍然有诸多问题需要进一步探讨改革。但愿本批修订教材的出版使用，不但能有助于各校提高教学质量，而且能引发各校更深入的改革热潮。

四年多来，各方面发展迅速，变化很大，第二版丛书根据实际需要增加了新的教材品种，同时更新了许多内容，而且编写人员也有若干变动。有的书稿为了更贴切反映教材内容甚至对名称也做了修改。但编写人员和编写思想都是前后相继、向前发展的。因此本会认为这些变动是反映与时俱进思想的，是应该大力支持的。此外，本会也因加入了中国职业技术教育学会而改用现名。原教材建设委员会也因此改为常务理事会。值本批教材修订出版之际，特此说明。

中国职业技术教育学会医药专业委员会主任
苏怀德
2008 年 10 月 2 日

第一版前言

从 20 世纪 30 年代起，我国即开始了现代医药高等专科教育。1952 年全国高等院校调整后，为满足当时经济建设的需要，医药专科层次的教育得到进一步加强和发展。同时对这一层次教育的定位、作用和特点等问题的探讨也一直在进行当中。

鉴于几十年来医药专科层次的教育一直未形成自身的规范化教材，长期存在着借用本科教材的被动局面，原国家医药管理局科技教育司应各医药院校的要求，履行其指导全国药学教育为全国药学教育服务的职责，于 1993 年出面组织成立了全国药学高等专科教育教材建设委员会。经过几年的努力，截至 1999 年已组织编写出版系列教材 33 种，基本上满足了各校对医药专科教材的需求。同时还组织出版了全国医药中等职业技术教育系列教材 60 余种。至此基本上解决了全国医药专科、中职教育教材缺乏的问题。

为进一步推动全国教育管理体制和教学改革，使人才培养更加适应社会主义建设之需，自 20 世纪 90 年代以来，中央提倡大力发展职业技术教育，尤其是专科层次的职业技术教育即高等职业技术教育。据此，全国大多数医药本专科院校、一部分非医药院校甚至综合性大学均积极举办医药高职教育。全国原 17 所医药中等职业学校中，已有 13 所院校分别升格或改制为高等职业技术学院或二级学院。面对大量的有关高职教育的理论和实际问题，各校强烈要求进一步联合起来开展有组织的协作和研讨。于是在原有协作组织基础上，2000 年成立了全国医药高职高专教材建设委员会，专门研究解决最为急需的教材问题。2002 年更进一步扩大成全国医药职业技术教育研究会，将医药高职、高专、中专、技校等不同层次、不同类型、不同地区的医药院校组织起来以便更灵活、更全面地开展交流研讨活动。开展教材建设更是其中的重要活动内容之一。

几年来，在全国医药职业技术教育研究会的组织协调下，各医药职业技术院校齐心协力，认真学习党中央的方针政策，已取得丰硕的成果。各校一致认为，高等职业技术教育应定位于培养拥护党的基本路线，适应生产、管理、服务第一线需要的德、智、体、美各方面全面发展的技术应用型人才。专业设置上必须紧密结合地方经济和社会发展需要，根据市场对各类人才的需求和学校的办学条件，有针对性地调整和设置专业。在课程体系和教学内容方面则要突出职业技术特点，注意实践技能的培养，加强针对性和实用性，基础知识和基本理论以必需够用为度，以讲清概念，强化应用为教学重点。各校先后学习了"中华人民共和国职业分类大典"及医药行业工人技术等级标准等有关职业分类，岗位群及岗位要求的具体规定，并且组织师生深入实际，广泛调研市场的需求和有关职业岗位群对各类从业人员素质、技能、知识等方面的基本要求，针对特定的职业岗位群，设立专业，确定人才培养规格和素质、技能、知识结构，建立技术考核标准、课程标准和课程体系，最后具体编制为专业教学计划以开展教学活动。教材是教学活动中必须使用的基本材料，也是各校办学的必需材料。因此研究会及时开展了医药高职教材建设的研讨和有组织的编写活动。由于专业教学计划、技术考核标准和课程标准又是从现实职业岗位群的实际需要中归纳出来的，因而研究会组织的教材编写活动就形成了几大特点。

1. 教材内容的范围和深度与相应职业岗位群的要求紧密挂钩，以收录现行适用、成熟规范的现代技术和管理知识为主。因此其实践性、应用性较强，突破了传统教材以理论知识为主的局限，突出了职业技能特点。

2. 教材编写人员尽量以产、学、研结合的方式选聘，使其各展所长、互相学习，从而有效地克服了内容脱离实际工作的弊端。

3. 实行主审制，每种教材均邀请精通该专业业务的专家担任主审，以确保业务内容正确无误。

4. 按模块化组织教材体系，各教材之间相互衔接较好，且具有一定的可裁减性和可拼接性。一个专业的全套教材既可以圆满地完成专业教学任务，又可以根据不同的培养目标和地区特点，或市场需求变化供相近专业选用，甚至适应不同层次教学之需。因而，本套教材虽然主要是针对医药高职教育而组织编写的，但同类专业的中等职业教育也可以灵活的选用。因为中等职业教育主要培养技术操作型人才，而操作型人才必须具备的素质、技能和知识不但已经包含在对技术应用型人才的要求之中，而且还是其基础。其超过"操作型"要求的部分或体现高职之"高"的部分可供学有余力，有志深造的中职学生学习之用。同时本套教材也适合于同一岗位群的在职员工培训之用。

现已编写出版的各种医药高职教材虽然由于种种主、客观因素的限制留有诸多遗憾，上述特点在各种教材中体现的程度也参差不齐，但与传统学科型教材相比毕竟前进了一步。紧扣社会职业需求，以实用技术为主，产、学、研结合，这是医药教材编写上的划时代的转变。因此本系列教材的编写和应用也将成为全国医药高职教育发展历史的一座里程碑。今后的任务是在使用中加以检验，听取各方面的意见及时修订并继续开发新教材以促进其与时俱进、臻于完善。

愿使用本系列教材的每位教师、学生、读者收获丰硕！愿全国医药事业不断发展！

全国医药职业技术教育研究会

2004 年 5 月

编写说明

　　本书是依据中国职业技术教育学会医药专业委员会的统一安排，针对高等职业教育和高职学生的特点，以强化素质教育和技能训练为主编写的，可供高职院校生物制药技术、药品质量检测技术、药学、药物制剂技术等专业使用的教材。

　　在编写过程中，弱化了学科的系统性，突出了技术性、实用性及新颖性，使学生在掌握了必需、够用的药品卫生学检测基础知识的同时，通过加强实践训练，掌握药品卫生学检测基本操作。在强化药品检验操作的同时，注重学生职业德育素质的培养。

　　本书由李榆梅负责编写模块一、模块二、附录及参考文献，并对全书进行了统稿；贾文雅、白瑞霞负责编写模块三；杨德花、康曼、李丹丹负责编写模块四、模块五和模块六；成亮、韩勇、李晓虹负责编写模块七、模块十；王明军、刘友儿、劳凤学负责编写模块八、模块九和模块十二；林勇、王诚刚、牛四坤负责编写模块十一、模块十三和模块十四。本书由张晓光进行了审稿。

　　本书中药品检验操作均以《中华人民共和国药典》（2010 年版）为依据。

　　本书为第二次修订，由于编者水平有限，书中不妥之处恳请广大师生批评指正。

编者

2010 年 5 月

目　录

项目一

药品生物检定基础

药品生物检定基础包括药品卫生学检测中最基本的操作技术，含供试品溶液的配制、双碟的制备、生物检定统计法与微机运算。同时，为了培养药品生物检定的高素质高技能型人才，在项目一中，除了基本技能和必备知识外，还强化了职业素养等内容。

以上技术内容分属模块一、模块二和模块三。

模块一　供试品溶液的配制
模块二　双碟的制备
模块三　生物检定统计法与微机运算

模块一　供试品溶液的配制

一、检验岗位

药物检验工。

二、工作目标

掌握药品生物检定试验中固体、液体供试品溶液的配制。

三、操作准备

（一）职业形象

作为药品检验人员，应当明确不合格药品的危害，对检验工作要忠于职守，不得有丝毫马虎。在进入无菌室前，必须于缓冲间更换消毒过的工作服、工作帽及工作鞋。操作应严格按照无菌操作规定进行，操作中少说话，不喧哗，以保持环境的无菌状态。将所需已灭菌或消毒的用品按无菌操作技术要求移至无菌操作室。操作前，先用酒精棉球消毒手，再用酒精棉球擦拭供试品瓶、盒、袋等的开口处周围，待干后用无菌的手术剪刀将供试品瓶、盒、袋启封。

（二）职场环境

供试品溶液的配制须在无菌室进行，无菌室应保持清洁整齐，室内仅存放最必需的用具，称量用分析天平等用具必须固定放置，不可随意挪动。定期检查室内空气无菌状况，细菌数应控制在 10 个以下，发现不符合要求时，应立即彻底消毒灭菌。

（三）检测材料

无菌手套、无菌衣；青霉素钾（1000U/mg）；无菌磷酸缓冲液；小烧杯、刻度吸管、容量瓶、不锈钢药匙等器皿均于 160℃ 干热灭菌备用。

（四）器材、设备

无菌室或超净工作台、分析天平、冰箱、高压蒸汽灭菌器。

（五）参考资料

《中华人民共和国药典》（以下简称《中国药典》）2010 年版。

《中国药品检验标准操作规范》2005年版。

四、操作过程

(一) 称量的操作要点及注意事项

1. 称量操作要点

① 准备好不锈钢药匙、称量的容器。

② 在容器上贴上标签，标明药品名称。

③ 从干燥器中取出装供试品的药瓶，用酒精棉球消毒瓶口。

④ 在分析天平上精确称取。称量应为一次称取，不得反复取样称取。若供试品为纯品、原料药品，称量一般约50mg，不得少于10mg，否则误差较大。若供试品为含有辅料的片剂、散剂、粉剂，一般称取10g（片剂要研细，混合均匀后称量）。有些药易吸潮，如青霉素钠、克拉维酸、肝素等，应在称量前1～2h更换天平玻璃橱内干燥剂如硅胶等，宜用减量法一次称取，称量时动作要快，称完要立刻盖上盖子，放入干燥器内。

⑤ 在容器所贴的标签上标上所称量的数值，精确到小数点后两位，放入干燥器内备用。

2. 称量操作注意事项

① 称量用容器的最大质量不得超过10g。

② 药匙及称量用容器都应经过灭菌或消毒。

③ 称量前供试品应放在干燥器内至少30min，从冰箱中取出的供试品，称量前要先回温至室温。

④ 称量供试品与标准品应用同一天平及砝码。

⑤ 天平应放在无菌室内。

(二) 稀释的操作要点及注意事项

1. 稀释的操作要点

① 取装有已称好供试品的容器，加入灭菌稀释液（稀释液种类视特定的药品、特定的试验而定，可以是灭菌蒸馏水、灭菌生理盐水或灭菌缓冲液等），使供试品完全溶解。

② 将已溶解的供试品小心地转入100ml容量瓶内，并用稀释液冲洗装供试品的容器3遍，冲洗液也分别小心地转入容量瓶内，再加稀释液至刻度，摇匀。贴上标签，标明药品名称。

③ 根据具体称量的数值及供试品的标示量效价（或估计效价）计算出容量瓶内供试品的单位效价。如供试品的称量值为60.00mg，估计效价为900U/mg，则容量瓶中供试品总效价为60.00mg×900U/mg＝54000U，单位效价为54000U÷100ml＝540U/ml。

④ 将计算得出的单位效价，如540U/ml，标在容量瓶所贴的标签上，并标上阿拉伯数字1。

⑤ 接着逐步稀释至规定浓度，并不超过3～4步。具体为：选适当的移液管（1ml、2ml、5ml或10ml视所吸取的液量定），吸取适量的供试品液转入另一容量瓶（容量瓶大小可根据具体情况而定）中，容量瓶标号为2。如规定的浓度为4U/ml，选用100ml的容量瓶，标号为2，也就是要从容量瓶1中吸取400U的供试液到容量瓶2中，终浓度才是4U/ml，若设要吸取的量为x，则540U/ml×x＝400U，x＝0.74ml。因此，选用1ml的移液管从容量瓶1中吸取0.74ml的供试品液转移入100ml的容量瓶2中，再加稀释液至刻度，即得浓度为4U/ml的供试液。

2. 稀释操作注意事项

① 用于稀释的刻度吸管和容量瓶均应经过标定，且要经过灭菌。

② 在量取溶液之前，吸管要先用被量取溶液流洗 2～3 次。

③ 刻度吸管应从 0 刻度开始释放溶液。

④ 供试品的稀释应与标准品的稀释操作步骤相同，所用稀释液应是同一批和同一瓶内的，所用的溶剂量及溶解时间等应尽量一致。

⑤ 应在无菌室内，严格按无菌操作。

具体药品的供试品溶液稀释要求也不尽相同，详细内容见相关章节。

（三）配制前准备

① 准备好足够数量的实验器皿，并消毒备用。

② 提前 2h 更换天平玻璃橱内干燥剂。

③ 打开无菌室的紫外灯，至少 30min。

④ 将已灭菌的用品按无菌操作要求移入无菌室。

⑤ 操作人员按要求穿戴无菌服，进入无菌室。

⑥ 操作前，先用酒精棉球消毒手，再用酒精棉球消毒供试品瓶口。

⑦ 核查一瓶缓冲液是否够用，如不够用，将几瓶缓冲液混合并摇匀。

⑧ 从冰箱中取出装供试品的干燥器，回温。

（四）操作过程

① 准备好不锈钢药匙、称量用的小烧杯。

② 在容器上贴上标签，写上药品名称。

③ 干燥器中取出装青霉素钾的瓶，用酒精棉球消毒瓶口。

④ 在分析天平上精确称取约 50mg（注意要一次称取，动作要快）。

⑤ 取装有称好的青霉素钾的小烧杯，加入灭菌的磷酸缓冲液，使供试品完全溶解。

⑥ 将已溶解的青霉素钾小心地转入 100ml 容量瓶内，并用磷酸缓冲液冲洗小烧杯 3 遍，冲洗液也分别小心地转入容量瓶内，再加稀释液至刻度，摇匀。贴上标签，标明药品名称，并写上序号 1。

五、结果处理

用供试品青霉素钾（1000U/mg）配制 4U/ml 及 1U/ml 的青霉素钾溶液，将结果填入下表。

检验药品 检验号	生产批号 检验日期　　　年　月　日
称量方法及计算：	称量数值：
具体稀释步骤及计算 容量瓶 1 总效价： 从容量瓶 1 吸取体积(ml)： 从容量瓶 2 吸取体积(ml)：	效价 容量瓶 1 单位效价： 容量瓶 2 单位效价： 容量瓶 3 单位效价：

六、基础知识

(一) 药品生物检定的概念

生物检定 (bioassay) 即利用生物体对药品的特殊反应来测定药品的有效性、安全性和研究药物量效关系。其中"生物体"可以是整体动物、离体组织、微生物和细胞等;"特殊反应"包括药理作用、毒理作用、致死效应、营养效应等;"有效性"指药品的生物活性或效价;"安全性"包括毒性或某些有害物质限度检查、无菌和控制菌检查。例如,用小白鼠的惊厥反应测定胰岛素,用对微生物的致死效应测定抗生素等。主要用于无适当理化方法进行检定或虽用理化方法测定,但不能真实反映临床实际应用价值的药物。由于生物检定是选用生物体对药品的直接反应来测定药品的有效性和安全性的,所以生物测定有时比其他测定方法更为灵敏和专一。

生物检定是以生物统计为工具,利用药物效价 (浓度) 在一定范围内的药理作用随浓度的增加而增强,且在一定的条件下存在直线关系,通过设计特定的实验,选择适当的反应指标 (如抑菌圈直径、惊厥反应指标等),把供试品 (T) 和标准品 (S) 在同等条件下进行比较,计算出供试品的效价,这种方法就称为对比检定。

生物检定中用到的标准品是指纯度较高的药品,分为国际标准品、国家标准品和工作标准品三种。国际标准品是由 WHO 邀请有条件的国家检定机构或药厂参加协作标定的;国家标准品是各国指定的机构选定一批性质完全相同的药品与国际标准品进行比较,定出它的效价,统一向全国的检定、科研、教育、生产单位分发,作为检定产品效价时使用;工作标准品是由产品的生产、研制单位自己制备的,仅供地区内部使用。

(二) 药品生物检定的任务

1. 药品生物检定的主要任务

(1) 药品的效价测定 《中国药典》2010 年版规定抗生素、肝素、催产素、洋地黄、绒促性素、胰岛素、硫酸鱼精蛋白及精蛋白锌胰岛素注射液等都需用生物检定方法来测定效价。

(2) 药品的有害物质检查 《中国药典》2010 年版规定抗生素类药物、注射剂等多种药物要进行有害物质检查。

(3) 药品的微生物限度检查 《中国药典》2010 年版规定口服及外用药中不得含有控制菌,且染菌数不得超过规定限度。

(4) 药品的无菌检查 《中国药典》2010 年版规定无菌制剂中不得含有活菌。

2. 在研制新药时,药品的生物检定范围

① 核对检验方法和标定标准品。

② 控制中药及其制剂质量。

③ 测定神经介质、激素及极其微量的生理活性物质。

④ 新药的寻找及其活性的研究。

七、法规依据

《中国药典》2010 年版 (二部) 附录 93 页,详见模块十二法规依据。

模块二 双碟的制备

一、检验岗位

药物检验工。

二、工作目标

抗生素效价中双碟的制备操作。

三、操作准备

（一）职业形象

在进入无菌室前，必须更换鞋，消毒手，并在缓冲间更换无菌工作服。操作应严格按照无菌操作规定进行，操作中保持安静，以保证环境的无菌状态。将所需已灭菌或消毒的用品及需检验的抗生素按无菌操作技术要求移至无菌操作室。操作前，先用酒精棉球消毒手，再用酒精棉球擦拭药品包装开口处周围，待干后用无菌的手术剪刀将供试品启封。

（二）职场环境

双碟的制备须在无菌室进行，无菌室应保持清洁整齐，室内仅存放最必需的操作用品，无菌室的超净工作台不可随意挪动。

操作前要对无菌室及操作台面进行消毒，并定期检查室内空气状况是否合格。

（三）检测材料

生物检定用培养皿、大口刻度吸管（10ml、20ml）、1ml小口刻度吸管、小锥形瓶（内装玻璃珠）、试管、锥形瓶；生物检定培养基Ⅱ号、金黄色葡萄球菌菌液。

玻璃器皿均于160℃干热灭菌2h。金黄色葡萄球菌菌液装于有玻璃珠的小锥形瓶内，生物检定培养基于115℃高压蒸汽灭菌。

（四）器材、设备

无菌室、恒温培养箱（室）、恒温水浴箱、烤箱、冰箱、高压蒸汽灭菌锅、水平仪。

（五）参考资料

《中国药典》2010年版。

《中国药品检验标准操作规范》2005年版。

四、操作过程

（一）制备前的准备

① 无菌室开启紫外灯至少30min。

② 用水平仪校正测定操作平台的水平。

③ 将已灭菌的生物检定用培养皿及吸管移至无菌室内。

④ 将生物检定用培养皿单碟摆开。

⑤ 从冰箱中拿出菌液，回温至室温，旋转摇15min。

⑥ 将生测培养基放在100℃水浴中融化。

⑦ 从融化好的生测培养基中倒出100ml于另一消毒过的小锥形瓶内，于48℃保温。

（二）操作步骤

1. 倒底层

① 从100℃水浴中拿出融化好的培养基，冷至约70℃。

② 立刻用灭菌过的20ml大口刻度吸管分别吸取20ml生测培养基，注入已摆在生测操作平台上的各个双碟内，使均匀摊布。

③ 盖上干燥的陶瓦圆盖，待其凝固。

2. 倒菌层

① 将倒好的已凝固的底层双碟放入37℃恒温培养箱内使微温后取出，单个摆在测定操

作平台上。

② 拿出回温至室温的菌液摇匀。

③ 取出保温在 48℃ 的生测培养基，核实温度为 48℃ 后，迅速用消毒过的 1ml 刻度吸管吸取 0.5ml 菌液于培养基内，迅速充分旋转摇匀。

④ 立即用灭菌的 10ml 大口刻度吸管吸取含菌培养基 5ml，注入已倒了底层的培养基表面，使均匀摊布在底层培养基上，盖上陶瓦圆盖，待其凝固，即可。

(三) 注意事项

① 玻璃双碟一定要干燥，不能有冷凝水。

② 刻度吸管要用砂轮将尖嘴割掉一点，变成大口后使用，否则易发生堵塞。

③ 冬季室温较低，倒好底层的双碟，待凝固后，可先放入 37℃ 恒温箱内温热，这样，倒菌层时，培养基易于摊布水平。

④ 用于倒菌层的培养基温度不能高于 48℃，否则菌会被烫死，芽孢可至 60℃。

⑤ 摇匀菌层培养基时，一定注意不能摇出气泡。

⑥ 无论是倒底层还是倒菌层动作都要快，尤其是倒菌层时。

⑦ 冬天可以把无菌室内的温度调至 37℃，这样倒菌层时易于操作。

五、基础知识

培养基的制备如下。

1. 制备方法

(1) 培养基 I

胨	5g	牛肉浸出粉	3g
磷酸氢二钾	3g	琼脂	15～20g
水	1000ml		

除琼脂外，混合上述成分，调节 pH 值使比最终 pH 值略高 0.2～0.4，加入琼脂，加热溶化后滤过，调节 pH 值使灭菌后为 7.8～8.0 或 6.5～6.6，115℃灭菌 30min。

(2) 培养基 II

胨	6g	牛肉浸出粉	1.5g
酵母粉	6g	葡萄糖	1g
琼脂	15～20g	水	1000ml

除琼脂和葡萄糖外，混合上述成分，调节 pH 值使比最终 pH 值略高 0.2～0.4，加入琼脂，加热溶化后滤过，加葡萄糖溶解后摇匀，调节 pH 值使灭菌后为 7.8～8.0 或 6.5～6.6，在 115℃灭菌 30min。

(3) 培养基 III

胨	5g	牛肉浸出粉	1.5g
酵母粉	3g	葡萄糖	1g
氯化钠	3.5g	磷酸二氢钾	1.32g
磷酸氢二钾	3.68g	水	1000ml

pH7.0～7.2

除葡萄糖外，混合上述成分，加热溶化后滤过，加葡萄糖溶解后，摇匀，调节 pH 值使灭菌后为 7.0～7.2，在 115℃灭菌 30min。

(4) 培养基 IV

胨	10g	葡萄糖	10g
氯化钠	0g	枸橼酸钠	10g
琼脂	20～30g	水	1000ml

除琼脂和葡萄糖外，混合上述成分，调节 pH 值使比最终 pH 值略高 0.2～0.4，加入琼脂，在 109℃加热 15 min，于 70℃以上保温静置 1h 后滤过，加葡萄糖溶解后摇匀，调节 pH 值使灭菌后为 6.0～6.2，在 115℃灭菌 30min。

（5）培养基Ⅴ

胨	10g	麦芽糖	40g
琼脂	20～30g	水	1000ml

除琼脂和麦芽糖外，混合上述成分，调节 pH 值使比最终 pH 值略高 0.2～0.4，加入琼脂，加热溶化后滤过，加麦芽糖溶解后，摇匀，调节 pH 值使灭菌后为 6.0～6.2，在 115℃灭菌 30min。

（6）培养基Ⅵ

胨	8g	牛肉浸出粉	3g
酵母浸出粉	5g	葡萄糖	2.5g
氯化钠	45g	磷酸氢二钾	3.3g
磷酸二氢钾	1g	琼脂	15～20g
水	1000ml		

除琼脂和葡萄糖外，混合上述成分，调节 pH 值使比最终 pH 值略高 0.2～0.4，加入琼脂，加热溶化后滤过，加葡萄糖溶解后摇匀，调节 pH 值使灭菌后为 7.2～7.4，在 115℃灭菌 30min。

（7）培养基Ⅶ

胨	5g	牛肉浸出粉	3g
枸橼酸钠	10g	磷酸氢二钾	7g
磷酸二氢钾	3g	琼脂	15～20g
水	1000ml		

除琼脂外，混合上述成分，调节 pH 值使比最终 pH 值略高 0.2～0.4，加入琼脂，加热溶化后滤过，调节 pH 值使灭菌后为 6.5～6.6，在 115℃灭菌 30min。

（8）培养基Ⅷ

酵母浸出粉	1g	葡萄糖	5g
硫酸铵	1g	琼脂	15～20g
磷酸缓冲液（pH6.0）	1000ml		

混合上述成分，加热溶化后滤过，调节 pH 值使灭菌后为 6.5～6.6，在 115℃灭菌 30min。

（9）培养基Ⅸ

蛋白胨	7.5g	氯化钠	5.0g
酵母膏	2.0g	葡萄糖	10.0g
牛肉浸出粉	1.0g	水	1000ml

除葡萄糖外，混合上述成分，加热溶化后滤过，加葡萄糖溶解后摇匀，调节 pH 值使灭菌后为 6.5，在 115℃灭菌 30min。

（10）营养肉汤培养基

胨	10g	氯化钠	5g
肉浸液	1000ml		

取胨和氯化钠加入肉浸液，微温溶解后，调节 pH 值为弱碱性，煮沸，滤清，调节 pH 值使灭菌后为 7.0～7.4，在 115℃灭菌 30min

（11）营养琼脂培养基

胨	10g	氯化钠	5g
肉浸液	1000ml	琼脂	15～20g

除琼脂外，混合上述成分，调节 pH 值使比最终 pH 值略高 0.2~0.4，加入琼脂，加热溶化后滤过，调节 pH 值使灭菌后为 7.0~7.2，分装，在 115℃灭菌 30min，趁热斜放，使凝固成斜面。

（12）改良马丁培养基

胨	5.0g	酵母浸出粉	2.0g
硫酸镁	0.5g	磷酸氢二钾	1.0g
葡萄糖	20.0g	琼脂	15~20g
水	1000ml		

除葡萄糖外，混合上述成分，微温溶解，调节 pH 值约为 6.8，煮沸，加入葡萄糖溶解后，摇匀滤清，调节 pH 值使灭菌后为 6.2~6.6，分装，在 115℃灭菌 30min，趁热斜放，使凝固成斜面。

（13）多黏菌素 B 用培养基

蛋白胨	6.0g	酵母浸膏	3.0g
牛肉浸膏	1.5g	胰消化酪素	4.0g
葡萄糖	1.0g	琼脂	15~20g
水	1000ml		

除琼脂外，混合上述成分，微温溶解，调节 pH 值使比最终 pH 值略高 0.2~0.4，加入琼脂，加热溶化后滤过，调节 pH 值使灭菌后为 6.5~6.7，在 115℃灭菌 30min。

2. 注意事项

① 选择适当的原材料。由于胨、肉膏、酵母膏等原材料的性质对抑菌圈的清晰度及试验结果的精确度影响很大，因此，要通过预先试验，挑选适当品牌的材料使用。

② 不同品牌琼脂的用量不同，要通过预备试验定出具体数值。

③ 培养基中的葡萄糖或其他糖类要在其他成分都配好，琼脂融化后加入。

④ 制成的培养基凝固后应透明，不得有沉淀。如产生沉淀，应在培养基各成分都配制好后，趁热过滤后调 pH 值，再分装消毒。

⑤ 调 pH 值宜为一次性，避免反复加酸、碱而影响培养基质量。

⑥ 制备好的培养基，使用期限为 3 周，并储存在冰箱中。分装培养基的容器应预先高压蒸汽消毒 30min。

六、法规依据

《中国药典》2010 年版（二部）附录 93 页，详见模块十二法规依据。

模块三 生物检定统计法与微机运算

一、检验岗位

药物检验工。

二、工作目标

通过对直接测定法测定待测样品效价数据的处理，学会生物检定统计法的微机运算。

三、操作准备

（一）职业形象

作为药品检验人员，在进行试验设计时，要根据试验需要科学合理地安排试验；在采集试验数据时要做到认真细致；在对试验结果的数据处理时要保证试验数据的客观真实，做到不擅自修改、伪造数据。

（二）职场环境

生物检定统计法中的微机运算操作需要在计算机机房进行，进入机房时要按微机使用管理规章严格要求自己，不携带多余的东西进入机房，保持机房的清洁整齐。

（三）检测材料

待处理的试验数据，以本模块例1洋地黄粉效价测定结果（见表3-7）为例进行。

（四）器材、设备

安装有 Microsoft Office Excel 2003 的微机。

（五）参考资料

《中国药典》2010年版。

四、操作过程

随着微机性能的极大提高，相应统计软件的不断出现，利用微机来处理一些简单的科学数据已成为可能，常用的统计软件有功能强大的 SPSS（Statistical Package for the Social Science，社会科学统计程序）、SAS（Statistical Analysis System，统计分析系统）、BMCP（BioMedical Computer Program，生物医学计算机程序）、数理统计软件包、统计制图系统等通用软件包和流行病学统计分析软件包、流行病学及疾病监测软件包、儿童生长发育专用统计软件包等专用软件包。生物检定统计法中只进行一些简单的科学统计运算，因此只需微软办公软件 Microsoft Office 中的 Excel 组件就可以解决问题，而且这个组件更容易普及和交流。本模块根据《中国药典》2010年版（二部）中的生物检定统计法编写而成，介绍如何利用 Microsoft Excel 的统计功能对生物检定统计法中的有关实验数据进行处理。直接测定法的微机运算如下。

本运算是在 Excel 2003 下以本模块例1洋地黄效价测定结果（见表3-7）为例运行。

微机运算步骤如下：

已知：标示量 $A_T=10U/g$，标准品组的动物数 $n_S=6$，供试品组的动物数 $n_T=6$。测定结果见表3-7。

1. 建立统计表格

要使用 Excel 制作表格，需要先启动 Excel，创建一个空白的 Excel 新工作簿。

需要以下几个步骤：

第一步：执行"开始→程序→Microsoft Office →Microsoft Office Excel 2003"菜单命令，或在桌面上双击"Microsoft Office Excel 2003 快捷方式"图标，系统将创建一个新的工作簿，工作簿名称默认为 Book1。

或是在桌面空白处单击右键，指点"新建"图标，弹出下一级菜单，单击"Microsoft Excel 工作表"图标，即可生成空白 Excel 文档，双击文档图标即可进入 Excel 窗口。

第二步：单击"常用"工具栏中的"保存"按钮，或执行"文件→保存"菜单命令，弹出"另存为"对话框。

第三步：在"保存位置"下拉列表框中选择存放的驱动器和目录。

第四步：在"文件名"文本框中输入工作簿的名称，如"直接测定法的微机运算"。

第五步：单击"保存"按钮，保存当前的工作簿，此时工作簿名称为"直接测定法的微机运算"。

进入 Excel 窗口后，单击单元格 A1，输入"直接测定法"，按 Enter 键。然后如图 3-1 所示，依次在各单元格中输入图中所示数据，其输入方法为：当每个单元格的数据输入完毕后，用鼠标单击下一个要输入数据的单元格输入数据即可（也可按 Enter 键结束该单元数据的输入）。当有些单元的数据不能正确显示时，可将鼠标移动到该单元格所在的列标的右边框处，当鼠标变为左右双箭头时，按下鼠标左键，左、右拖动使单元格调整到合适宽度后（能正确显示数据），放开鼠标左键即可（本例中 A 列的宽度需调整）。

	A	B	C	D	E	F	G
1	直接测定法						
2							
3	$A_T=$						
4	$n_S=$		$n_T=$				
5		测定结果表					
6	d_S	x_S	d_T	x_T			
7							
8							
9							
10							
11							
12							
13							
14							
15							
16							
17	$\sum x_S$		$\sum x_T$				
18	均值		均值				
19							
20	M	R	P_T	方差s^2	f	$t_{(0.05)}$	S_M
21							
22							
23	P_T的$FL=$						
24	P_T的$FL\%=$						

图 3-1　直接测定法的 Excel 窗口

2. 输入已知项目数据

（1）输入已知数据　将光标键分别移动到单元格 B3、B4、D4，输入 A_T 的值"10"，n_S 的值"6"，n_T 的值"6"后，按 Enter 键（方法同前，下同）。

（2）输入测定结果　如图 3-1 所示，分别在测定结果表中输入表 3-7 中的数据，即在单元格 A7～A12 输入 d_S 的测定结果值，在单元格 C7～C12 输入 d_T 的测定结果值。

3. 计算

（1）测定结果表的计算

① x_S、x_T 的计算　将光标键移动到单元格 B7，输入 x_S 的计算公式[＝IF(ISERROR (LOG(A7 * 10))," ", LOG(A7 * 10))]（只输入方括号"[ ]"之间的所有字符，且均为半角，其中的函数部分可通过下述菜单操作完成："插入"→"fx 函数"→"函数分类"→"函数名"，下同），按 Enter 键后，将鼠标移到单元格 B7 的右下角处，当鼠标变成一个

黑"**十**"时，按下鼠标左键不放，向下拖动到单元格 B16，放开鼠标左键后即可将 B7 中的公式复制到单元格 B8～B16 中。然后将光标键分别移动到以上各单元格，观察该单元格的结果及列标上方编辑栏中显示出的公式情况。

将光标键移动到单元格 D7，输入 x_T 的计算公式 $[=IF(ISERROR(LOG(C7*10))," ",LOG(C7*10))]$，按 Enter 键后，用同前的方法将 D7 中的公式复制到单元格 D8～D16 中。并将光标键分别移动到以上各单元格观察该单元格的结果及列标上方编辑栏中显示出的公式情况。

② $\sum x_S$、$\sum x_T$ 及 x_S、x_T 的均值计算　将光标键分别移动到单元格 B17、D17、B18、D18，依次输入：$\sum x_S$ 的计算公式 $[=SUM(B7:B16)]$，$\sum x_T$ 的计算公式 $[=SUM(D7:D16)]$，x_S 的均值计算公式 $[=AVERAGE(B7:B16)]$，x_T 的均值计算公式 $[=AVERAGE(D7:D16)]$。

(2) M、R、P_T、s^2、f、$t_{(0.05)}$、S_M 的计算　将光标键分别移动到单元格 A21、B21、C21、D21、E21、F21、G21，依次输入：M 的计算公式 $[=B18-D18]$，R 的计算公式 $[=10\text{\textasciicircum}A21]$，$P_T$ 的计算公式 $[=B3*B21]$，s^2 的计算公式$[=(SUMSQ(B7:B16)-B17\text{\textasciicircum}2/B4+SUMSQ(D7:D16)-D17\text{\textasciicircum}2/D4)/(B4+D4-2)]$，$f$ 的计算公式$[=B4+D4-2]$，t 分布的逆函数公式 $[=TINV(0.05,E21)]$，S_M 的计算公式 $[=SQRT(D21*(B4+D4)/(B4*D4))]$。

（F21 单元格的 $[=TINV(0.05,E21)]$ 函数中的 0.05 为 95％的概率水平，E21 为单元格 E21 中显示的自由度值。若将 0.05 改为 0.01，则为 99％的概率水平）。

(3) 可信限及可信限率的计算　将光标键分别移动到单元格 B23，B24，依次输入 P_T 的 FL 计算公式 $[=B3*10\text{\textasciicircum}(A21-F21*G21)\&"\sim"\&B3*10\text{\textasciicircum}(A21+F21*G21)]$，$P_T$ 的 FL％计算公式 $[=(B3*10\text{\textasciicircum}(A21+F21*G21)-B3*10\text{\textasciicircum}(A21-F21*G21))/(2*C21)*100\&"\%"]$。

4. 修饰

通过加边框线、单元格的内容居中等方法，可使编制的统计模块更加美观和完善。

（1）加边框线

① 选定区域　把鼠标移到单元格 A6 上，按下鼠标左键不放拖动至单元格 D18 后，释放鼠标左键，整个区域即被选中，并呈反白框。

② 加边框和底纹　将鼠标单击"格式"菜单后，再单击"单元格"，在单元格的格式对话框中选取"边框"选项卡。先在"线形样式"中选取所需的线形（粗细、虚实等线），再在"预置"栏中选取"外边框"和选取"内部"，然后选择"图案"选项卡，在"单元格底纹"中选择适合的颜色或图案进行设置，最后单击"确定"按钮。则所选定区域的单元格即出现边框和对底纹进行的设置，形成了一个"测定结果表"。

用同样方法，再将单元格 A20 至单元格 G21 的区域，加上边框和底纹。

用同样方法，再分别将单元格 D4，单元格 B3 至单元格 B4，单元格 A7 至单元格 A16 和单元格 C7 至单元格 C16 的区域，加上粗黑边框和适合的底纹。

（2）居中　将光标键移动到需居中的单元格或选定需居中的区域（方法同选择加边框区域），然后单击"格式"菜单，再单击"单元格"，在单元格的格式对话框中选取"对齐"选项卡。在"水平对齐"下拉编辑框中，选取"居中"后，再单击"确定"按钮，则所选中单元格或区域中的内容变为居中排列方式。

本例的统计结果见图 3-2。若将粗黑方框内的数据删除后，即可得到该测定法的统计模块，以后只要在粗黑方框内输入相应数据，即可统计出结果。

图 3-2　直接测定法的统计结果

Cell reference box: B7 | = | =IF(ISERROR(LOG(A7*10)),"",LOG(A7*10))

	A	B	C	D	E	F	G
1		直接测定法					
2							
3	$A_T=$	10					
4	$n_s=$	6	$n_T=$	6			
5		测定结果表					
6	d_s	x_s	d_T	x_T			
7	1.15	1.0607	1.11	1.0453			
8	1.01	1.0043	1.23	1.0899			
9	1.1	1.0414	1.06	1.0253			
10	1.14	1.0569	1.31	1.1173			
11	1.06	1.0253	0.94	0.9731			
12	0.95	0.9777	1.36	1.1335			
13							
14							
15							
16							
17	$\sum x_s$	6.1663	$\sum x_T$	6.3845			
18	均值	1.0277	均值	1.0641			
19							
20	$\overline{N}$	R	P_T	方差s^2	f	$t_{(0.05)}$	$S_{\bar{x}}$
21	-0.036354	0.919699	9.19699	0.002363	10	2.228139	0.0280639
22							
23	P_T的$FL=$	7.96370815156237~10.62126065082					
24	P_T的$FL\%=$	14.4479475260888%					

Sheet1 / Sheet2 / Sheet3

五、结果处理

（一）设置纸张及打印

1. 设置纸张的大小

单击"文件"菜单中的"页面设置"命令，然后单击其中的"页面"选项卡。在"纸张大小"下拉编辑框中，单击所需的纸张大小选项。在"缩放"中选取调整为1页宽、1页高项。

2. 打印

单击"文件"菜单中的"打印"命令，然后单击其中的"确定"按钮，即可将图 3-2 显示的工作区表格打印在 1 张纸上。

（二）文件的保存与退出

1. 保存尚未命名的文件

单击"文件"菜单中的"保存"命令。在"保存位置"框中，选择希望保存工作簿的驱动器和文件夹。在"文件名"框中，键入"直接测定法的微机运算"。然后单击"保存"按钮（即保存 1 个文件名为"直接测定法微机运算"的文件）。

2. 保存已经命名的文件

单击"文件"菜单中的"保存"命令（即按原有的文件名保存文件，本例中的文件已命名，编辑过程中请随时保存文件）。

3. 退出

单击"文件"菜单中的"退出"命令。

待测样品的测定结果按表 3-1 报告（以本模块例 1 洋地黄效价测定结果为例进行）。

表 3-1　洋地黄效价测定结果报告

n_S	n_T	M	R	P_T	P_T 的 FL	P_T 的 FL%	$t_{(0.05)}$	S_M

六、可变范围

（一）量反应平行线测定随机区组设计（2.2）法的微机运算

本运算是在 Excel 2003 下以缩宫素效价测定结果为例运行，测定结果见表 3-2。

特异反应处理：表 3-2 中第三例第四行 d_{T_1} 的第四个数值特小，经计算此值可剔除。剔除后形成的缺项按经计算为 34.5 的值补足。

计算机运算步骤如下：

已知：S、T 分别为缩宫素的标准品、供试品，标示量 $A_T = 10U/ml$；组比值 $r = 1：0.75$；分组数 $K = 4$；每组个数 $m = 5$；缺项补足数 $= 1$；各剂量组的剂量值：$d_{S_1} = 0.0068U$；$d_{S_2} = 0.0090U$；$d_{T_1} = 0.0080U$；$d_{T_2} = 0.0106U$，测定结果见表 3-2。

表 3-2　缩宫素效价测定结果

剂量 /U	d_{S_1} 0.0068	d_{S_2} 0.0090	d_{T_1} 0.0080	d_{T_2} 0.0106	$\sum y(m)$
	39.5	68.0	41.0	71.0	219.5
	37.0	62.5	36.0	53.0	188.5
y/mm	35.0	63.0	37.0	62.0	197.0
	31.5	58.0	34.5 / 15.0	60.0	184.0
	30.0	50.0	35.0	60.0	175.0
$\sum y(k)$	$173.0S_1$	$301.5S_2$	$183.5T_1$	$306.0T_2$	946.0

1. 建立统计表格

进入 Excel 窗口后，单击单元格 A1，输入"量反应平行线测定随机区组设计（2.2）法"，按 Enter 键。然后如图 3-3 所示依次在各单元格中输入图中所示数据，输入方法及列宽的调整方法详见本模块直接测定法的微机运算（本例的 A、C、G 列的列宽需调整）。

随机区组设计（2.2）法，$K = 4$，每组 4 个剂量为一区组，其给药次序为剂量组内所加的因级限制。各剂量组均为 5 个反应，$m = 5$。

2. 输入已知项目数据

（1）输入已知数据　将光标键分别移动到单元格 B3、D3、B4、B5、B6 输入 A_T 的值"10"，缺项补足数"1"，r 的值［= 1/0.75］（此处用计算公式计算 1：0.75 的值），K 的值"4"，输入 m 的值"5"后，按 Enter 键（方法同前，下同）。

（2）输入各剂量组数据及测定结果值　如图 3-4 所示分别在测定结果表中输入表 3-2 中的数据，即在单元格 B9～E9 输入各剂量组数据，在单元格 B10～E14 输入测定结果值。

3. 计算

（1）测定结果表中 $\sum y_m$、S_1、S_2、T_1、T_2 及 $\sum y$ 的计算　将光标键移到单元格 F10，输入 $\sum y_m$ 的计算公式［= SUM(B10:E10)］，按 Enter 键后，将鼠标移到单元格 F10 的右下角处，当鼠标变成一个黑"+"时，按下鼠标左键不放，向下拖动到单元格 F19，放开鼠标左键即可将 F10 中的公式复制到单元格 F11～F19 中。

将光标键分别移动到单元格 B20、C20、D20、E20、F20，依次输入 S_1 的计算公式［= SUM(B10:B19)］，S_2 的计算公式［= SUM(C10:C19)］，T_1 的计算公式［= SUM(D10:D19)］，T_2 的计算公式［= SUM(E10:E19)］，$\sum y$ 的计算公式［= SUM(B20:E20)］。

	A	B	C	D	E	F	G	H
1	量反应平行线测定随机区组(2.2)法							
2								
3	标示量 $A_T=$		缺项补足数=					
4	组比值 $r=$							
5	分组数 $k=$							
6	各组数 $m=$							
7	测定结果表							
8		dS_1	dS_2	dT_1	dT_2	Σy_m		
9	剂量							
10								
11								
12								
13								
14	y							
15								
16								
17								
18								
19								
20	$\Sigma y_{(k)}$							
21		S_1	S_2	T_1	T_2	Σy		
22								
23	可靠性测验结果表							
24	变异来源	差方和	f	方差	F	P	结论	
25	试品间							
26	回归							
27	偏离平行							
28	剂间							
29	区组间							
30	误差							
31	总							
32								
33	$t_{(0.05)}$	V	W	D	g	R	P_T	S_M
34								
35								
36								
37	R 的 $FL=$							
38	P_T 的 $FL=$							
39	P_T 的 $FL\%=$							

注：本模块图中出现的 dS_1、dS_2、dT_1、dT_2 分别表示生物检定统计中的 d_{S1}、d_{S2}、d_{T1}、d_{T2}。

图 3-3　量反应平行线测定随机区组（2.2）法的 Excel 窗口

（2）差方和、自由度 f、方差、F、P 的计算和结论的判断

① 差方和的计算 将光标键分别移动到单元格 B25、B26、B27、B28、B29、B30、B31，依次输入：试品间的差方和计算公式[＝（E20＋D20－C20－B20)^2/（4＊B6)]，回归的差方和计算公式[＝（E20－D20＋C20－B20)^2/（4＊B6)]，偏离平行的差方和计算公式[＝（E20－D20－C20＋B20)^2/（4＊B6)]，剂间的差方和计算公式[＝SUMSQ(B20:E20)/B6－F20^2/（B5＊B6)]，区组间的差方和计算公式[＝SUMSQ(F10:F19)/B5－F20^2/（B5＊B6)]，误差的差方和计算公式[＝B31－B28－B29]，总的差方和计算公式[＝SUMSQ(B10:E19)－F20^2/（B5＊B6)]。

② 自由度的计算 将光标键分别移动到单元格 C25、C26、C27、C28、C29、C30、C31，依次输入：试品间的自由度"1"，回归的自由度"1"，偏离平行的自由度"1"，剂间的自由度计算公式[＝B5－1]，区组间的自由度计算公式[＝B6－1]，误差的自由度计算公式[＝(B5－1)＊(B6－1)－D3]，总的自由度计算公式[＝B5＊B6－1]。

③ 方差的计算 将光标键分别移动到单元格 D25、D26、D27、D28、D29、D30，依次输入：试品间的方差计算公式[＝B25/C25]，回归的方差计算公式[＝B26/C26]，偏离平行的方差计算公式[＝B27/C27]，剂间的方差计算公式[＝B28/C28]，区组间的方差计算公式[＝B29/C29]，误差的方差(s^2)计算公式[＝B30/C30]。

④ F 的计算 将光标键分别移动到单元格 E25、E26、E27、E28、E29，依次输入：试品间的 F 计算公式[＝D25/D30]，回归的 F 计算公式[＝D26/D30]，偏离平行的 F 计算公式[＝D27/D30]，剂间的 F 计算公式[＝D28/D30]，区组间的 F 计算公式[＝D29/D30]。

⑤ P 的计算 将光标键分别移动到单元格 F25、F26、F27、F28、F29，依次输入：试品间的 P 计算公式[＝FDIST(E25，C25，C30)]（FDIST 为计算 F 值的函数），回归的 P 计算公式[＝FDIST(E26，C26，C30)]，偏离平行的 P 计算公式[＝FDIST(E27，C27，C30)]，剂间的 P 计算公式[＝FDIST(E28，C28，C30)]，区组间的 P 计算公式[＝FDIST(E29，C29，C30)]。

⑥ 结论的判断 将光标键分别移动到单元格 G25、G26、G27、G28、G29，依次输入：试品间的 P 结论判断计算公式[＝IF(F25＞0.05,"无显著差异"，IF(F25＞0.01,"显著差异","极显著差异"))]，回归的 P 结论判断计算公式[＝IF(F26＞0.05,"无显著差异"，IF(F26＞0.01,"显著差异","极显著差异"))]，偏离平行的 P 结论判断计算公式[＝IF(F27＞0.05,"无显著差异"，IF(F27＞0.01,"显著差异","极显著差异"))]，剂间的 P 结论判断计算公式[＝IF(F28＞0.05,"无显著差异"，IF(F28＞0.01,"显著差异","极显著差异"))]，区组间的 P 结论判断计算公式[＝IF(F29＞0.05,"无显著差异"，IF(F29＞0.01,"显著差异","极显著差异"))]。

（3）计算供试品 T 中 $t_{(0.05)}$、V、W、D、g、R、P_T、S_M 的值 将光标键分别移动到单元格 A34、B34、C34、D34、E34、F34、G34、H34，依次输入：t 分布的逆函数公式[＝TINV(0.05，C30)]，V 的计算公式[＝0.5＊(D20＋E20－B20－C20)]，W 的计算公式[＝0.05＊(E20－D20＋C20－B20)]，D 的计算公式[＝C9/E9]，g 的计算公式[＝(D30＊A34^2＊B6)/C34^2]，R 的计算公式[＝D34＊10^(LOG(B4)＊B34/C34)]，P_T 的计算公式[＝B3＊F34]，S_M 的计算公式[＝LOG(B4)＊SQRT(B6＊D30＊((1－E34)＊C34^2＋B34^2))/(C34^2＊(1－E34))]。（在 A34 单元格的[＝TINV(0.05，C30)]函数中 0.05 为 95％的概率水平。若将 0.05 改为 0.01，则为 99％的概率水平）

（4）可信限及可信限率的计算 将光标键分别移动到单元格 B37、B38、B39，依次输入：R_T 的 FL 计算公式[＝10^(LOG(F34)/(1－E34)－A34＊H34)& "～"& 10^(LOG

(F34)/(1－E34)＋A34 * H34)]，P_T 的 *FL* 计算公式[＝B3 * 10^(LOG(F34)/(1－E34)－A34 * H34)& "～"&B3 * 10^(LOG(F34)/(1－E34)＋ A34 * H34)]，P_T 的 *FL*%计算公式[＝(10^(LOG(F34)/(1－E34)＋A34 * H34)－10^(LOG(F34)/(1－ E34)－A34 * H34))/(2 * F34) * 100 & "%"]，观察各单元格内计算结果。

4. 修饰

通过加边框线和底纹、单元格的内容居中等方法，可使编制的统计模块更加美观和完善，方法详见本模块直接测定法的微机运算。

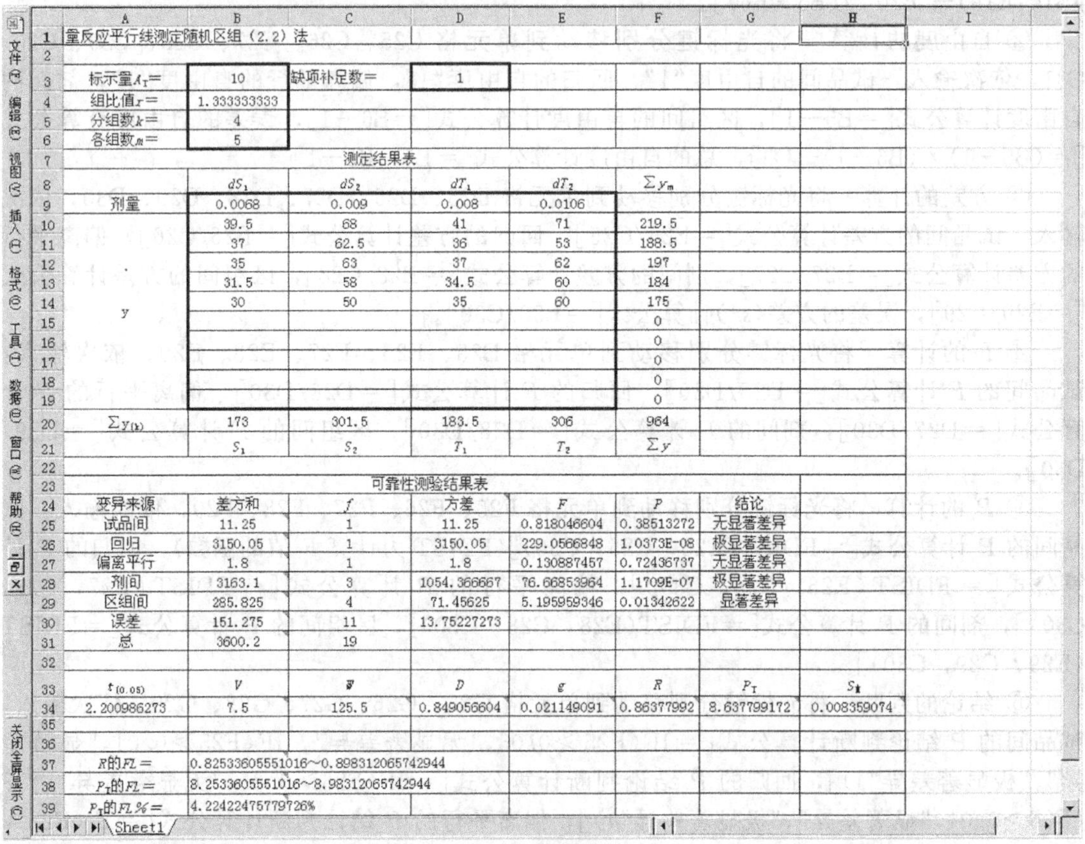

	A	B	C	D	E	F	G	H
1	量反应平行线测定随机区组（2.2）法							
2								
3	标示量A_T＝	10	缺项补足数＝	1				
4	组比值r＝	1.333333333						
5	分组数k＝	4						
6	各组数m＝	5						
7				测定结果表				
8		dS_1	dS_2	dT_1	dT_2	$\sum y_m$		
9	剂量	0.0068	0.009	0.008	0.0106			
10	y	39.5	68	41	71	219.5		
11		37	62.5	36	53	188.5		
12		35	63	37	62	197		
13		31.5	58	34.5	60	184		
14		30	50	35	60	175		
15						0		
16						0		
17						0		
18						0		
19						0		
20	$\sum y_{(k)}$	173	301.5	183.5	306	964		
21		S_1	S_2	T_1	T_2	$\sum y$		
22								
23				可靠性测验结果表				
24	变异来源	差方和	f	方差	F	P	结论	
25	试品间	11.25	1	11.25	0.818046604	0.38513272	无显著差异	
26	回归	3150.05	1	3150.05	229.0566848	1.0373E-08	极显著差异	
27	偏离平行	1.8	1	1.8	0.130887457	0.72436737	无显著差异	
28	剂间	3163.1	3	1054.366667	76.66853964	1.1709E-07	极显著差异	
29	区组间	285.825	4	71.45625	5.195959346	0.01342622	显著差异	
30	误差	151.275	11	13.75227273				
31	总	3600.2	19					
32								
33	$t_{(0.05)}$	V	W	D	g	R	P_T	S_M
34	2.200986273	7.5	125.5	0.849056604	0.021149091	0.86377992	8.637799172	0.008359074
35								
36								
37	R的FL＝	0.82533605551016～0.898312065742944						
38	P_T的FL＝	8.2533605551016～8.98312065742944						
39	P_T的FL%＝	4.22422475779726%						

图 3-4　量反应平行线测定随机区组（2.2）法的统计结果

本例的统计结果见图 3-4。若将粗黑方框内的数据删除后，即可得到该测定法的统计模块，以后只要在粗黑方框内输入相应数据，即可统计出结果。

5. 设置纸张及打印

方法详见本模块直接测定法的微机运算。

6. 文件的保存与退出

将文件保存为“量反应平行线测定随机区组（2.2）法”后，退出。方法详见本模块直接测定法的微机运算。

（二）量反应平行线测定（2.2）法双交叉设计的微机运算

本运算是在 Excel 2003 下以胰岛素效价测定结果（见表 3-3）为例运行。

已知：S、T 分别为胰岛素的标准品、供试品，标示量 A_T＝27U/mg，组比值 r＝1∶0.5，每组个数 m＝10，缺项补足数＝0，各剂量组的剂量值：d_{S_1}＝25mU/ml，d_{S_2}＝50mU/ml，d_{T_1}＝25mU/ml，d_{T_2}＝50mU/ml，0.25ml/鼠。测定结果见表 3-3。

表 3-3　胰岛素效价测定结果

	第一组			第二组			第三组			第四组			项目
	第(1)次	第(2)次	两次反应和	第(1)次	第(2)次	两次反应和	第(1)次	第(2)次	两次反应和	第(1)次	第(2)次	两次反应和	
	d_{S_1}	d_{T_2}		d_{S_2}	d_{T_1}		d_{T_1}	d_{S_2}		d_{T_2}	d_{S_1}		
	$y_{S_1(1)}$	$y_{T_2(2)}$	$y_{(1)}+y_{(2)}$	$y_{S_2(1)}$	$y_{T_1(2)}$	$y_{(1)}+y_{(2)}$	$y_{T_1(1)}$	$y_{S_2(2)}$	$y_{(1)}+y_{(2)}$	$y_{T_2(1)}$	$y_{S_1(2)}$	$y_{(1)}+y_{(2)}$	
$y/$mm	103.99	87.01	191.00	83.21	119.43	202.64	116.54	85.82	202.36	105.37	128.92	234.29	
	113.21	104.61	217.82	61.05	76.53	137.58	94.19	77.72	171.91	73.40	126.95	200.35	
	106.94	100.26	207.20	85.56	139.40	224.96	92.82	100.26	193.08	74.38	106.19	180.57	
	94.19	96.10	190.29	76.54	126.95	203.49	103.99	79.89	183.88	72.42	100.26	172.68	
	103.99	74.56	178.55	76.54	97.49	174.03	113.21	87.01	200.22	66.54	90.77	157.31	
	92.82	82.27	175.09	78.70	130.90	209.60	101.05	100.26	201.31	106.94	109.35	216.29	
	108.50	87.01	195.51	72.42	93.34	165.76	106.94	122.99	229.93	98.31	103.22	201.53	
	89.09	84.64	173.73	77.52	121.21	198.73	92.82	82.27	175.09	113.21	132.88	246.09	
	131.45	93.34	224.79	76.54	110.93	187.47	98.31	91.95	190.26	61.83	89.58	151.41	
	111.64	88.20	199.84	64.58	94.72	159.30	127.53	106.19	233.72	95.56	110.93	206.49	总　和
Σ	1055.82 $S_{1(1)}$			752.66 $S_{2(1)}$	1110.90 $T_{1(2)}$		1047.40 $T_{1(1)}$	934.36 $S_{2(2)}$		1099.05 $S_{1(2)}$			S_1 2154.87
													S_2 1687.02
		898.00 $T_{2(2)}$								867.96 $T_{2(1)}$			T_1 2158.30
													T_2 1765.96
												Σy	7766.15

1. 建立统计表格

进入 Excel 窗口后，单击单元格 A1，输入"量反应平行线测定（2.2）法双交叉设计"，按 Enter 键。然后如图 3-5 所示依次在各单元格中输入图中所示数据，输入方法及列宽的调节方法详见本模块直接测定法的微机运算。

2. 输入已知项目数据

（1）输入已知数据　将光标键分别移动到单元格 B3、B4、B5、B6、B7、D3、D4、D5，输入：A_T 的值"27"，d_{S_1} 的值"25"，d_{S_2} 的值"50"，r 的值[=1/0.5]（此处用计算公式计算 1∶0.5 的值），m 的值"10"，缺项补足数"0"，d_{T_1} 的值"25"，d_{T_2} 的值"50"。

（2）输入各剂量组数据及测定结果值　如图 3-6 所示分别在"测定结果表"中输入表3-5 中的数据，即在单元格 B11～C20 输入第 1 组两次的测定结果值，在单元格 E11～F20输入第 2 组两次的测定结果值，在单元格 H11～I20 输入第 3 组两次的测定结果值，在单元格 K11～L20 输入第 4 组两次的测定结果值。

3. 计算

（1）测定结果表的计算

① 各组两次反应和的计算　将光标键移到单元格 D11，输入第 1 组两次反应和的计算公式[=IF(SUM(B11:C11)=0,""，SUM(B11:C11))]，按 Enter 键后，将鼠标移到单元格D11 的右下角处，当鼠标变成一个黑"十"时，按下鼠标左键不放，向下拖动到单元格 D30，放开鼠标左键后即可将 D11 中的公式复制到单元格 D12～D30 中。

然后将光标键分别移动到以上各单元格观察该单元格的结果及列表上方编辑栏中显示出的公式情况。

	A	B	C	D	E	F	G	H	I	J	K	L	M	N
1	量反应平行线测定(2.2)法双交叉设计													
2														
3	标示量 $A_T=$		缺项补足数$=$											
4	标准品 $dS_1=$		供试品 $dT_1=$											
5	标准品 $dS_2=$		供试品 $dT_2=$											
6	组比值 $r=$													
7	各组个数 $m=$													
8														
9								测定结果表						
10	剂量	dS_1	dT_2	两次之和	dS_2	dT_1	两次之和	dT_1	dS_2	两次之和	dT_2	dS_1	两次之和	
11														S_1
12														
13														S_2
14														
15														T_1
16														
17														T_2
18														
19														
20														
21	y													
22														
23														
24														
25														
26														
27														
28														
29														
30														总和
31	$\Sigma y_{(k)}$													
32		$S_{1(1)}$	$T_{2(2)}$		$S_{2(1)}$	$T_{1(2)}$		$T_{1(1)}$	$S_{2(2)}$		$T_{2(2)}$	$S_{1(2)}$		Σy
33														
34			可靠性测验结果表											
35	变异来源	差方和	自由度 f	方差	F	P	结论							
36	偏离平行													
37	次间×试品间													
38	次间×回归													
39	误差(Ⅱ)													
40	动物间													
41	试品间													
42	回归													
43	次间													
44	次间×偏离平行													
45	误差(Ⅰ)													
46	总													
47														
48	$t_{(0.05)}$	V	W	D	g	R	P_T	S_M						
49														
50														
51	R_T　$FL=$													
52	P_T　$FL=$													
53	P_T　$FL\%=$													

图 3-5　量反应平行线测定（2.2）法双交叉设计的 Excel 窗口

将光标键移到单元格 G11，输入第 2 组两次反应和的计算公式［＝IF（SUM（E11：F11）＝0，" "，SUM（E11:F11））］，按 Enter 键后，用同前的方法将 G11 中的公式复制到单元格 G12～G30 中。

将光标键移到单元格 J11，输入第 3 组两次反应和的计算公式［＝IF（SUM（H11：I11）＝0，" "，SUM（H11:I11））］，按 Enter 键后，用同前的方法将 J11 中的公式复制到单元格 J12～J30 中。

将光标键移到单元格 M11，输入第 4 组两次反应和的计算公式［＝IF（SUM（K11：L11）＝0，" "，SUM（K11:L11））］，按 Enter 键后，用同前的方法将 M11 中的公式复制到单元格 M12～M30 中。

② $S_{1(1)}$、$T_{2(2)}$、$S_{2(1)}$、$T_{1(2)}$、$T_{1(1)}$、$S_{2(2)}$、$T_{2(1)}$、$S_{1(2)}$、S_1、S_2、T_1、T_2 及 $\sum y$ 的计算 将光标键分别移动到单元格 B31、C31、E31、F31、H31、I31、K31、L31、N12、N14、N16、N18、N31，依次输入：$S_{1(1)}$ 的计算公式［＝SUM（B11:B30）］，$T_{2(2)}$ 的计算公式［＝SUM（C11:C30）］，$S_{2(1)}$ 的计算公式［＝SUM（E11:E30）］，$T_{1(2)}$ 的计算公式［＝SUM（F11:F30）］，$T_{1(1)}$ 的计算公式［＝SUM（H11:H30）］，$S_{2(2)}$ 的计算公式［＝SUM（I11:I30）］，$T_{2(1)}$ 的计算公式［＝SUM（K11:K30）］，$S_{1(2)}$ 的计算公式［＝SUM（L11:L30）］，S_1 的计算公式［＝B31＋L31］，S_2 的计算公式［＝E31＋I31］，T_1 的计算公式［＝H31＋F31］，T_2 的计算公式［＝K31＋C31］，$\sum y$ 的计算公式［＝SUM（N12，N14，N16，N18）］。

（2）差方和、自由度、方差、F、P 的计算和结论的判断

① 差方和的计算 将光标键分别移动到单元格 B36、B37、B38、B39、B40、B41、B42、B43、B44、B45、B46，依次输入：偏离平行的差方和计算公式［＝（K31－H31－E31＋B31＋C31－F31－I31＋L31）^2/（8＊B7）］，次间×试品间的差方和计算公式［＝（C31＋F31－I31－L31－K31－H31＋E31＋B31）^2/（8＊B7）］，次间×回归的差方和计算公式［＝（C31－F31＋I31－L31－K31＋H31－E31＋B31）^2/（8＊B7）］，误差（Ⅱ）的差方和计算公式［＝B40－B36－B37－B38］，动物间的差方和计算公式［＝（SUMSQ（D11:D30，G11:G30，J11:J30，M11:M30））/2－N31^2/（2＊4＊B7）］，试品间的差方和计算公式［＝（K31＋H31－E31－B31＋C31＋F31－I31－L31）^2/（8＊B7）］，回归的差方和计算公式［＝（K31－H31＋E31－B31＋C31－F31＋I31－L31）^2/（8＊B7）］，次间的差方和计算公式［＝（C31＋F31＋I31＋L31－K31－H31－E31－B31）^2/（8＊B7）］，次间×偏离平行的差方和计算公式［＝（C31－F31－I31＋L31－K31＋H31＋E31－B31）^2/（8＊B7）］，误差（Ⅰ）的差方和计算公式［＝B46－B40－B41－B42－B43－B44］，总差方和计算公式［＝SUMSQ（B11:C30，E11:F30，H11:I30，K11:L30）－N31^2/（2＊4＊B7）］。

② 自由度的计算 将光标键分别移动到单元格 C36、C37、C38、C39、C40、C41、C42、C43、C44、C45、C46，依次输入：偏离平行的自由度"1"，次间×试品间的自由度"1"，次间×回归的自由度"1"，误差（Ⅱ）的自由度计算公式［＝4＊（B7－1）－D3］，动物间的自由度计算公式［＝4＊B7－1］，试品间的自由度"1"，回归的自由度"1"，次间的自由度"1"，次间×偏离平行的自由度"1"，误差（Ⅰ）的自由度计算公式［＝4＊（B7－1）－D3］，总自由度计算公式［＝2＊4＊B7－1］。

③ 方差的计算 将光标键分别移动到单元格 D36、D37、D38、D39、D40、D41、D42、D43、D44、D45，依次输入：偏离平行的方差计算公式［＝B36/C36］，次间×试品间的方差计算公式［＝B37/C37］。次间×回归的方差计算公式［＝B38/C38］，误差（Ⅱ）的方差计算公式［＝B39/C39］，动物间的方差计算公式［＝B40/C40］，试品间的方差计算公式［＝B41/C41］，回归的方差计算公式［＝B42/C42］，次间的方差计算公式［＝B43/C43］，次间×偏离

平行的方差计算公式[=B44/C44]，误差（Ⅰ）的方差计算公式[=B45/B45]（后几项的输入可参考前文将鼠标移到上一单元格的右下角处，当鼠标变成一个黑"十"时，按下鼠标左键不放，向下拖动进行复制）。

④ F 的计算　将光标键分别移动到单元格 E36、E37、E38、E40、E41、E42、E43、E44，依次输入：偏离平行的 F 计算公式[=D36/D39]，次间×试品间的 F 计算公式[=D37/D39]，次间×回归的 F 计算公式[=D38/D39]（后两项的输入也可在单元格 E36 输入公式[=D36/\$D\$39]后，将鼠标移至单元格 E36 的右下角，当鼠标变为"十"时，按下鼠标左键不放，向下拖动至单元格 E38，即可完成公式的复制，此处"\$"表示绝对引用，下同），动物间的 F 计算公式[=D40/D45]，试品间的 F 计算公式[=D41/D45]，回归的 F 计算公式[=D42/D45]，次间的 F 计算公式[=D43/D45]，次间×偏离平行的 F 计算公式[=D44/D45]。

⑤ P 的计算　将光标键分别移动到单元格 F36、F37、F38、F40、F41、F42、F43、F44，依次输入：偏离平行的 P 计算公式[=FDIST(E36，C36，C39)]，次间×试品间的 P 计算公式[=FDIST(E37，C37，C39)]，次间×回归的 P 计算公式[=FDIST(E38，C38，C39)]，动物间的 P 计算公式[=FDIST(E40，C40，C45)]，试品间的 P 计算公式[=FDIST(E41，C41，C45)]，回归的 P 计算公式[=FDIST(E42，C42，C45)]，次间的 P 计算公式[=FDIST(E43，C43，C45)]，次间×偏离平行的 P 计算公式[=FDIST(E44，C44，C45)]。

⑥ 结论的判断　将光标键分别移动到单元格 G36、G37、G38、G40、G41、G42、G43、G44，依次输入：偏离平行的 P 结论判断计算公式[=IF(F36>0.05,"无显著差异"，IF(F36>0.01,"显著差异","极显著差异"))]，次间×试品间的 P 结论判断公式计算公式[=IF(F37>0.05,"无显著差异"，IF(F37>0.01,"显著差异","极显著差异"))]，次间×回归的 P 结论判断公式计算公式[=IF(F38>0.05,"无显著差异"，IF(F38>0.01,"显著差异","极显著差异"))]，动物间的 P 结论判断公式计算公式[=IF(F40>0.05,"无显著差异"，IF(F40>0.01,"显著差异","极显著差异"))]，试品间的 P 结论判断公式计算公式[=IF(F41>0.05,"无显著差异"，IF(F41>0.01,"显著差异","极显著差异"))]，回归的 P 结论判断公式计算公式[=IF(F42>0.05,"无显著差异"，IF(F42>0.01,"显著差异","极显著差异"))]，次间的 P 结论判断公式计算公式[=IF(F43>0.05,"无显著差异"，IF(F43>0.01,"显著差异","极显著差异"))]，次间×偏离平行的 P 结论判断公式计算公式[=IF(F44>0.05,"无显著差异"，IF(F44>0.01,"显著差异","极显著差异"))]。

（3）计算 $t_{(0.05)}$、V、W、D、g、R、P_T、S_M 的值　将光标键分别移动到单元格 A49、B49、C49、D49、E49、F49、G49、H49，依次输入：t 分布的逆函数公式[=TINV(0.05，C45)]，V 的计算公式[=(N18+N16-N14-N12)/2]，W 的计算公式[=(N18-N16+N14-N12)/2]，D 的计算公式[=B5/D5]，g 的计算公式[=(D45*A49^2*2*B7)/(C49^2)]，R 的计算公式[=D49*10^(LOG(B6)*B49/C49)]，P_T 的计算公式[=B3*F49]，S_M 的计算公式[=LOG(B6)*SQRT(2*B7*D45*((1-E49)*C49^2+B49^2))/(C49^2*(1-E49))]。

（4）可信限及可信限率的计算　将光标键分别移动到单元格 B51、B52、B53，依次输入：R_T 的 FL 计算公式[=10^(LOG(F49)/(1-E49)-A49*H49)&"～"&10^(LOG(F49)/(1-E49)+A49*H49)]；P_T 的 FL 计算公式[=B3*10^(LOG(F49)/(1-E49)-A49*H49)&"～"&B3*10^(LOG(F49)/(1-E49)+A49*H49)]，P_T 的 FL% 计算公式[=(10^(LOG(F49)/(1-E49)+A49*H49)-10^(LOG(F49)/(1-E49)-A49*H49))/(2*F49)*100&"%"]，观察各单元格内计算结果。

4. 修饰

通过加边框线和底纹、单元格的内容居中等方法，可使编制的统计模块更加美观和完善，方法详见本模块直接测定法的微机运算。

本例的统计结果见图 3-6。若将粗黑方框内的数据删除后，即可得到该测定法的统计模块，以后只要在粗黑方框内输入相应数据，即可统计出结果。

	A	B	C	D	E	F	G	H	I	J	K	L	M	N
1	量反应平行线测定（2.2）法双交叉设计													
3	标示量A_T=	27	缺项补足数=	0										
4	标准品dS_1=	25	供试品dT_1=	25										
5	标准品dS_2=	50	供试品dT_2=	50										
6	组比值r=	2												
7	各组个数m=	10												
9							测定结果表							
10	剂量	dS_1	dT_2	两次之和	dS_2	dT_1	两次之和	dT_1	dS_2	两次之和	dT_2	dS_1	两次之和	
11		103.99	87.01	191	83.21	119.43	202.64	116.54	85.82	202.36	105.37	128.92	234.29	S_1
12		113.21	104.61	217.82	61.05	76.53	137.58	94.19	77.72	171.91	73.4	126.95	200.35	2154.87
13		106.94	100.26	207.2	85.56	139.4	224.96	92.82	100.26	193.08	74.38	106.19	180.57	S_2
14		94.19	96.1	190.29	76.54	126.95	203.49	103.99	79.89	183.88	72.42	100.26	172.68	1687.02
15		103.99	74.56	178.55	76.54	97.49	174.03	113.21	87.01	200.22	66.54	90.77	157.31	T_1
16		92.82	82.27	175.09	78.7	130.9	209.6	101.05	100.26	201.31	106.94	109.35	216.29	2158.3
17		108.5	87.01	195.51	72.42	93.34	165.76	106.94	122.99	229.93	98.31	103.22	201.53	T_2
18	y	89.09	84.64	173.73	77.52	121.21	198.73	92.82	82.27	175.09	113.21	132.88	246.09	1765.96
19		131.45	93.34	224.79	76.54	110.93	187.47	98.31	91.95	190.26	61.83	89.58	151.41	
20		111.64	88.2	199.84	64.58	94.72	159.3	127.53	106.19	233.72	95.56	110.93	206.49	
30														总和
31	$\Sigma y_{(k)}$	1055.8	898		752.66	1110.9		1047.4	934.36		867.96	1099.1		7766.15
32		$S_{1(1)}$	$T_{2(2)}$		$S_{2(1)}$	$T_{1(2)}$		$T_{1(1)}$	$S_{2(2)}$		$T_{2(2)}$	$S_{1(2)}$		Σy
34			可靠性测验结果表											
35	变异来源	差方和	自由度f	方差	F	P	结论							
36	偏离平行	71.27	1	71.272	0.235444	0.63046	无显著差异							
37	次间×试品间	215.8	1	215.792	0.712857	0.40407	无显著差异							
38	次间×回归	137.8	1	137.839	0.455344	0.50412	无显著差异							
39	误差（Ⅱ）	10898	36	302.714										
40	动物间	11323	39	290.323	2.92595	0.00078	极显著差异							
41	试品间	84.81	1	84.8102	0.85474	0.36137	无显著差异							
42	回归	9249	1	9249.09	93.2147	1.6E-11	极显著差异							
43	次间	1268	1	1267.79	12.77711	0.00102	极显著差异							
44	次间×偏离平行	369.5	1	369.499	3.723908	0.06155	无显著差异							
45	误差（Ⅰ）	3572	36	99.2235										
46	总	25866	79											
48	$t_{(0.05)}$	V	W	D	g	R	P_T	S_M						
49	2.02809133	41.185	-430.095	1	0.044126	0.93578	25.266074	0.032044						
51	$R_T FL$=	0.803259959704078～1.08350397387119												
52	$P_T FL$=	21.6880189120101～29.2546072945222												
53	$P_T FL\%$=	14.9738112318745%												

Sheet1 / Sheet2 / Sheet3

图 3-6　量反应平行线测定（2.2）法双交叉设计的统计结果

5. 设置纸张及打印

方法详见本模块直接测定法的微机运算。

6. 文件的保存与退出

将文件保存为"量反应平行线测定（2.2）法双交叉设计"后，退出。方法详见本模块直接测定法的微机运算。

（三）实验结果合并计算的微机运算

【例 1】 以肝素钠五次测定结果（见表 3-4）的合并计算为例运行。

已知：参加合并计算的实验 $n=5$ 次，各次实验 S^2 的自由度 $f_i=29-5=24$。测定结果见表 3-4。

1. 建立统计表格

进入 Excel 窗口后，单击单元格 A1，输入"实验结果的合并计算"，按 Enter 键。然后如图 3-7 所示依次在各单元格中输入图中所示数据，输入方法及列宽的调节方法详见本模块直接测定法的微机运算。

表 3-4　肝素钠的效价测定结果

P_T/(U/mg)	$M(\lg P_T)$	S_M	$W(1/S_M^2)$	WM	WM^2
189.28	2.2771	0.0289	1197.30	2726.37	6208.22
180.13	2.2556	0.0144	4822.53	10877.70	24535.74
189.72	2.2781	0.0105	9070.29	20663.03	47072.44
185.27	2.2678	0.00633	24957.01	56597.51	128351.83
181.25	2.2583	0.0278	1293.93	2922.08	6598.94
	Σ		41341.06	93786.69	212767.17

2. 输入已知项目数据

（1）输入已知数据　将光标键分别移动到单元格 B3、B4，依次输入测定次数 n 的值"5"，各次实验 S^2 的自由度 f_i 的值"24"。

（2）输入各次实验的检定结果 P_T 及 M 的标准误 S_M　如图 3-8 所示分别在"测定结果表中"输入表 3-4 中的数据，即在单元格 A8～B12 中输入各次实验的 P_T 及 S_M 值。

3. 计算

（1）测定结果表中 M、M^2、W、WM、WM^2、S_M^2、S_m^2、$S_M^2+S_m^2$、W'、$\Sigma W'M$ 的计算　将光标键移到单元格 C8，输入 M 的计算公式［=IF(ISERROR(LOG(A8)),"",ROUND(LOG(A8),4))］，按 Enter 键后，将鼠标移到单元格 C8 的右下角处，当鼠标变成一个黑"＋"时，按下鼠标左键不放，向下拖动到单元格 C17，放开鼠标左键后即可将 C8 中的公式复制到单元格 C9～C17 中。

将光标键移到单元格 D8，输入 M^2 的计算公式［=IF(ISERROR(C8^2),"",ROUND(C8^2,4))］，按 Enter 键后，用同前的方法将 D8 中的公式复制到单元格 D9～D17 中。

将光标键移到单元格 E8，输入 W 的计算公式［=IF(ISERROR(1/B8^2),"",ROUND(1/B8^2,2))］，按 Enter 键后，用同前的方法将 E8 中的公式复制到单元格 E9～E17 中。

将光标键移到单元格 F8，输入 WM 的计算公式［=IF(ISERROR(1/B8^2 * C8),"",1/B8^2 * C8)］，按 Enter 键后，用同前的方法将 F8 中的公式复制到单元格 F9～F17 中。

将光标键移到单元格 G8，输入 WM^2 的计算公式［=IF(ISERROR(1/B8^2 * C8^2),"",1/B8^2 * C8^2)］，按 Enter 键后，用同前的方法将 G8 中的公式复制到单元格 G9～G17 中。

将光标键移到单元格 H8，输入 S_M^2 的计算公式［=IF(B8="","",ROUND(B8^2,4-1-INT(LOG10(ABS(B8^2)))))］，按 Enter 键后，用同前的方法将 H8 中的公式复制到单元格 H9～H17 中。

将光标键移到单元格 F31，输入 S_m^2 的计算公式［=IF(((D18-C18^2/B3)/D31-H18/B3)<0,ROUND((D18-C18^2/B3)/D31,4-1-INT(LOG10(ABS((D18-C18^2/B3)/D31)))),ROUND(((D18-C18^2/B3)/D31-H18/B3),4-1-INT(LOG10(ABS(((D18-C18^2/B3)/D31-H18/B3))))))］，按 Enter 键确认输入。

将光标键移到单元格 I8，输入 $S_M^2+S_m^2$ 的计算公式［=IF(B8="","",ROUND(B8^2+$F$31,4-1-INT(LOG10(ABS(B8^2+$F$31)))))］，按 Enter 键后，用同前的方法将 I8 中的公式复制到单元格 I9～I17 中。

将光标键移到单元格 J8，输入 W' 的计算公式［=IF(ISERROR(1/(I8)),"",ROUND(1/(I8),2))］，按 Enter 键后，用同前的方法将 J8 中的公式复制到单元格 J9～J17 中。

将光标键移到单元格 K8，输入 $\Sigma W'M$ 的计算公式［=IF(ISERROR(J8 * C8),"",ROUND(J8 * C8,2))］，按 Enter 键后，用同前的方法将 K8 中的公式复制到单元格 K9～K17 中。

（2）测定结果表中 ΣM、ΣM^2、ΣW、ΣWM、ΣWM^2、ΣS_M^2、$\Sigma W'$、$\Sigma \Sigma W'M$

	A	B	C	D	E	F	G	H	I	J	K
1	实验结果的合并计算										
2											
3	测定次数$n=$										
4	各次自由度$fi=$										
5											
6						测定结果					
7	P_T	S_M	M	M^2	W	WM	WM^2	S_M^2	$S_M^2+S_m^2$	W'	$\Sigma W'M$
8											
9											
10											
11											
12											
13											
14											
15											
16											
17											
18	Σ										
19											
20	x^2		$f=$		实验结果均一性判断结论：						
21											
22	实验结果均一时结果为：										
23	M		P_T	S_M	f	$t_{(0.05)}$					
24											
25											
26	$P_T\ FL=$										
27	$P_T\ FL\%=$										
28											
29	实验结果不均一且无个别剔除值时结果为：										
30	M		P_T	S_M	f	$t_{(0.05)}$		S_m^2			
31											
32											
33	$P_T\ FL=$										
34	$P_T\ FL\%=$										

图 3-7　实验结果的合并计算的 Excel 窗口

计算　将光标分别移动到单元格 C18、D18、E18、F18、G18、H18、J18、K18 依次输入：ΣM 的计算公式 [=ROUND（SUM（C8：C17），4）]，ΣM^2 的计算公式 [=ROUND（SUM（D8：D17），4）]，ΣW 的计算公式 [=ROUND（SUM（E8：E17），2）]，ΣWM 的计算公式 [=ROUND（SUM（F8：F17），2）]，ΣWM^2 的计算公式 [=ROUND（SUM（G8：G17），2）]，ΣS_M^2 的计算公式 [=SUM（H8：H17）]，$\Sigma W'$ 的计算公式 [=ROUND（SUM（J8：J17），2）]，$\Sigma\Sigma W'M$ 的计算公式 [=ROUND（SUM（K8：K17），2）]。

（3）x^2、f 的计算和实验结果的判断　将光标键分别移动到单元格 B20、D20、G20，依次输入：x^2 的计算公式[＝G18−F18^2/E18]，f 的计算公式[＝B3−1]，实验结果的均一性判断公式[＝IF(B20＞CHIINV(0.05，D20),"不均一","均一")]。

函数 CHIINV(0.05，D20) 表示，当概率水平为 95％（1−0.05＝0.95），自由度为 D20 单元格中值时的 x^2 值（相当于本章表 3-18 中的内容）。若将 0.05 改为 0.01，则为 99％的概率水平。

（4）实验结果均一时，M、P_T、S_M、f、$t_{(0.05)}$ 及 P_T 的 FL、P_T 的 FL％的计算　将光标键分别移动到单元格 A24、B24、C24、D24、E24，依次输入：M 的计算公式[＝F18/E18]，P_T 的计算公式[＝10^A24]，S_M 的计算公式[＝SQRT(1/E18)]，f 的计算公式[＝B3＊B4]，$t_{(0.05)}$ 的计算公式[＝TINV(0.05，D24)]。

将光标键分别移动到单元格 B26、B27，依次输入：P_T 的 FL 的计算公式[＝10^(A24−E24＊C24)& "～"& 10^(A24＋E24＊C24)]，P_T 的 FL％的计算公式[＝(10^(A24＋E24＊C24)−10^(A24−E24＊C24))/(2＊B24)＊100& "％"]。

（5）实验结果不均一且无个别剔除值时，M、P_T、S_M、f、$t_{(0.05)}$ 及 P_T 的 FL、P_T 的 FL％的计算　将光标键分别移动到单元格 A31、B31、C31、D31、E31，依次输入：M 的计算公式[＝ROUND(K18/J18，4)]，P_T 的计算公式[＝ROUND(10^A31，2)]，S_M 的计算公式[＝ROUND(SQRT(1/J18)，4−1−INT(LOG10(ABS(SQRT(1/J18)))))]，f 的计算公式[＝B3−1]，$t_{(0.05)}$ 的计算公式[＝TINV(0.05，D31)]。

将光标键分别移动到单元格 B33、B34，依次输入：P_T 的 FL 的计算公式[＝ROUND(10^(A31−E31＊C31)，2)& "～"& ROUND(10^(A31＋E31＊C31)，2)]，P_T 的 FL％的计算公式[＝ROUND((10^(A31＋E31＊C31)−10^(A31−E31＊C31))/(2＊B31)＊100，2)& "％"]。

4. 修饰

通过加边框线和底纹、单元格的内容居中等方法，可使编制的统计模块更加美观和完善，方法详见本模块直接测定法的微机运算。

本例的统计结果见图 3-8。若将粗黑方框内的数据删除后，即可得到该测定法的统计模块，以后只要在粗黑方框内输入相应数据，即可统计出结果。

5. 设置纸张及打印

方法详见本模块直接测定法的微机运算。

6. 文件的保存与退出

将文件保存为"实验结果的合并计算"后，退出。方法详见本模块直接测定法的微机运算。

【例 2】　以胰岛素六次效价测定结果的合并计算为例运行。

已知：参加合并计算的实验 $n＝6$ 次，六次实验均采用（2.2）法，双交叉设计，每组 10 只，各次实验 S^2 的自由度均为 $f_i＝4×(10−1)＝36$。测定结果见表 3-5。

表 3-5　胰岛素效价测定结果

P_T/(U/mg)	$M(\lg P_T)$	M^2	S_M	$W(1/S_M^2)$	WM	WM^2
25.91	1.4135	1.9980	0.09603	108.44	153.28	216.66
23.15	1.3646	1.8621	0.006202	25997.79	35476.59	48411.35
27.48	1.4390	2.0707	0.02609	1469.10	2114.04	3042.10
28.39	1.4532	2.1118	0.03177	990.75	1439.76	2092.26
27.56	1.4403	2.0745	0.03560	789.04	1136.46	1636.84
25.79	1.4115	1.9923	0.0381	988.26	1394.93	1968.95
Σ	8.5221	12.1094		30343.38	41715.06	57368.16

文件(F) 编辑(E) 视图(V) 插入(I) 格式(O) 工具(T) 数据(D) 窗口(W) 帮助(H)

	A	B	C	D	E	F	G	H	I	J	K
1	实验结果的合并计算										
3	测定次数$n=$	5									
4	各次自由度$f_i=$	24									
6					测定结果						
7	P_T	S_M	M	M^2	W	WM	WM^2	S_M^2	$S_M^2 + S_z^2$	W'	$\sum W'M$
8	189.28	0.0289	2.2771	5.1852	1197.30	2726.38	6208.24	0.0008352	0.0009201	1086.84	2474.84
9	180.13	0.0144	2.2556	5.0877	4822.53	10877.70	24535.74	0.0002074	0.0002923	3421.14	7716.72
10	189.72	0.0105	2.2781	5.1897	9070.29	20663.04	47072.47	0.0001103	0.0001952	5122.95	11670.59
11	185.27	0.00633	2.2678	5.1429	24957.01	56597.51	128351.83	0.00004007	0.000125	8000	18142.4
12	181.25	0.0278	2.2583	5.0999	1293.93	2922.08	6598.93	0.0007728	0.0008578	1165.77	2632.66
18	$\sum$		11.3369	25.7054	41341.06	93786.71	212767.22	0.00196577		18796.7	42637.21
20	x^2	1.82471	$f=$	4	实验结果均一性判断结论:		均一				
22	实验结果均一时结果为:										
23	M	P_T	S_M	f	$t_{(0.05)}$						
24	2.268609223	185.6134	0.004918	120	1.97993038						
26	P_T $FL=$	181.5~189.82									
27	P_T $FL\%=$	2.2%									
29	实验结果不均一且无个别剔除值时结果为:										
30	M	P_T	S_M	f	$t_{(0.05)}$	S_z^2					
31	2.2683	185.48	0.007294	4	2.77644511	0.00008492					
33	P_T $FL=$	177.03~194.34									
34	P_T $FL\%=$	4.66%									

全屏显示 ▼ ×
关闭全屏显示(C)

Sheet1 / Sheet2 / Sheet3 /

图 3-8 实验结果的合并计算的统计结果

将 $n=6$，$f_i=36$ 以及 P_T、S_M 带入上例中所编制统计模块的相应位置，运算发现六次结果不均一，经特异反应剔除计算［见式（3-10）］，无个别删除结果，因此可采用本统计模块进行数据处理，运算结果见图3-9。

七、基础知识

（一）生物检定统计法的有关概念

生物检定法是利用生物体包括整体动物、离体组织、器官、细胞和微生物等评估药物生物活性的一种方法。它以药物的药理作用为基础，以生物统计为工具，运用特定的实验设计在一定条件下比较供试品和相当的标准品或对照品所产生的特定反应，通过等反应剂量间比例的运算或限制剂量引起的生物反应程度，从而测定供试品的效价、生物活性或杂质引起的毒性。

生物检定统计法主要叙述应用生物检定时必须注意的基本原则、一般要求、实验设计及统计方法。有关品种用生物检定的具体实验条件和要求，必须按照该品种生物检定法项下的规定。

1. 生物检定标准品

凡中国药典规定用生物检定的品种都有它的生物检定标准品（S）。（S）都有标示效价，以效价单位（U）表示，其含义和相应的国际标准品的效价单位一致。

2. 供试品

供试品（T）或（U）是供检定其效价的样品，它的活性组分应与标准品基本相同。A_T 或 A_U 是（T）或（U）的标示量或估计效价。

	A	B	C	D	E	F	G	H	I	J	K
1	实验结果的合并计算										
3	测定次数$n=$	6									
4	各次自由度$f_i=$	36									
6					测定结果						
7	P_T	S_M	M	M^2	W	WM	WM^2	S_x^2	$S_M^2 + S_=^2$	W'	$\sum W'M$
8	25.91	0.09603	1.4135	1.9980	108.44	153.28	216.66	0.009222	0.01023	97.75	138.17
9	23.15	0.006202	1.3646	1.8621	25997.79	35476.59	48411.35	0.00003846	0.001045	956.94	1305.84
10	27.48	0.02609	1.4390	2.0707	1469.10	2114.04	3042.10	0.0006807	0.001688	592.42	852.49
11	28.39	0.03177	1.4532	2.1118	990.75	1439.76	2092.26	0.001009	0.002016	496.03	720.83
12	27.56	0.0356	1.4403	2.0745	789.04	1136.46	1636.84	0.001267	0.002274	439.75	633.37
13	25.79	0.03181	1.4115	1.9923	988.26	1394.93	1968.95	0.001012	0.002019	495.29	699.1
18	$\sum$		8.5221	12.1094	30343.38	41715.06	57368.16	0.01322916		3078.18	4349.8
20	x^2	19.69616	$f=$	5	实验结果均一性判断结论:		不均一				

实验结果均一时结果为:

M	P_T	S_M	f	$t_{(0.05)}$
1.374766424	23.70099	0.005741	216	1.97100742

$P_T\ FL=$ 23.09~24.33
$P_T\ FL\%=$ 2.6%

实验结果不均一且无个别剔除值时结果为:

M	P_T	S_M	f	$t_{(0.05)}$	$S_=^2$
1.413	25.88	0.01802	5	2.57058183	0.001007

$P_T\ FL=$ 23.26~28.8
$P_T\ FL\%=$ 10.69%

Sheet1 / Sheet2 / Sheet3 /

图 3-9　胰岛素 6 次效价测定结果合并计算的统计结果

3. 等反应剂量对比

生物检定是将（T）和其（S）在相同的实验条件下同时对生物体或其离体器官组织等的作用进行比较，通过对比，计算出它们的等反应剂量比值（R），以测得（T）的效价 P_T。

R 是（S）和（T）等反应剂量（d_S、d_T）的比值，即 $R = d_S/d_T$。

M 是（S）和（T）的对数等反应剂量（x_S、x_T）之差，即

$$M = \lg d_S - \lg d_T = x_S - x_T$$

$$R = \text{antilg} M$$

P_T 是通过检定测得（T）的效价含量，称（T）的测得效价；是将效价比值（R）用（T）的标示量或估计效价 A_T 校正之后而得。即

$$P_T = A_T R \quad 或 \quad P_T = A_T \text{antilg} M$$

检定时，（S）按标示效价计算剂量，（T）按标示量或估计效价（A_T）计算剂量，注意调节（T）的剂量或调整其标示量或估计效价，使（S）和（T）的相应剂量组所致的反应程度相近。

4. 生物变异的控制

生物检定具有一定的实验误差，其主要来源是生物变异性。因此生物检定必须注意控制生物变异，或减少生物变异本身，或用适宜的实验设计来减小生物变异对实验结果的影响，以减小实验误差。控制生物变异必须注意以下几点。

① 生物来源、饲养或培养条件必须均一。

② 对影响实验误差的条件和因子，在实验设计时应尽可能作为因级限制，将选取的因

级随机分配至各组。例如体重、性别、窝别、双碟和给药次序等都是因子，不同体重是体重因子的级，雌性雄性是性别因子的级，不同窝的动物是窝别因子的级，不同双碟是碟间因子的级，给药先后是次序因子的级等。按程度划分的级（如动物体重），在选级时，应选动物较多的邻近几级，不要间隔跳跃选级。

③ 按实验设计类型的要求将限制的因级分组时，也必须严格遵守随机的原则。

5. 误差项

指从实验结果的总变异中分去不同剂量及不同因级对变异的影响后，剩余的变异成分用方差（s^2）表示。对于因实验设计类型的局限无法分离的变异成分，或估计某种因级对变异的影响小，可不予分离者，都并入 s^2。但剂间变异必须分离。

误差项的大小影响标准误 S_M 和可信限（FL）。

不同的检定方法和实验设计类型，分别按有关的公式计算 s^2。

6. 可靠性测验

平行线检定要求在实验所用的剂量范围内，对数剂量的反应（或反应的函数）呈直线关系，供试品和标准品的直线应平行。可靠性测验即验证供试品和标准品的对数剂量反应关系是否显著偏离平行偏离直线，对不是显著偏离平行偏离直线（在一定的概率水平下）的实验结果，认为可靠性成立，方可按有关公式计算供试品的效价和可信限。

其检验方法有以下三种。

（1）t 检验

① 平均值与标准值的比较　为了检查分析数据是否存在较大的系统误差，可对标准试样进行若干次分析，利用 t 检验法比较分析结果的平均值与标准试样的标准值之间是否存在显著性差异。进行 t 检验时，首先按下式计算出 t 值：

$$\mu = \overline{x} + \frac{ts}{\sqrt{n}} \quad t = \frac{|\overline{x} - \mu|}{s}\sqrt{n}$$

式中，μ 为总体平均值；$\overline{x}$ 为平均值；n 为试样个数。

② 两组平均值的比较　不同分析人员或同一分析人员采用不同方法分析同一试样，所得到的平均值，经常是不完全相等的。要判断这两个平均值之间是否有显著性差异，亦可采用 t 检验法。设两组分析数据为：n_1、s_1、$\overline{x}_1$；n_2、s_2、$\overline{x}_2$。

s_1 和 s_2 分别表示第一组和第二组分析数据的精密度，它们之间是否有显著性差异，可采用后面介绍的 F 检验法进行判断。如证明它们之间没有显著性差异，则可认为 $s_1 \approx s_2$，用下式求得合并标准偏差 s：

$$s = \sqrt{\frac{偏差平方和}{总自由度}} = \sqrt{\frac{\sum(x_{1i} - \overline{x}_1) + \sum(x_{2i} - \overline{x}_2)^2}{(n_1 - 1) + (n_2 - 1)}}$$

或

$$s = \sqrt{\frac{s_1^2(n_1 - 1) + s_2^2(n_2 - 1)}{(n_1 - 1) + (n_2 - 1)}}$$

然后计算出 t 值：

$$t = \frac{|\overline{x}_1 - \overline{x}_2|}{s}\sqrt{\frac{n_1 n_2}{n_1 + n_2}}$$

在一定置信度时，查出表值 $t_表$（总自由度 $f = n_1 + n_2 - 2$），若 $t > t_表$ 时，两组平均值存在显著性差异；若 $t < t_表$ 时，则不存在显著性差异。

只能分析两个样本之间的差异，通常用于计量资料中两均数间的比较。

（2）F 检验（方差分析）　F 检验法是通过比较两组数据的方差 s^2，以确定它们的精密度是否有显著性差异的方法。统计量 F 的定义为：两组数据的方差的比值，分子为大的方差，分母为小的方差，即

$$F = \frac{S^2_{\text{大}}}{S^2_{\text{小}}}$$

F 检验使用较广泛，《中国药典》2010 年版生物检定统计主要采用此法。它对两个以上的变异原因进行分析测定，即可用于超过两个均数时的相互比较，具体进行方法见《中国药典》2010 年版检定的例子。

（3）χ^2（卡方）检验　卡方检验是以卡方分布为基础的一种常用假设检验方法，主要用于分类变量，它的基本的无效假设是：H_0，行分类变量与列分类变量无关联；H_1，行分类变量与列分类变量有关联；$\alpha = 0.05$。

统计量 $\chi^2_P = \sum\limits_{i=1}^{k} \frac{(A_i - T_i)^2}{T_i}$，其中 A_i 是样本资料的计数；T_i 是在 H_0 为真的情况下的理论数（期望值）。

当 H_0 为真时，实际观察数与理论数之差 $A_i - T_i$ 应该比较接近 0。所以在 H_0 为真时，检验统计量 $\chi^2_P = \sum\limits_{i=1}^{k} \frac{(A_i - T_i)^2}{T_i}$ 服从自由度为 $k-1$ 的卡方分布。

即：$\chi^2_P > \chi^2_{\alpha, \nu}$，拒绝 H_0。

上述卡方检验由此派生了不同应用背景的各种问题的检验，特别最常用的是两个样本率的检验等。该原理的使用范围很广。

卡方检验用于记数资料的比较，记数资料的相关分析，如两个或多个率（或构成比）的比较和实际频数分布与理论分布的拟合度检验及实验结果的合并计算等。中国药典生物检定需应用卡方检验。

在以上的检验中，通过统计分析计算测出的数值分别称为计算的 t 值、F 值或 χ^2 值，然后用计算值与相应的 $t_{\text{表值}}$、$F_{\text{表值}}$ 或 $\chi^2_{\text{表值}}$ 内的值进行比较，从而得出差异是否显著或不显著。例如：在 F 检验中，将计算的 F 值与 $F_{\text{表值}}$（见表 3-14）中按一定自由度查得的 $F_{(f_1, f_2)0.05}$ 或 $F_{(f_1, f_2)0.01}$ 进行比较以得出结论：如处理组的 F 值大于 $F_{(f_1, f_2)0.05}$，则认为该处理所引起的差别有显著意义，$P \leqslant 0.05$；如处理组的 F 值大于 $F_{(f_1, f_2)0.01}$，则认为该处理引起的差别有非常显著的意义，$P \leqslant 0.01$；如处理组的 F 值小于 $F_{(f_1, f_2)0.05}$，则认为该处理所引起的差别无显著意义，$P > 0.05$。

在可靠性测验时，差别显著或不显著的标准是：因统计的习惯上采用 $P < 0.05$ 或 $P < 0.01$ 或 $P > 0.05$ 或 $P > 0.01$ 作为下结论的界限，因此：

$P < 0.05$ 差别有显著意义；

$P < 0.01$ 差别有非常显著意义；

$P > 0.05$ 差别无显著意义。

7. 可信限和可信限率

可信限（FL）标志检定结果的精密度。M 的可信限是 M 的标准误 S_M 和 t 值的乘积（tS_M），用 95% 的概率水平。$M + tS_M$ 是可信限的高限；$M - tS_M$ 是可信限的低限。用其反对数计算得 R 和 P_T 的可信限低限及高限，是在 95% 的概率水平下从样品的检定结果估计其真实结果的所在范围。

R 或 P_T 的可信限率（FL%）是用 R 或 P_T 的可信限计算而得。效价的可信限率为可信限的高限与低限之差除以 2 倍平均数（或效价）后的百分比。

$$FL\% = \frac{\text{可信限高限} - \text{可信限低限}}{2 \times \text{平均数（或效价）}} \times 100\%$$

计算可信限的 t 值是根据 s^2 的自由度（f）查 t 值表而得。

t 值与 f 的关系见表 3-6。

表 3-6　t 值表（$P=0.95$）

f	t	f	t	f	t	f	t
3	3.18	8	2.31	14	2.15	30	2.04
4	2.78	9	2.26	16	2.12	40	2.02
5	2.57	10	2.23	18	2.10	60	2.00
6	2.45	11	2.20	20	2.09	120	1.98
7	2.37	12	2.18	25	2.06	∞	1.96

各品种的检定方法项下都有其可信限率的规定，如果检定结果不符合规定，可缩小动物体重范围或年龄范围，或调整对供试品的估计效价或调节剂量，重复实验以减小可信限率。

对同批供试品重复试验所得 n 次实验结果（包括 $FL\%$ 超过规定的结果），可按实验结果的合并计算法算得 P_T 的均值及其 $FL\%$ 作为检定结果。

（二）常用的生物检定统计法

1. 直接测定法

所谓直接测定法是指直接测得药物对各个动物最小效量或最小致死量的检定方法，如洋地黄及其制剂的效价测定。

x_S 和 x_T 为 S 和 T 组各只动物的对数最小致死量，它们的均值 $\overline{x}_S$ 和 $\overline{x}_T$ 为 S 和 T 的等反应剂量，n_S 和 n_T 为 S 和 T 组的动物数。

（1）效价计算　按式（3-1）～式（3-3）计算 M、R 和 P_T。

$$M=\overline{x}_S-\overline{x}_T \tag{3-1}$$

$$R=\text{antilg}(\overline{x}_S-\overline{x}_T)=\text{antilg}M \tag{3-2}$$

$$P_T=A_T R \tag{3-3}$$

（2）误差项及可信限计算　按式（3-4）～式（3-8）计算 s^2、S_M 及 R 或 P_T 的 FL 和 $FL\%$。

$$s^2=\frac{\sum x_S^2-(\sum x_S)^2/n_S+\sum x_T^2-(\sum x_T)^2/n_T}{n_S+n_T-2} \tag{3-4}$$

$f=n_S+n_T-2$，用此自由度查表 3-6 得 t 值

$$S_M=\frac{\sqrt{s^2(n_S+n_T)}}{n_S n_T} \tag{3-5}$$

$$R \text{ 的 } FL=\text{antilg}(M\pm tS_M) \tag{3-6}$$

$\text{antilg}(M+tS_M)$ 是 R 的高限

$\text{antilg}(M-tS_M)$ 是 R 的低限

$$P_T \text{ 的 } FL=A_T\text{antilg}(M\pm tS_M) \tag{3-7}$$

$A_T\text{antilg}(M+tS_M)$ 是 P_T 的高限

$A_T\text{antilg}(M-tS_M)$ 是 P_T 的低限

$$R（\text{或 } P_T）\text{的 } FL\%=\frac{R（\text{或 } P_T）\text{高限}-R（\text{或 } P_T）\text{低限}}{2R（\text{或 } P_T）}\times100\% \tag{3-8}$$

当两批以上供试品（T、U……）和标准品同时比较时，按式（3-9）计算 S、T、U 的合并方差 s^2。

$$s^2=\frac{\sum x_S^2-\frac{(\sum x_S)^2}{n_S}+\sum x_T^2-\frac{(\sum x_T)^2}{n_T}+\sum x_U^2-\frac{(\sum x_U)^2}{n_U}\cdots}{n_S-1+n_T-1+n_U-1+\cdots} \tag{3-9}$$

$$f=n_S-1+n_T-1+n_U-1+\cdots$$

效价 P_T、P_U……，则是 T、U 分别与 S 比较，按式（3-1）～式（3-3）计算。

【例3】 洋地黄效价测定——鸽最小致死量（MLD）法。

S为洋地黄标准品，按标示效价配成1.0U/ml的酊剂，临试验前稀释25倍。

T为洋地黄叶粉，估计效价$A_T=10U/g$，配成1.0U/ml的酊剂，临试验前配成稀释液（1→25）。测定结果见表3-7。

表3-7 洋地黄粉效价测定结果

S		T	
MLDs (d_S) /(U/kg 体重)	$\overline{x}_S$ lg$(d_S\times10)$	MLD$_T$ (d_T) /(U/kg 体重)	$\overline{x}_T$ lg$(d_T\times10)$
1.15	1.061	1.11	1.045
1.01	1.004	1.23	1.090
1.10	1.041	1.06	1.025
1.14	1.057	1.31	1.117
1.06	1.025	0.94	0.973
0.95	0.978	1.36	1.134
$\Sigma\overline{x}_S$	6.166	$\Sigma\overline{x}_T$	6.384
$\overline{x}_S$	1.028	$\overline{x}_T$	1.064

（1）效价的计算   按式(3-1)～式(3-3)式计算P_T

$$M=1.028-1.064=-0.036$$
$$R=\text{antilg}(-0.036)=0.9204$$
$$P_T=10\times0.9204=9.20(\text{U/g})$$

（2）误差项及可信限的计算   按式(3-4)～式(3-8)计算s^2、S_M、P_T的FL和$FL\%$

$$s^2=\frac{1.061^2+1.004^2+\cdots+0.978^2-\left(\frac{6.166}{6}\right)^2+1.045^2+1.090^2+\cdots+1.134^2-\left(\frac{6.384}{6}\right)^2}{6+6-2}$$
$$=0.002373$$

$f=6+6-2=10$，查表3-6，$t=2.23$

$$S_M=\sqrt{0.0023736\times(6+6)/(6+6)}=0.02812$$

P_T的$FL=10\text{antilg}(-0.036\pm2.23\times0.02812)=7.97\sim10.6(\text{U/g})$

P_T的$FL\%=(10.6-7.97)/(2\times9.20)\times100\%=14.3\%$

2. 量反应平行线测定法

药物对生物体所引起的反应随着药物剂量的增加产生的量变可以测量者，称为量反应。量反应检定用平行线测定法，要求在一定剂量范围内，S和T的对数剂量x和反应或反应的特定函数y呈直线关系，当S和T的活性组分基本相同时，两直线平行。

《中国药典》2010年版量反应检定主要用（2.2）法、（3.3）法或（2.2.2）法、（3.3.3）法，即S、T（或U）各用2个剂量组或3个剂量组，统称（k.k）法或（k.k.k）法；如果S和T的剂量组数不相等，则称（k.k'）法；前面的k代表S的剂量组数，后面的k或k'代表T的剂量组数。一般都是按（k.k）法实验设计，当S或T的端剂量所致的反应未达阈值，或趋于极限，去除此端剂量后，对数剂量和反应的直线关系成立，这就形成了（k.k'）法。例如（3.3）法设计就可能形成（2.3）或（3.2）法等。因此，（k.k'）法中的k只可能比k'多一组或少一组剂量。（k.k'）法的计算结果可供重复试验时调节剂量或调整供试品估计效价时参考。无论是（k.k）法、（k.k'）法或（k.k.k）法，都以K代表S和T的剂量组数之和，故$K=k+k$、$K=k+k'$或$K=k+k+k$。

《中国药典》2010年版平行线测定法的计算都用简算法，因此对各种（k.k）法要求：

①S 和 T 相邻高低剂量组的比值（r）要相等，一般 r 用 (1∶0.8)~(1∶0.5)，$\lg r = I$；②各剂量组的反应个数（m）应相等。

（1）平行线测定的实验设计类型　根据不同的检定方法可加以限制的因级数采用不同的实验设计类型。《中国药典》2010 年版主要用下面三种实验设计类型。

① 随机设计　剂量组内不加因级限制，有关因子的各级随机分配到各剂量组。本设计类型的实验结果只能分离不同剂量（剂间）所致变异。如绒促性素的生物检定。

② 随机区组设计　将实验动物或实验对象分成区组，一个区组可以是一窝动物、一只双碟或一次实验。在剂量组内的各行间加以区组间（如窝间、碟间、实验次序间）的因级限制。随机区组设计要求每一区组的容量（如每一窝动物的受试动物只数、每一只双碟能容纳的小杯数等）必须和剂量组数相同，这样可以使每一窝动物或每一只双碟都能接受到各个不同的剂量。因此随机区组设计除了从总变异中分离剂间变异外，还可以分离区组间变异，减小实验误差。例如抗生素杯碟法效价测定。

③ 交叉设计　同一动物可以分两次进行实验者适合用交叉设计。交叉设计是将动物分组，每组可以是一只动物，也可以是几只动物，但各组的动物只数应相等。标准品（S）和供试品（T）对比时，一组动物在第一次试验时接受（S）的一个剂量，第二次试验时则接受（T）的一个剂量，如此调换交叉进行，可以在同一动物身上进行不同试品、不同剂量的比较，以去除动物间差异对实验误差的影响，提高实验精确度，节约实验动物。

（2.2）法 S 和 T 各两组剂量，用双交叉设计，将动物分成四组；对各组中的每一只动物都标上识别号。每一只动物都按给药次序（见表 3-8）进行两次实验。

表 3-8　双交叉设计两次实验的给药次序

项目	第一组	第二组	第三组	第四组
第一次实验	d_{S1}	d_{S2}	d_{T1}	d_{T2}
第二次实验	d_{T2}	d_{T1}	d_{S2}	d_{S1}

（2）平行线测定法的方差分析和可靠性测验

① 随机设计和随机区组设计的方差分析和可靠性测验

a. 剂量分组方阵表　将反应值或其规定的函数（y）按 S 和 T 的剂量分组列成方阵，见表 3-9。

方阵中，K 为 S 和 T 的剂量组数和，m 为各剂量组内 y 的个数，如为随机区组设计，m 为行间或组内所加的因级限制；n 为反应的总个数，$n = mK$。

b. 特异反应剔除和缺项补足

（a）特异反应剔除　在同一剂量组内的各个反应中，如出现个别特大或特小的反应，应按下法判断其是否可以剔除。

表 3-9　剂量分组方阵

项目		S 和 T 的剂量组					总和
		(1)	(2)	(3)	⋯	(k)	$\sum y_m$
行间（组内）	1	$y_{1(1)}$	$y_{1(2)}$	$y_{1(3)}$	⋯	$y_{1(k)}$	$\sum y_1$
	2	$y_{2(1)}$	$y_{2(2)}$	$y_{2(3)}$	⋯	$y_{2(k)}$	$\sum y_2$
	3	$y_{3(1)}$	$y_{3(2)}$	$y_{3(3)}$	⋯	$y_{3(k)}$	$\sum y_3$
	⋯	⋯	⋯	⋯	⋯	⋯	⋯
	m	$y_{m(1)}$	$y_{m(2)}$	$y_{m(3)}$	⋯	$y_{m(k)}$	$\sum y_m$
总和 $\sum y_{(k)}$		$\sum y_{(1)}$	$\sum y_{(2)}$	$\sum y_{(3)}$	⋯	$\sum y_{(k)}$	$\sum y$

设 y_a 表示特异反应值（或其规定的函数），y_m 为与 y_a 相对的另一极端的反应值，y_2、y_3 为与 y_a 最接近的两个反应值，y_{m-1}、y_{m-2} 为与 y_m 最接近的两个反应值，m 是该剂量组内的反应个数，将各数值按大小次序排列如下：

$$y_a、y_2、y_3 \cdots y_{m-2}、y_{m-1}、y_m$$

如 y_a 为特大值，则依次递减，y_m 最小；如 y_a 为特小值则依次递升，y_m 最大。按式 (3-10)～式 (3-12) 计算 J 值。

$$当 m=3\sim7 时，\qquad J_1=(y_2-y_a)/(y_m-y_a) \tag{3-10}$$

$$当 m=8\sim13 时，\qquad J_2=(y_3-y_a)/(y_{m-1}-y_a) \tag{3-11}$$

$$当 m=14\sim20 时，\qquad J_3=(y_3-y_a)/(y_{m-2}-y_a) \tag{3-12}$$

如 J 的计算值大于 J 值（见表 3-10）中规定的相应数值时，y_a 即可剔除。

表 3-10　剔除特异反应的 J 值

m	3	4	5	6	7	8	9	10	11
J 值	0.98	0.85	0.73	0.64	0.59	0.78	0.73	0.68	0.64
m	12	13	14	15	16	17	18	19	20
J 值	0.61	0.58	0.60	0.58	0.56	0.54	0.53	0.51	0.50

（b）缺项补足　因反应值被剔除或因故反应值缺失造成缺项，致 m 不等时，根据实验设计类型做缺项补足，使各剂量组的反应个数 m 相等。

（c）随机设计　对缺失数据的剂量组，以该组的反应均值补入，缺 1 个反应补一个均值，缺 2 个反应补 2 个均值。

（d）随机区组设计　按式 (3-13) 计算，补足缺项。

$$缺项 y=[KC+mR-G]/[(K-2)(m-1)] \tag{3-13}$$

式中，C 为缺项所在剂量组内的反应值总和；R 为缺项所在行的反应值总和；G 为全部反应值总和。

如果缺 1 项以上，可以分别以 y_1、y_2、y_3……代表各缺项，然后在计算其中之一时，把其他缺项 y 直接用符号 y_1、y_2……当作未缺项代入式 (3-13)，这样可得与缺项数相同的方程组，解方程组即得。

随机区组设计当剂量组内安排的区组数较多时，也可将缺项所在的整个区组除去。

随机设计的实验结果中，如在个别剂量组多出 1～2 个反应值，可按严格的随机原则去除，使各剂量组的反应个数 m 相等。

不论哪种实验设计，每补足一个缺项，就需把 s^2 的自由度减去 1，缺项不得超过反应总个数的 5%。

c. 方差分析　方阵表（见表 3-4）的实验结果，按式 (3-14)～式 (3-21) 计算各项变异的差方和、自由度（f）及误差项的方差（s^2）。

（a）随机设计　按式 (3-14)、式 (3-15) 计算差方和$_{(总)}$、差方和$_{(剂间)}$。按式 (3-20) 计算差方和$_{(误差)}$。按式 (3-18) 或式 (3-21) 计算 s^2。

（b）随机区组设计　按式 (3-14)～式 (3-17) 计算差方和$_{(总)}$、差方和$_{(剂间)}$、差方和$_{(区组间)}$、差方和$_{(误差)}$。按式 (3-18) 或式 (3-19) 计算 s^2。

$$差方和_{(总)}=\sum y^2 - (\sum y)^2/mK \tag{3-14}$$

$$f_{(总)}=mK-1$$

$$差方和_{(剂间)}=\sum[\sum y(k)]^2/m - (\sum y)^2/mK \tag{3-15}$$

$$f_{(剂间)}=K-1$$

$$\text{差方和}_{(区组间)} = \sum[\sum y_m]^2/K - (\sum y)^2/mK \tag{3-16}$$

$$f_{(区组间)} = m-1$$

$$\text{差方和}_{(误差)} = \text{差方和}_{(总)} - \text{差方和}_{(剂间)} - \text{差方和}_{(区组间)} \tag{3-17}$$

$$f_{(误差)} = f_{(总)} - f_{(剂间)} - f_{(区组间)} = (K-1)(m-1)$$

$$\text{各变异项方差} = \text{各变异项差方和}/\text{各变异项自由度} \tag{3-18}$$

$$\text{误差项方差}(s^2) = \text{差方和}_{(误差)}/f_{(误差)}, \quad 或$$

$$s^2 = \frac{Km\sum y^2 - K\sum[\sum y_{(k)}]^2 - m\sum(\sum y_m)^2 + (\sum y)^2}{Km(K-1)(m-1)} \tag{3-19}$$

$$f = (K-1)(m-1)$$

$$\text{差方和}_{(误差)} = \text{差方和}_{(总)} - \text{差方和}_{(剂间)} \tag{3-20}$$

$$f_{(误差)} = f_{(总)} - f_{(剂间)} = K(m-1)$$

$$s^2 = [m\sum y^2 - \sum[\sum y_{(k)}]^2]/Km(m-1) \tag{3-21}$$

$$f = K(m-1)$$

d. 可靠性测验　通过对剂间变异的分析，以检验 S 和 T 的对数剂量和反应的关系是否显著偏离平行直线。（2.2）法和（2.2.2）法的剂间变异分析为试品间、回归及偏离平行三项，其他（k.k）法还需再分析二次曲线、反向二次曲线等。

（a）可靠性测验的剂间变异分析　（k.k）法、（k.k'）法按表 3-11 计算各变异项的 $m\sum C_i^2$ 及 $\sum[C_i\sum y_{(k)}]$，按式（3-22）计算各项变异的差方和。

$$\text{各项变异的差方和} = [\sum(C_i\sum y_{(k)})]^2/m\sum C_i^2 \tag{3-22}$$

$$f = 1$$

表 3-11　(k.k) 法、(k.k') 法可靠性测验正交多项系数

| 方法 | 差异来源 | $\sum y_{(k)}$ 的正交多项系数 | | | | | | | | $m\sum C_i^2$ | $\sum[C_i\sum y_{(k)}]$ |
		S_1	S_2	S_3	S_4	T_1	T_2	T_3	T_4		
(2.2)	试品间		-1	-1			1	1		$4m$	$T_2+T_1-S_2-S_1$
	回归		-1	1			-1	1		$4m$	$T_2-T_1+S_2-S_1$
	偏离平行		1	-1			-1	1		$4m$	$T_2-T_1-S_2+S_1$
(3.3)	试品间	-1	-1	-1		1	1	1		$6m$	$T_3+T_2+T_1-S_3-S_2-S_1$
	回归	-1	0	1		-1	0	1		$4m$	$T_3-T_1+S_3-S_1$
	偏离平行	1	0	-1		-1	0	1		$4m$	$T_3-T_1-S_3+S_1$
	二次曲线	1	-2	1		1	-2	1		$12m$	$T_3-2T_2+T_1+S_3-2S_2+S_1$
	反向二次曲线	-1	2	-1		-1	2	-1		$12m$	$T_3-2T_2+T_1-S_3+2S_2-S_1$
(4.4)	试品间	-1	-1	-1	-1	1	1	1	1	$8m$	$T_4+T_3+T_2+T_1-S_4-S_3-S_2-S_1$
	回归	-3	-1	1	3	-3	-1	1	3	$40m$	$3T_4+T_3-T_2-3T_1+3S_4+S_3-S_2-3S_1$
	偏离平行	3	1	-1	-3	-3	-1	1	3	$40m$	$3T_4+T_3-T_2-3T_1-3S_4-S_3+S_3+3S_1$
	二次曲线	1	-1	-1	1	1	-1	-1	1	$8m$	$T_4-T_3-T_2+T_1+S_4-S_3-S_2+S_1$
	反向二次曲线	-1	1	1	-1	-1	1	1	-1	$8m$	$T_4-T_3-T_2+T_1-S_4+S_3+S_2-S_1$
(3.2)	试品间	-2	-2	-2		3		3		$30m$	$3(T_2+T_1)-2(S_3+S_2+S_1)$
	回归	-2	0	2		-1		1		$10m$	$T_2-T_1+2(S_3-S_1)$
	偏离平行	1	0	-1		-2		2		$10m$	$2(T_2-T_1)-S_3+S_1$
	二次曲线	1	2	1		0		0		$6m$	$S_3-2S_2+S_1$
(4.3)	试品间	-3	-3	-3	-3	4		4	4	$84m$	$4(T_3+T_2+T_1)-3(S_4+S_3+S_2+S_1)$
	回归	-3	-1	1	3	-2		0	2	$28m$	$2(T_3-T_1)+3(S_4-S_1)-S_2+S_3$
	偏离平行	3	1	-1	-3	-5		0	5	$70m$	$5(T_3-T_1)-3(S_4-S_1)-S_3+S_2$
	二次曲线	3	-3	-3	3	2		-4	2	$60m$	$2(T_3+T_1)-4T_2+3(S_4-S_3-S_2+S_1)$
	反向二次曲线	-1	1	1	-1	1		-2	1	$10m$	$T_3-2T_2+T_1-S_4+S_3+S_2-S_1$

$(k.k.k)$ 法按式（3-23）、式（3-24）计算试品间差方和。

（2.2.2）法：

$$差方和_{(试品间)} = \frac{(S_2+S_1)^2+(T_2+T_1)^2+(U_2+U_1)^2}{3m} - \frac{(\sum y)^2}{mK} \tag{3-23}$$

$$f_{(试品间)} = 2$$

（3.3.3）法：

$$差方和_{(试品间)} = \frac{(S_1+S_2+S_3)^2+(T_1+T_2+T_3)^2+(U_1+U_2+U_3)^2}{3m} - \frac{(\sum y)^2}{mK} \tag{3-24}$$

$$f_{(试品间)} = 2$$

按表 3-12 计算回归、二次曲线、反向二次曲线各项变异的 $m\sum C_i^2$ 及 $\sum[C_i\sum y_{(k)}]$；按式（3-22）计算差方和$_{(回归)}$、差方和$_{(二次曲线)}$；按式（3-25）计算差方和$_{(偏离平行)}$ 及差方和$_{(反向二次曲线)}$。

$$差方和_{(偏离平行)}、差方和_{(反向二次曲线)} = 2\sum[\sum(C_i\sum y_{(k)})]^2/\sum(m\sum C_i^2)$$
$$f = 2 \tag{3-25}$$

按式（3-18）计算各项变异的方差。

表 3-12 $(k.k.k)$ 法可靠性测验正交多项系数

方法	变异来源	$\sum y_{(k)}$ 的正交多项系数(C_i)									$m\sum C_i^2$	$\sum[C_i\sum y_{(k)}]$
		S_1	S_2	S_3	T_1	T_2	T_3	U_1	U_2	U_3		
(2.2.2)	回归		-1	1		-1	1		-1	1	$6m$	$S_2-S_1+T_2-T_1+U_2-U_1$
	偏离		1	-1		-1	1		-1	1	$4m$	$T_2-T_1-S_2+S_1$
	平行		1	-1					-1	1	$4m$	$U_2-U_1-S_2+S_1$
						1	-1		-1	1	$4m$	$U_2-U_1-T_2+T_1$
(3.3.3)	回归	-1	0	1	-1	0	1	-1	0	1	$6m$	$U_3-U_1+T_3-T_1+S_3-S_1$
	偏离	1	0	-1	-1	0	1	-1	0	1	$4m$	$T_3-T_1-S_3+S_1$
	平行				1	0	-1				$4m$	$U_3-U_1-S_3+S_1$
					1	0	-1	-1	0	1	$4m$	$U_3-U_1-T_3+T_1$
	二次曲线	1	-2	1	1	-2	1	1	-2	1	$18m$	$U_3-2U_2+U_1+T_3-2T_2+T_1$ $+S_3-2S_2+S_1$
	反向二次曲线	-1	2	-1	1	-2	1				$12m$	$T_3-2T_2+T_1-S_3+2S_2-S_1$
		-1	2	-1				1	-2	1	$12m$	$U_3-2U_2+U_1-S_3+2S_2-S_1$
					-1	2	-1	1	-2	1	$12m$	$U_3-2U_2+U_1-T_3+2T_2-T_1$

用（2.3）法及（3.4）法时，分别将（3.2）法及（4.3）法中 S 和 T 的正交多项系数互换即得。

正交多项系数表中 S_1、S_2……，T_1、T_2……在量反应分别为标准品和供试品每一剂量组内的反应值或它们规定函数的总和［相当于表 3-4 的 $\sum y_{(k)}$ 各项］。所有的序 1、2、3……都是顺次由小剂量到大剂量，C_i 是与之相应的正交多项系数。$m\sum C_i^2$ 是该项变异各正交多项系数的平方之和与 m 的乘积，$\sum[C_i\sum y_{(k)}]$ 为 S_1、S_2……，T_1、T_2……分别与该项正交多项系数乘积之和。

将方差分析结果列表进行可靠性测验。例如随机区组设计（3.3）法可靠性测验结果列表，见表 3-13。

表 3-13 中概率 P 是以该变异项的自由度为分子，误差项（s^2）的自由度为分母，查 F 值表（见表 3-14），将查表所得 F 值与表 3-13 F 项下的计算值比较而得。当 F 计算值大于 $P=0.05$ 或 $P=0.01$ 的查表值时，则 $P<0.05$ 或 $P<0.01$，即在此概率水平下该项变异有显著意义。

随机设计没有区组间变异项。

表 3-13　随机区组设计（3.3）法可靠性测验结果

变异来源	f	差方和	方差	F	P
试品间	1	式(3-22)	差方和/f	方差/s^2	
回归	1	式(3-22)	差方和/f	方差/s^2	
偏离平行	1	式(3-22)	差方和/f	方差/s^2	
二次曲线	1	式(3-22)	差方和/f	方差/s^2	
反向二次曲线	1	式(3-22)	差方和/f	方差/s^2	
剂间	$K-1$	式(3-15)	差方和/f	方差/s^2	
区组间	$m-1$	式(3-16)	差方和/f	方差/s^2	
误差	$(K-1)(m-1)$	式(3-17)	差方和/$f(s^2)$		
总	$mK-1$	式(3-14)			

表 3-14　F 值表

项目		f_1（分子的自由度）								
		1	2	3	4	6	12	20	40	∞
f_2 分母的自由度	1	161	200	216	225	234	244	248	251	254
		4052	4999	5403	5625	5859	6106	6208	6286	6366
	2	18.51	19.00	19.16	19.25	19.33	19.41	19.44	19.47	19.50
		98.49	99.00	99.17	90.25	99.33	99.42	99.45	99.48	99.50
	3	10.13	9.55	9.28	9.12	8.94	8.74	8.66	8.60	8.53
		34.12	30.82	29.46	28.71	27.91	27.05	26.69	26.41	26.12
	4	7.71	6.94	6.59	6.39	6.16	5.91	5.80	5.71	5.63
		21.20	18.00	16.69	15.98	15.21	14.37	14.02	13.74	13.46
	5	6.61	5.79	5.41	5.19	4.95	4.68	4.56	4.46	4.36
		16.26	13.27	12.06	11.39	10.67	9.89	9.55	9.29	9.02
	6	5.99	5.14	4.76	4.53	4.28	4.00	3.87	3.77	3.67
		13.74	10.92	9.78	9.15	8.47	7.72	7.39	7.14	6.88
	7	5.59	4.74	4.35	4.12	3.87	3.57	3.44	3.34	3.23
		12.25	9.55	8.45	7.85	7.19	6.47	6.15	5.90	5.65
	8	5.32	4.46	4.07	3.84	3.58	3.28	3.15	3.05	2.93
		11.26	8.65	7.59	7.01	6.37	5.67	5.36	5.11	4.86
	9	5.12	4.26	3.86	3.63	3.37	3.07	2.93	2.82	2.71
		10.56	8.02	6.99	6.42	5.80	5.11	4.80	4.56	4.31
	10	4.96	4.10	3.71	3.48	3.22	2.91	2.77	2.67	2.54
		10.04	7.56	6.55	5.99	5.39	4.71	4.41	4.17	3.91
	15	4.54	3.68	3.29	3.06	2.79	2.48	2.33	2.21	2.07
		8.68	6.36	5.42	4.89	4.32	3.67	3.36	3.12	2.87
	20	4.35	3.49	3.10	2.87	2.60	2.28	2.12	1.99	1.84
		8.10	5.85	4.94	4.43	3.87	3.23	2.94	2.69	2.42
	30	4.17	3.32	2.92	2.69	2.42	2.09	1.93	1.79	1.62
		7.56	5.39	4.51	4.02	3.47	2.84	2.55	2.29	2.01
	40	4.08	3.23	2.84	2.61	2.34	2.00	1.84	1.69	1.51
		7.31	5.18	4.31	3.83	3.29	2.66	2.37	2.11	1.81
	60	4.00	3.15	2.76	2.52	2.25	1.92	1.75	1.59	1.39
		7.08	4.98	4.13	3.65	3.12	2.50	2.20	1.93	1.60
	∞	3.84	2.99	2.60	2.37	2.09	1.75	1.57	1.40	1.00
		6.64	4.60	3.78	3.32	2.80	2.18	1.87	1.59	1.00

注：上行，$P=0.05$；下行，$P=0.01$。

（b）可靠性测验结果判断　可靠性测验结果，回归项应非常显著（$P<0.01$）（2.2）法、（2.2.2）法偏离平行应不显著（$P>0.05$）。

其他 $(k.k)$ 法、$(k.k.k)$ 法偏离平行、二次曲线、反向二次曲线各项均应不显著（$P>0.05$）。

试品间一项不作为可靠性测验的判断标准，试品间变异非常显著者，重复试验时，应参考所得结果重新估计 T 的效价或重新调整剂量试验。

② 双交叉设计的方差分析和可靠性测验

a. 双交叉设计实验结果的方阵表　将动物按体重随机分成四组，各组的动物数（m）相等，四组的动物总数为 $4m$。对四组中的每一只动物都加以识别标记，按双交叉设计给药次序表进行实验，各组的每一只动物都给药两次，共得 $2\times4m$ 个反应值。将 S、T 各两个剂量组两次实验所得反应值排列成表。

双交叉试验结果见表 3-15。

表 3-15　双交叉试验结果

项目	第　一　组			第　二　组			第　三　组			第　四　组			项目
	第(1)次	第(2)次	两次	第(1)次	第(2)次	两次	第(1)次	第(2)次	两次	第(1)次	第(2)次	两次	
	d_{S1}	d_{T2}	反应和	d_{S2}	d_{T1}	反应和	d_{T1}	d_{S2}	反应和	d_{T2}	d_{S1}	反应和	
y	$y_{S1(1)}$ ⋮	$y_{T2(2)}$ ⋮	$y_{(1)}+y_{(2)}$ ⋮	$y_{S2(1)}$ ⋮	$y_{T1(2)}$ ⋮	$y_{(1)}+y_{(2)}$ ⋮	$y_{T1(1)}$ ⋮	$y_{S2(2)}$ ⋮	$y_{(1)}+y_{(2)}$ ⋮	$y_{T2(1)}$ ⋮	$y_{S1(2)}$ ⋮	$y_{(1)}+y_{(2)}$ ⋮	总和
Σ	$S_{1(1)}$			$S_{2(1)}$				$S_{2(2)}$			$S_{1(2)}$		S_1
													S_2
			$T_{1(2)}$				$T_{1(1)}$						T_1
			$T_{2(2)}$							$T_{2(1)}$			T_2

b. 缺项补足　表 3-15 中如有个别组的 1 个反应值因故缺失，均作该只动物缺失处理，在组内形成两个缺项。此时，可分别用两次实验中该组动物其余各反应值的均值补入；也可在其余三组内用严格随机的方法各去除一只动物，使各组的动物数相等。每补足一个缺项，误差$_{(I)}$和误差$_{(II)}$的方差 s_{I}^2 和 s_{II}^2 的自由度都要减去 1。缺项不得超过反应总个数的 5%。同一组内缺失的动物不得超过 1 只。

c. 方差分析　双交叉设计的总变异中，包含有动物间变异和动物内变异。对表 3-11 的 $2\times4m$ 个反应值进行方差分析时，总变异的差方和$_{(总)}$按式（3-26）计算。

$$\text{差方和}_{(总)} = \Sigma y^2 - (\Sigma y)^2/(2\times4m) \tag{3-26}$$

$$f_{总} = 2\times4m-1$$

动物间变异是每一只动物两次实验所得反应值的和（表 3-11 每组动物的第三列）之间的变异，其差方和按式（3-27）计算。

$$\text{差方和}_{(动物间)} = \Sigma[y_{(1)}+y_{(2)}]^2/2 - (\Sigma y)^2/2\times4\overline{m} \tag{3-27}$$

$$f_{(动物间)} = 4m-1$$

总变异中分除动物间变异，余下为动物内变异。

d. 动物间变异和动物内变异的分析　将表 3-15 中 S 和 T 各剂量组第（1）次实验所得反应值之和 $S_{1(1)}$、$S_{2(1)}$、$T_{1(1)}$、$T_{2(1)}$ 及第（2）次实验反应值之和 $S_{1(2)}$、$S_{2(2)}$、$T_{1(2)}$、$T_{2(2)}$ 按表 3-16 双交叉设计正交系数表计算各项变异的 $m\Sigma C_i^2$ 及 $\Sigma(C_iy)$，按式（3-22）计算各项变异的差方和。

表 3-16 双交叉设计正交系数

变异来源	第(1)次实验 $S_{1(1)}$ $S_{2(1)}$ $T_{1(1)}$ $T_{2(1)}$	第(2)次实验 $S_{1(2)}$ $S_{2(2)}$ $T_{1(2)}$ $T_{2(2)}$	$m\sum C_i^2$	$\sum(C_i\sum y)$
	正交多项系数 C_i			
试品间 *	-1 -1 1 1	-1 -1 1 1	$8m$	$T_{2(1)}+T_{1(1)}-S_{2(1)}-S_{1(1)}+T_{2(2)}+T_{1(2)}-S_{2(2)}-S_{1(2)}$
回归 *	-1 1 -1 1	-1 1 -1 1	$8m$	$T_{2(1)}-T_{1(1)}+S_{2(1)}-S_{1(1)}+T_{2(2)}-T_{1(2)}+S_{2(2)}-S_{1(2)}$
偏离平行	1 -1 -1 1	1 -1 -1 1	$8m$	$T_{2(1)}-T_{1(1)}-S_{2(1)}+S_{1(1)}+T_{2(2)}-T_{1(2)}-S_{2(2)}+S_{1(2)}$
次间 *	-1 -1 -1 -1	1 1 1 1	$8m$	$T_{2(2)}+T_{1(2)}+S_{2(2)}+S_{1(2)}-T_{2(1)}-T_{1(1)}-S_{2(1)}-S_{1(1)}$
次间×试品间	1 1 -1 -1	-1 -1 1 1	$8m$	$T_{2(2)}+T_{1(2)}-S_{2(2)}-S_{1(2)}-T_{2(1)}-T_{1(1)}+S_{2(1)}+S_{1(1)}$
次间×回归	1 -1 1 -1	-1 1 -1 1	$8m$	$T_{2(2)}-T_{1(2)}+S_{2(2)}-S_{1(2)}-T_{2(1)}+T_{1(1)}-S_{2(1)}+S_{1(1)}$
次间×偏离平行 *	-1 1 1 -1	1 -1 -1 1	$8m$	$T_{2(2)}-T_{1(2)}-S_{2(2)}+S_{1(2)}-T_{2(1)}+T_{1(1)}+S_{2(1)}-S_{1(1)}$

注：有 * 号标记的四项为动物内变异，其余三项为动物间变异。各项变异的自由度均为 1。

总变异的差方和减去动物间变异的差方和，再减去动物内各项变异的差方和，余项为误差$_{(I)}$的差方和，按式(3-28)计算。

$$\text{差方和}_{(误差I)}=\text{差方和}_{(总)}-\text{差方和}_{(动物间)}-\text{差方和}_{(试品间)}-\text{差方和}_{(回归)}-\text{差方和}_{(次间)}-$$
$$\text{差方和}_{(次间×偏离平行)} \tag{3-28}$$

$$f_{(误差I)}=f_{(总)}-f_{(动物间)}-f_{(试品间)}-f_{(回归)}-f_{(次间)}-f_{(次间×偏离平行)}=4(m-1)$$

误差$_{(I)}$的方差 s^2，用于计算实验误差 S_M、FL，及进行动物内各项变异（* 标记者）的 F 检验。

误差$_{(II)}$的差方和为动物间变异的差方和减去表 3-12 中其余三项变异（无 * 标记者）的差方和，按式(3-29)计算。

$$\text{差方和}_{(误差II)}=\text{差方和}_{(动物间)}-\text{差方和}_{(偏离平行)}-\text{差方和}_{(次间×试品间)}-\text{差方和}_{(次间×回归)} \tag{3-29}$$

$$f_{(误差II)}=f_{(动物间)}-f_{(偏离平行)}-f_{(次间×试品间)}-f_{(次间×回归)}=4(m-1)$$

误差$_{(II)}$的方差 s_{II}^2 用以进行上述三项变异的 F 检验。

e. 可靠性测验　将方差分析及 F 检验的结果列表，如表 3-17 所示。

表 3-17 双交叉设计可靠性测验结果

变异来源	f	差方和	方差	F	P
偏离平行	1	式(3-22)	差方和/f	方差/s_{II}^2	
次间×试品间	1	式(3-22)	差方和/f	方差/s_{II}^2	
次间×回归	1	式(3-22)	差方和/f	方差/s_{II}^2	
误差$_{(II)}$	$4(m-1)$	式(3-29)	差方和/$f(s_{II}^2)$		
动物间	$4m-1$	式(3-27)	差方和/f	方差/s_I^2	
试品间	1	式(3-22)	差方和/f	方差/s_I^2	
回归	1	式(3-22)	差方和/f	方差/s_I^2	
次间	1	式(3-22)	差方和/f	方差/s_I^2	
次间×偏离平行	1	式(3-22)	差方和/f	方差/s_I^2	
误差$_{(I)}$	$4(m-1)$	式(3-28)	差方和/$f(s_I^2)$		
总	$2\times4m-1$	式(3-26)			

表 3-17 中的概率 P，计算同表 3-13，但表的上半部分是以 s_{II}^2 的自由度为分母，表的下半部分以 s_I^2 的自由度为分母，查 F 值表（见表 3-14），将查表所得的 F 值与表 3-17 F 项下的计算值比较而得。

f. 可靠性测验结果判断　回归、偏离平行及试品间三项的判断标准同（2.2）法。

次间×试品间、次间×回归、次间×偏离平行三项中，如有 F 检验非常显著者，说明该项变异在第一次和第二次实验的结果有非常显著的差别，对出现这种情况的检定结果，下结论时应慎重，最好复试。

(3) 效价（P_T）及可信限（FL）计算

① 各种（$k.k$）法效价及可信限的计算

各种（$k.k$）法都按表 3-14 计算 V、W、D、A、B、g 等数值，代入式(3-30)～式(3-33)及式(3-3)、式(3-8)计算 R、P_T、S_M 以及 R、P_T 的 FL 和 $FL\%$等。

$$R = D \text{ antilg}(IV/W) \tag{3-30}$$
$$S_M = [I/W^2(1-g)]\sqrt{ms^2[(1-g)AW^2 + BV^2]} \tag{3-31}$$
$$R \text{ 的 } FL = \text{antilg}[\lg R/(1-g) \pm t S_M] \tag{3-32}$$
$$P_T \text{ 的 } FL = A_T \text{antilg}[\lg R(1-g) \pm t S_M] \tag{3-33}$$

② （2.2）法双交叉设计效价及可信限的计算　计算方法同上述（2.2）法。双交叉设计各剂量组都进行两次试验，S 和 T 每一剂量组的反应值个数为组内动物数的两倍（$2m$）。

a. 双交叉设计　用 S 和 T 各组剂量两次试验所得各反应值之和（见表 3-18 中的 S_1、S_2、T_1、T_2）按表 3-16（2.2）法公式计算 V、W、D、g 等数值。

表 3-18　量反应平行线检定法的计算公式[①]

方法	S	T	效价计算用数值			S_M 计算用数值		
			V	W	D	A	B	g
2.2	d_{S1} d_{S2}	d_{T1} d_{T2}	$1/2(T_1+T_2-S_1-S_2)$	$1/2(T_2-T_1+S_2-S_1)$	d_{S2}/d_{T2}	1	1	t^2s^2m/W^2
3.3	d_{S1} d_{S2} d_{S3}	d_{T1} d_{T2} d_{T3}	$1/3(T_1+T_2+T_3-S_1-S_2-S_3)$	$1/3(T_3-T_1+S_3-S_1)$	d_{S3}/d_{T3}	2/3	1/4	$t^2s^2m/4W^2$
4.4	d_{S1} d_{S2} d_{S3} d_{S4}	d_{T1} d_{T2} d_{T3} d_{T4}	$1/4(T_1+T_2+T_3+T_4-S_1-S_2-S_3-S_4)$	$1/20[(T_3-T_2+S_3-S_2)+3(T_4-T_1+S_4-S_1)]$	d_{S4}/d_{T4}	1/2	1/10	$t^2s^2m/10W^2$
3.2	d_{S1} d_{S2} d_{S3}	d_{T1} d_{T2}	$1/2(T_2+T_1)-1/3(S_1+S_2+S_3)$	$1/5[(T_2-T_1)+2(S_3-S_1)]$	$d_{S3}/(d_{T2}\sqrt{r})$	5/6	2/5	$2t^2s^2m/5W^2$
2.3	d_{S1} d_{S2}	d_{T1} d_{T2} d_{T3}	$1/3(T_1+T_2+T_3)-1/2(S_1+S_2)$	$1/5[2(T_3-T_1)+(S_2-S_1)]$	$d_{S2}/(d_{T3}\sqrt{r})$	5/6	2/5	$2t^2s^2m/5W^2$
4.3	d_{S1} d_{S2} d_{S3} d_{S4}	d_{T1} d_{T2} d_{T3}	$1/3(T_1+T_2+T_3)-1/4(S_1+S_2+S_3+S_4)$	$1/14[2(T_3-T_1)+(S_3-S_2)+3(S_4-S_1)]$	$d_{S4}/(d_{T3}\sqrt{r})$	7/12	1/7	$t^2s^2m/7W^2$
3.4	d_{S1} d_{S2} d_{S3}	d_{T1} d_{T2} d_{T3} d_{T4}	$1/4(T_1+T_2+T_3+T_4)-1/3(S_1+S_2+S_3)$	$1/14[2(S_3-S_1)+(T_3-T_2)+3(T_4-T_1)]$	$d_{S3}/(d_{T4}\sqrt{r})$	7/12	1/7	$t^2s^2m/7W^2$
2.2.2	d_{S1} d_{S2}	d_{T1} d_{T2}	$1/2(T_1+T_2-S_1-S_2)$	$1/3(T_2-T_1+U_2-U_1+S_2-S_1)$	d_{S2}/d_{T2}	1	2/3	$2t^2s^2m/3W^2$
		d_{U1} d_{U2}	$1/2(U_1+U_2-S_1-S_2)$		d_{S2}/d_{U2}			
3.3.3	d_{S1} d_{S2} d_{S3}	d_{T1} d_{T2} d_{T3}	$1/3(T_1+T_2+T_3-S_1-S_2-S_3)$	$1/6(T_3-T_1+U_3-U_1+S_3-S_1)$	d_{S3}/d_{T3}	2/3	1/6	$t^2s^2m/6W^2$
		d_{U1} d_{U2} d_{U3}	$1/3(U_1+U_2+U_3-S_1-S_2-S_3)$		d_{S3}/d_{U3}			

① 表中字母 S、T、U 后面的数字 1、2、3 均表示其下标；d_S、d_T 分别为 S 和 T 的剂量，下角 1、2、3 是顺次由小剂量到大剂量。

b. 参照式(3-31) 计算 S_M，因每只动物进行两次实验，式中 m 用 $2m$ 代替，(2.2) 法 $A=1$，$B=1$，S_M 的公式为

$$S_M = I/W^2(1-g)\sqrt{2ms^2\left[(1-g)W^2+V^2\right]} \tag{3-34}$$

式中 s^2 为表 3-13 中误差$_{(\mathrm{I})}$的方差

$$g = (s^2t^22m)/W^2$$

3. 实验结果的合并计算

同一批供试品重复 n 次测定，所得 n 个测定结果，可用合并计算的方法求其效价 P_T 的均值及其 FL。

参加合并计算的 n 个结果应该是：

① 各个实验结果是独立的、完整的，是在动物来源、实验条件相同的情况下，和标准品同时比较所得的检定结果（P_T）。

② 各次检定结果，经用标示量或估计效价（A_T）校正后，取其对数值（$\lg P_T$）参加合并计算。

计算时，令 $\lg P_T = M$

n 次实验结果共 n 个 M 值，按式(3-35)进行 χ^2 检验，

$$\chi^2 = \sum WM^2 - (\sum WM)^2/\sum W \tag{3-35}$$
$$f = n-1$$

式中，W 为各次实验结果的权重，相当于各次实验 S_M 平方的倒数，即

$$W = 1/S_M^2 \tag{3-36}$$

按式(3-35)的自由度 f 查 χ^2 值表（见表 3-19），得 $\chi^2_{(f)0.05}$ 查表值；当 χ^2 计算值小于 $\chi^2_{(f)0.05}$ 查表值时，认为 n 个实验结果均一，可按式(3-37)、式(3-38)、式(3-39)计算 n 个 M 的加权均值 M、S_M 及其 FL。

$$\overline{M} = \sum WM/\sum W \tag{3-37}$$
$$S_M = \sqrt{1/\sum W} \tag{3-38}$$

合并计算的自由度（f）是 n 个实验结果的 s^2 自由度之和（$f = \sum f_i$），按此 f 查 t 值表（表 3-6)得 t 值。

$$\overline{M} \text{ 的 } FL = \overline{M} \pm tS_M \tag{3-39}$$

$\overline{P}_T$ 及其可信限按式(3-40)、式(3-41)计算：

$$\overline{P}_T = \mathrm{antilg}\,\overline{M} \tag{3-40}$$
$$\overline{P}_T \text{ 的 } FL = \mathrm{antilg}(\overline{M} \pm tS_M) \tag{3-41}$$

$FL\%$ 按式(3-8)计算。

当 χ^2 计算值大于 $\chi^2_{(f)0.05}$ 查表值时，则 n 个实验结果不均一，可用以下方法进行合并计算。

① 如为个别实验结果影响 n 次实验结果的均一性，可以剔除个别结果，将其余均一的结果按以上公式进行合并计算，但剔除个别结果应符合"特异反应剔除"的要求。

② 如果 n 次实验结果的不均一性并非个别实验结果的影响，则按式(3-42)、式(3-43)计算校正权重 W'，如经式(3-43)计算结果为负值，可以删除减号后面一项，计算近似的 S_m^2 和各次实验的 W'。用 W' 和 $\sum W'$ 代替式(3-37)、式(3-38)中 W 和 $\sum W$ 计算 $\overline{M}$、S_M，再按式(3-39)、式(3-40)、式(3-41)计算 M 的 FL、$\overline{P}_T$ 及其 FL。

$$W' = \frac{1}{S_M^2 + S_m^2} \tag{3-42}$$

$$S_m^2 = \frac{\sum M^2 - (\sum M)^2/n}{n-1} - \frac{\sum(S_M^2)}{n}$$ (3-43)

$$f = n - 1$$

表 3-19　χ^2 值表（$P = 0.05$）

f	χ^2	f	χ^2	f	χ^2	f	χ^2	f	χ^2
1	3.84	7	14.1	13	22.4	19	30.1	25	37.6
2	5.99	8	15.5	14	23.7	20	31.4	26	38.9
3	7.82	9	16.9	15	25.0	21	32.7	27	40.1
4	9.49	10	18.3	16	26.3	22	33.9	28	41.3
5	11.1	11	19.7	17	27.6	23	35.2	29	42.6
6	12.6	12	21.0	18	28.9	24	36.4	30	43.8

（三）符号

A——S_M 计算公式中的数值，A_T 供试品的标示量或估计效价。

B——S_M 计算公式中的数值。

C——缺项所在列各反应值之和；C_i——可靠性测验用正交多项系数。

D——效价计算用数值。

d_{S_1}，d_{S_2}……——标准品的各剂量，d_{T_1}，d_{T_2}……——供试品的各剂量。

F——两方差值之比，用于方差分析等，FL——可信限，$FL\%$——可信限率，f——自由度。

G——缺项补足式中除缺项外各反应值之和，g——回归的显著性系数。

I——相邻高低剂量比值的对数，$I = \lg r$。

J_1，J_2……——特异反应剔除用的 J 值。

K——S 和 T 的剂量组数和，k，k'——S 或 T 的剂量组数。

M——S 和 T 的对数等反应剂量之差，即效价比值（R）的对数，$M = \lg R$。合并计算中 $M = \lg P_T$。

m——平行线测定法各剂量组内反应的个数或动物数。

n——S 和 T 反应个数之和。

n_S——最小效量法 S 反应的个数，n_T——最小效量法 T 反应的个数。

P——概率，P_T、P_U 供试品（T）、（U）的测得效价。

R——S 和 T 的等反应剂量比值，R——缺项所在行反应值之和。

r——S 和 T 相邻高低剂量的比值。

S——标准品；S_1，S_2……——平行线测定标准品（S）各剂量组反应值之和，等于 S 各剂量组的 $\sum y_{(k)}$；S_M——M 的标准误；s^2——实验的误差项；S_m^2——合并计算中各次实验间的差方。

T——供试品；T_1，T_2……——平行线测定供试品（T）各剂量组反应值之和，相当于 T 各剂量组的 $\sum y_{(k)}$；t——可信限计算用 t 值，见表 3-6。

U——供试品的另一符号；U_1，U_2……——平行线测定供试品（U）各剂量组反应值之和，相当于 U 各剂量组的 $\sum y_{(k)}$；U——供试品的效价单位。

V——平行线测定效价计算用数值，见表 3-18。

W——同 V，W 合并计算中为各次实验结果的权重，W'——合并计算中各次实验结果的校正权重；W_c——权重系数；nW_c——权重。

x——对数剂量，$x = \lg d$；x_S——S 的对数剂量或 S 的对数最小效量。

x_T——T 的对数剂量或 T 的对数最小效量。

$\overline{x}_S$——直线测定法中，S 组对数最小效量的均值。

$\overline{x}_T$——直接测定法中，T 组对数最小效量的均值。

y——反应或其规定的函数；$y_a - y_M$——特异反应所在组的两极端值。

Σ——总和；$\Sigma y(k)$——S 和 T 各剂量组反应值之和。

$\Sigma y(m)$——S 和 T 各剂量组内各区组反应值之和。

χ^2——卡方。

八、法规依据

《中国药典》2010 年版（二部）附录 X IV 130 页生物检定统计法。

（一）总则

内容参见基础知识中的生物检定统计法的有关概念。

（二）直接测定法

内容参见基础知识中的常用的生物检定统计法——直接测定法。

（三）量反应平行线测定法

内容参见基础知识中常用的生物检定统计法——量反应平行线测定法。

（四）实验结果的合并计算

内容参见基础知识中常用的生物检定统计法——实验结果的合并计算。

项目一总结

药品生物检定技术的项目一基础技术的内容，为药品的安全性检测、药品的有效性检测奠定了基础。只有掌握特别扎实的基本技能，才能准确地进行药品卫生学、安全性检测，才能做一个真正合格的药品质量检测人员。本项目以模块为单位，要求每位同学都能熟练、准确地操作。现在就来一起回顾本项目中所学到的基础知识和基本技能。

一、必备知识

1. 模块一——供试品溶液的配制

学习药品生物检定，首先要掌握生物检定、生物体、特殊反应、安全性、对比检定、标准品的一些基本概念，基本方法和生物检定的主要任务。

2. 模块二——双碟的制备

本模块要求同学们掌握测定抗生素效价时所用培养基的分类、制备及选择试剂应注意的事项。

3. 模块三——生物检定统计法与微机运算

生物检定统计法在药品生物检定中起着很重要的作用。通过学习生物检定统计的基础知识，要求同学掌握生物检定统计的基本概念、量反应平行线测定法的实验设计类型和数据处理的基本计算公式等。

二、技术要点

1. 模块一——供试品溶液的配制

强化了同学在无菌间的消毒技术，待检样品外包装的消毒操作技术，进入无菌间前许多准备工作，空气洁净度的检查技术，试验用物品的消毒灭菌技术。同时能熟练进行精密称量操作技术，溶液定容操作技术，溶液逐步稀释操作技术，无菌操作技术等。

2. 模块二——双碟的制备

除掌握抗生素效价用培养基的制备、灭菌技术外，还应掌握细菌接种、菌液的制备、菌液稀释操作技术及平板、双碟的制备等技术。

3. 模块三——生物检定统计法与微机运算

通过本模块学习，同学要学会科学设计试验，对试验过程中数据进行合理采集并会剔除特异反应值，会利用微机对试验数据进行处理。学会建立符合生物检定统计要求的统计表格，并利用自编的统计模块对试验数据进行方差分析、可靠性检验、效价及可信限、可信限率等的计算。

三、职业素养

作为一个药品质量检验工作者，我们应深知药品不合格带来的危害，不可放过任何一个质量不合格产品，扎实掌握基本检验技能，为社会和每一位患者提供安全、可靠的药品。

项目二

药品安全性检测

药品安全性检测技术包括药品卫生学检测中无菌检查；药品微生物总数检查；控制菌及螨类检查；基因工程药物检查；GMP 中的微生物检查；毒力及异常毒性的检查；热原及细菌内毒素检查；升、降压物质检查。在每个模块操作之前均有职业形象和职场环境，职业素养教育贯穿始终。

以上技术内容分属模块四至模块十一。

模块四　无菌检查法

一、检验岗位

药物检验工。

二、工作目标

通过检测注射液、手术用眼药等药物是否含菌，控制药品质量。

三、操作准备

（一）职业形象

药品卫生学不合格，其危害极大，对药品检验工作不得有丝毫马虎。在进入无菌室前，除按要求更换工作服外，还应严格按照无菌室有关规定进行操作，保持环境的无菌状态。将所需已灭菌或消毒的用品按无菌操作技术要求移至无菌操作室。操作前，先用酒精棉球消毒手，再用酒精棉球擦拭供试品开口处周围，待干后用无菌的手术剪将其启封。

（二）职场环境

药品的无菌检测操作须在无菌室进行，无菌室应保持清洁整齐，室内仅存放最必需的检验用具，无菌室的仪器用具必须固定放置，不可随意挪动。

常用 2% 石炭酸水溶液擦拭工作台、门、窗、桌、椅及地面，然后用 3% 石炭酸水溶液喷雾消毒空气，最后紫外灯杀菌 30min。定期检查室内空气无菌状况，细菌数应控制在 10 个以下，发现不符合要求时，应立即彻底消毒灭菌。

无菌室消毒灭菌前，应将所有物品置于操作部位（待检物例外），然后打开紫外灯和空气过滤装置 30min，时间一到，关闭紫外灯待用，此时不得马上进入无菌间，因射线还有残余，对皮肤和角膜有损伤。操作间应安装空气除菌过滤层流装置。环境洁净度不应低于10000 级，局部洁净度为 100 级（或放置同等级净化工作台）。操作间或净化工作台的洁净空气应保持对环境形成正压，不低于 4.9Pa。

(三) 检测材料

1. 无菌器材

无菌器材可分为灭菌器材和消毒器材两类。

(1) 灭菌器材 凡在检验中使用的器材，能灭菌处理的，必须灭菌处理。

玻璃器皿：试管、锥形瓶、量筒、量杯、载玻片、刻度吸管 (1ml，2ml，5ml，10ml)、注射器 (2ml，5ml，10ml)、培养皿 (直径 90mm)、输液瓶、酒精灯等。

手术剪、镊子、注射器针头 (9 号，12 号，16 号)、接种针 (环)、白金耳、橡皮塞、橡皮管、纱布、棉花 (制棉塞、堵吸管及无菌试验均用原棉不用脱脂棉)、脱脂棉 (消毒棉球用)、乳胶手套等。

无菌衣、裤、帽、口罩、鞋。

开放式滤器、微孔滤膜 (直径 50mm，孔径 0.45μm)。

(2) 消毒器材 凡检验用器材无法灭菌处理的，使用前必须经消毒处理。例如无菌室内的凳子、试管架、工作台、检验样品容器或包装以及操作人员的手等，这些虽然无法进行灭菌，但必须消毒。

2. 试剂

(1) 消毒剂 0.2% 苯扎溴铵溶液、75% 乙醇溶液 (制酒精棉球用)、3%～5% 甲酚溶液、5% 甲醛、高锰酸钾等。

(2) 稀释剂 0.1% 蛋白胨水溶液、pH7.0 氯化钠-蛋白胨缓冲液或根据供试品的特性，可选用其他经验证过的适宜的溶液作为稀释液。

(3) 灭活剂 无菌青霉素酶溶液。

(4) 染色剂 革兰染色液。

(5) 蛋白胨、牛肉膏、酵母膏、葡萄糖、磷酸氢二钾、磷酸二氢钾、氯化钠、硫酸镁、L-胱氨酸、硫乙醇酸钠 (或硫乙醇酸)、胰酶水解酪胨、刃天青 (或亚甲蓝)、琼脂、2mol/L 盐酸溶液、2mol/L 氢氧化钠溶液等。

(四) 器材、设备

(1) 恒温培养箱 (室) 或生化培养箱 温度可调至 23～28℃、30～35℃ 等所需温度。

(2) 高压蒸汽灭菌器 种类很多，有手提式、立式和卧式三类，有单扉和双扉之分，可根据需要选购。培养基、器械及细菌污染物等均可用高压蒸汽灭菌器灭菌。

(3) 电热恒温干燥箱 又称烤箱或烘箱，是实验室干热灭菌的基本设备，适用于玻璃器皿和金属器物的灭菌，亦可作为烘干物品用。微生物实验室常用 50～250℃ 控温规格，容积按工作量大小选用。

(4) 生物学显微镜 1500×。

(五) 参考资料

《中国药典》2010 年版。

《中国药品检验标准操作规范》2005 年版。

四、操作过程

(一) 培养基及培养基灵敏度试验

1. 培养基的配制

(1) 硫乙醇酸盐培养基 《中国药典》2010 年版采用的硫乙醇酸盐培养基适用于检查

好氧菌、厌氧菌及真菌的生长要求。

① 培养基配方　酪胨（胰酶水解）15g、葡萄糖5g、L-胱氨酸0.5g、硫乙醇酸钠（或硫乙醇酸0.3ml）0.5g、酵母浸出粉5g、氯化钠2.5g、新配制的0.1%刃天青溶液1.0ml（或新配制的0.2%亚甲蓝溶液0.5ml）、琼脂0.5～0.7g、蒸馏水1000ml。

② 配制方法　除葡萄糖和刃天青溶液外，取上述成分加入蒸馏水中，微温溶解后，调节pH值为弱碱性，煮沸，滤清，加入葡萄糖和刃天青溶液，摇匀，调节pH值使灭菌后为7.1±0.2，分装，灭菌。培养基指示剂氧化层的颜色不得超过培养基深度约1/5，如红色层超过1/5时，须经水浴煮沸加热驱氧（不超过20min），迅速冷却，只限加热1次。

③ 用市售培养基配制　称取流体硫乙醇酸盐培养基30g，加1000ml蒸馏水，加热煮沸10min，使完全溶解、摇匀、分装、灭菌。

（2）改良马丁培养基　《中国药典》2010年版采用的改良马丁培养基适用于检查好氧菌、厌氧菌及真菌的生长要求。

① 培养基配方　胨5g、酵母浸出粉2g、葡萄糖20g、磷酸氢二钾1g、硫酸镁0.5g、蒸馏水1000ml。

② 配制方法　除葡萄糖外，取上述成分加入蒸馏水内，微温溶解后，调节pH值约为6.8，煮沸，加葡萄糖溶解后，摇匀，滤清，调节pH值使灭菌后为6.4±0.2，分装，灭菌。

③ 用市售培养基配制　称取真菌培养基28g，加1000ml蒸馏水，加热溶解，最终pH6.4±0.2，分装，灭菌。

（3）选择性培养基　按上述硫乙醇酸盐流体培养基或改良马丁培养基的处方及制法，在培养基灭菌或使用前加入适量的中和剂、灭活剂或表面活性剂，其用量同方法验证试验。如加入对氨基苯甲酸或聚山梨酯80制备成对氨基苯甲酸培养基或聚山梨酯80培养基，制法如下：

对氨基苯甲酸培养基（用于磺胺类药物的无菌检查）按照上述好氧菌、厌氧菌培养基及真菌培养基的处方及制法，加对氨基苯甲酸0.125g，溶解后，摇匀，分装，灭菌。

聚山梨酯80培养基（用于油剂药品的无菌检查）按照上述好氧菌、厌氧菌培养基及真菌培养基的处方及制法，每1000ml培养基中各加10ml聚山梨酯80，摇匀后，分装，灭菌。

（4）其他培养基

① 营养琼脂培养基　取10g胨和5g氯化钠加入1000ml肉浸液内，加入15～20g琼脂，微温溶解后，调节pH值为弱碱性，煮沸，滤清，调节pH值使灭菌后为7.2±0.2，分装，灭菌。趁热将试管斜放，使凝固成斜面，即成斜面培养基。

② 真菌琼脂培养基　照真菌培养基的处方及制法，加入15～20g琼脂，调节pH值使灭菌后为6.4±0.2，分装，灭菌，趁热斜放使凝固成斜面。

③ 肉浸液制备法　取新鲜牛肉，除去肌腱及脂肪，切细，绞碎后，每1000g加水3000ml，充分拌匀，在2～10℃浸泡20～24h，煮沸1h，滤过，压干肉渣，补足液量，分装，灭菌，置冷暗处备用。也可用牛肉浸出粉3g，加水1000ml，配成溶液代替。

上述培养基分别按15ml与40ml或需要量分装于试管或其他容器中，装量约为试管或容器高度的2/5，以免灭菌时溢出。培养基制备时，均以115℃灭菌30min。

目前，多数微生物室已使用商品化的干燥培养基（脱水培养基）。无菌检查用培养基可自行配制，也可用市售按上述配方配制的干燥培养基直接配制。

2. 对培养基的要求

① 新鲜配制培养基原材料要进行挑选，化学药品要用化学纯试剂规格。

② 无论是用市售干燥培养基还是按配方新鲜配制培养基，配制后的培养基均应澄清，无沉淀。用 2mol/L 氢氧化钠溶液调节 pH 值使符合规定。

③ 配妥培养基后需先进行培养基无菌测试：细菌培养基需置 30～35℃ 培养 14d，真菌培养基需置 23～28℃ 培养 14d，均应无菌生长，才能保证无菌结果的可靠性。如有菌生长，应重新配制培养基。

④ 制备好的好氧菌、厌氧菌培养基，半个月内用完；其他培养基 1 个月内用完，逾期不得再用；培养基尽量冷处保存。

3. 培养基灵敏度试验

每批培养基还应进行性能检测即培养基灵敏度测定。根据加入的定量规定菌种的生长情况判定培养基灵敏度是否符合无菌检查的要求。

(1) 菌种　培养基灵敏度检查所用的菌株传代次数不得超过 5 代。

金黄色葡萄球菌 (*Staphylococcus aureus*)〔CMCC (B) 26 003〕

铜绿假单胞菌 (*Pseudomonas aeruginosa*)〔CMCC (B) 10 104〕

枯草芽孢杆菌 (*Bacillus subtilis*)〔CMCC (B) 63 501〕

生孢梭菌 (*Clostridium sporogenes*)〔CMCC (B) 64 941〕

白色念珠菌 (*Candida albicans*)〔CMCC (F) 98 001〕

黑曲霉 (*Aspergillus niger*)〔CMCC (F) 98 001〕

(2) 菌液制备　接种金黄色葡萄球菌、铜绿假单胞菌、枯草芽孢杆菌的新鲜培养物至营养肉汤或营养琼脂培养基中，接种生孢梭菌的新鲜培养物至硫乙醇酸盐流体培养基中，30～35℃ 培养 18～24h；接种白色念珠菌的新鲜培养物至改良马丁培养基中，23～28℃ 培养 24～48h，上述培养物用 0.9% 无菌氯化钠溶液制成每 1ml 含菌数小于 100cfu（菌落形成单位）的菌悬液。接种黑曲霉的新鲜培养物至改良马丁琼脂斜面培养基上，23～28℃ 培养 5～7d，加入 3～5ml 0.05%（体积分数）聚山梨酯 80 的 0.9% 无菌氯化钠溶液，将孢子洗脱。然后，吸出孢子悬液至无菌试管内，用 0.05%（体积分数）聚山梨酯 80 的 0.9% 无菌氯化钠溶液制成每 1ml 含孢子数小于 100cfu 的孢子悬液。

(3) 培养基接种　取每管装量为 12ml 的硫乙醇酸盐流体培养基 9 支，分别接种小于 100cfu 的金黄色葡萄球菌、铜绿假单胞菌、枯草芽孢杆菌、生孢梭菌各两支，另一支不接种作为空白对照，培养 3d。取每管装量为 9ml 的改良马丁培养基 5 支，分别接种小于 100cfu 的白色念珠菌、黑曲霉各 2 支，另 1 支不接种作为空白对照，培养 5d。逐日观察结果。

(4) 结果判断　空白对照管应无菌生长，若加菌的培养基管均生长良好，判该培养基的灵敏度检查符合规定。

(二) 阳性对照试验

1. 阳性对照试验

阳性对照试验检查阳性菌在加入供试品的培养基中能否生长，以验证供试品有无抑菌活性物质和试验条件是否符合要求的试验。在进行药品无菌检查的同时，必须用同样的培养基作阳性对照试验。凡供试品的品种不同，按规定应分别做阳性对照试验；同一品种，不同厂家、不同批号都应做阳性对照。同一品种、相同规格如有 2～3 批一次检查时，做一批阳性对照即可。

阳性对照菌生长证明无菌检查试验所使用的技术条件恰当，否则试验无效。因此无论有无抗菌活性的供试品都应做阳性对照试验。对有抗菌活性的供试品，应根据供试品特性选取阳性对照菌，《中国药典》2010 年版规定抗好氧菌药物选取金黄色葡萄球菌、抗厌氧菌药物选取生孢梭菌、抗真菌药物选取白色念珠菌作为阳性对照菌。

2. 阳性对照菌液制备

阳性对照菌液是为供试品做阳性对照试验使用的。

金黄色葡萄球菌菌液 用接种环取金黄色葡萄球菌 [*Staphylococcus aureus* CMCC（B）26 003] 的营养琼脂斜面新鲜培养物1白金耳，接种至培养肉汤培养基内，在30～35℃培养16～18h后，用0.9%无菌氯化钠溶液稀释至每1ml中含10～100个菌。

生孢梭菌菌液 用接种环取生孢梭菌 [*Clostridium sporogenes* CMCC（B）64 941] 的好氧菌、厌氧菌培养基新鲜培养物1白金耳，接种至相同培养基内，在30～35℃培养18～24h后，用0.9%无菌氯化钠溶液稀释至每1ml中含10～100个菌。

白色念珠菌菌液 用接种环取白色念珠菌 [*Candida albicans* CMCC（F）98 001] 的真菌琼脂培养基斜面新鲜培养物1白金耳，再接种至真菌培养基内，在20～25℃培养24h后，用0.9%无菌氯化钠溶液稀释至每1ml中含10～100个菌。

阳性对照菌液一般当日使用。

（三）试验前的准备

（1）无菌室 无菌室应每周和每次操作前用甲醛（或甲醛加高锰酸钾）蒸气熏蒸消毒，或用其他消毒剂擦拭消毒，开启无菌空气过滤器及紫外灯杀菌1h。在每次操作完毕后，也要用消毒液擦拭台面，除去室内湿气，用紫外灯杀菌1h。无菌室的清扫工具必须专用。每次消毒处理后，需进行尘埃粒子、菌落数检查。另外每次操作时在层流空气所及台面左、中、右各置已证明无菌的营养琼脂平板，暴露30min后置于30～35℃培养48h，取出检查，3个平板上生长的菌落数平均不得超过1个。

根据检查程序，在缓冲间将用具物品、培养基、样品等剥去牛皮纸，搬入无菌操作区内。

（2）检验人员 从事无菌检验的工作人员必须具备微生物专业知识，并经过无菌技术的培训。

操作人员用肥皂洗双手，进入缓冲间换消毒拖鞋，用消毒剂洗双手，用消毒巾擦干，换上无菌衣、裤、帽子、口罩，戴乳胶手套等。在操作过程中要用75%酒精擦手套。

操作人员进入无菌室后不应再外出取物品，因此要将每次试验过程中所用物品计划好。开始试验后，无菌室不得随意出入。工作完毕将室内彻底清理，恢复使用前原状。离开无菌室时将无菌衣和手套等放在缓冲间。

（3）超净工作台 无菌检验操作区台面每天检测一次。进行洁净度检查，包括尘埃粒子数及浮游微生物数或沉降菌数测定，应符合要求，否则，不得使用。擦洗超净工作台应使用电力纺布，不得使用纱布。每周用消毒剂将各部位擦一遍，超净工作台除需定期搞清洁卫生外，每次操作前净化工作台的操作面积包括桌面、左右玻璃、尼龙网及顶部用消毒剂擦净。凡放入超净工作台上的物品，如灭过菌的用具、取样用盒子、培养基、样品等外面均先用消毒剂擦拭，然后再打开超净工作台上的紫外灯。紫外灯开到45min时打开层流，当紫外灯开够1h，关闭超净工作台和缓冲间的紫外灯。

（4）物品、用具 进入无菌室的物品、用具，需经高压蒸汽灭菌，不能高压蒸汽灭菌的，需用消毒液擦拭其外部，由传递窗递入无菌室。

① 物品、用具的洗涤 试管：使用过的试管将培养基倒出，若有浑浊长菌经高压蒸汽灭菌121℃±0.5℃、1h后，将培养基倒出（新的试管无此程序，直接洗刷），用洗涤剂洗刷，然后用自来水冲洗干净，再用纯化水冲洗3遍，将试管倒立，晾干备用。

培养皿：使用过的培养皿将培养基刮出，若有菌生长需经高压蒸汽灭菌121℃±0.5℃、1h后，再将培养基倒出或刮出（新的培养皿无此程序，直接洗刷），用毛刷蘸洗涤剂刷洗培养皿内外，再用自来水冲洗干净，用纯化水冲洗3遍，晾干，备用。培养皿如被抗生素污染，则应在清洁液内浸泡过夜后，再用水冲洗数次，纯化水冲洗3遍。

移液管：使用过的移液管经消毒后，用自来水冲洗，冲去移液管上端的棉花（新的移液管无此程序，直接浸泡），放入清洁液内浸泡过夜后，用自来水冲洗数次，再用纯化水冲洗3遍，晾干备用。

注射器：将注射器泡在自来水中，连同针头用自来水冲洗数次，再用纯化水冲洗3次。凡经用于吸取油质的注射器，应先以洗涤剂洗，再用热水冲洗内壁，然后用磷酸氢钠的溶液煮沸20min，用自来水冲洗干净，再用纯化水冲洗3次。

滤器：用自来水冲洗数次后，再用纯化水冲洗3次。

烧杯、量筒、抽滤瓶等玻璃器皿：用水冲洗数次，晾干后再用清洁液浸泡过夜取出，用水冲洗数次，纯化水冲洗3次，晾干备用。

剪刀、镊子：用水冲洗干净，放在盘内晾干，备用。

无菌衣、裤、帽子、口罩等：用水洗涤干净后，晾干。

② 物品、用具的包扎　试管：在管口塞上塞子，按需要量用牛皮纸包裹在一起。

移液管、刻度：在管的上端内，松松塞进少许棉花，然后每支管分别用牛皮纸卷好，再用牛皮纸袋包装。

注射器：洗涤干净的注射器及注射针头装配好后放入垫有纱布的带盖容器内，一层层放好，上边盖上纱布，然后盖上容器的盖子。

滤器：将微孔滤膜在纯化水中浸泡湿润，取出后固定在细菌滤器的滤板上，滤板下、滤膜上均用耐高温垫圈垫好，上好滤器。在灭菌前滤器的螺旋勿拧太紧，滤器用电力纺布包好，再用硫酸纸包裹。

剪刀、镊子：一把剪刀和一把镊子摆好用电力纺布包好，再用硫酸纸包裹。

无菌衣、裤子、帽子、口罩：将洗净的配套好后装入布口袋，扎紧袋口。

③ 用具的灭菌　将包扎妥当的用具（除另有规定外），在121℃±0.5℃蒸汽灭菌30min，物品取出时切勿立即置冷处，以免急速冷却，使灭菌物品内蒸汽冷凝造成负压，易致染菌，应置恒温培养箱中或在灭菌锅内烘干后取出。

（5）无菌检查的供试品容器外部消毒处理　将样品放置在有识别标签的小筐内，将小筐浸入消毒剂内，然后将供试品取出放入经消毒的塑料桶内，由传递窗送入无菌检查区。有封皮的供试品不能浸入消毒液中，应仔细撕去外部封皮，放于经消毒液擦拭过的塑料桶中。鉴别标签应浸入消毒液，如可能，进入无菌检查区的所有物件都应浸入消毒液中或用消毒剂擦拭。

① 水针剂：紫外灯杀菌1h以上的每支安瓿用75%酒精棉将安瓿颈部擦拭消毒。

② 粉针剂、油剂等铝盖压封的橡皮塞小瓶：用75%酒精棉擦拭盖塞、瓶颈及瓶壁，消毒待干，用消毒镊子或剪刀剔去铝盖上的铝质小圆片，再过火焰数次。

③ 其他供试品容器表面或外包装可参照上述办法消毒。

④ 在复检时从包装盒中取来的样品，先用消毒剂浸泡，再用经消毒剂浸过拧干的绸布，将瓶外部擦拭消毒，放在超净工作台上再如同无菌分装室取来的样品作同样处理。

在超净工作台将供试品排列好顺序，做好标识后，登记在无菌检查试验记录上。

（四）直接接种法

1. 供试品的制备

（1）供试品如为注射液、供角膜创伤及手术用的滴眼剂或灭菌溶液　按表4-1或表4-2规定量取供试品，混合。

（2）供试品如为注射用无菌冻干品或供直接分装成注射用的无菌粉末原料　按表 4-1 或表 4-2 规定量取供试品，加入 0.1% 蛋白胨水溶液或 pH7.0 氯化钠-蛋白胨缓冲液或该药品项下规定的溶剂用量制成一定浓度的供试品溶液。

（3）供试品如为外科敷料　取供试品 4 个包装，以无菌操作拆开包装，于不同部位分别剪取约 100mg 或 1cm×3cm 的供试品 11 份。

（4）供试品如为肠线、缝合线　取最小包装 5 个，拆开包装，共取 11 股，接种于足以浸没供试品的适量培养基中。

（5）供试品如为灭菌医用器具　依据样品大小、形状的不同，取供试品 11 个，接种于足以浸没供试品的适量培养基中。或用 pH7.0 氯化钠-蛋白胨缓冲液各 40ml，分别冲洗内壁（输血、输液袋），收集各种洗液，混合，按薄膜过滤法检查。

（6）供试品如为放射性药品　取供试品 1 瓶（支），接种于装量为 7.5ml 的培养基中。每管接种量为 0.2ml。

2. 操作

取上述备妥的供试品，以无菌操作将供试品分别接种 2ml 于 6 管好氧菌、厌氧菌培养基，其中 1 管接种金黄色葡萄球菌对照用菌液 1ml 作阳性对照，另接种于真菌培养基 5 管。轻轻摇动，使供试品与培养基混合。好氧菌、厌氧菌培养基管置 30～35℃，真菌培养基管置 23～28℃培养 14d，在培养期间应逐日观察并记录是否有菌生长。阳性对照管在 24h 应有菌生长。如果在加入供试品后培养基出现浑浊，培养 14d 后不能从外观上判断有无微生物生长，可取该培养液适量转种在同种新鲜培养基中或斜面培养基上，继续培养，细菌培养 2d，真菌培养 3d，观察是否再出现浑浊或斜面上有无菌生长，或用接种环蘸取培养液涂片，染色，用显微镜观察是否有菌。

新产品必须作阳性对照试验，以测定该品种是否具有抑细菌或抑真菌的性质。

有抑菌作用的供试品可先用中和法或稀释法使不再具有抑菌作用，再用直接接种法。

中和法：如供试品为磺胺类药物需接种于含对氨基苯甲酸的选择性培养基中，用对氨基苯甲酸溶液破坏抑菌性。

稀释法：有些供试品有抑菌作用或含有抑菌物质而又没有适当的中和剂，可加入较大量的培养基中，使供试品稀释至不具抑菌作用的浓度即可。如氢化可的松注射液取 1.5ml，用 15ml 好氧菌、厌氧菌培养基稀释成 1∶10 后，取此稀释液在好氧菌、厌氧菌培养基中每管接种 1ml，真菌培养基中接种 1ml，按常规水针剂培养。

表 4-1　出厂产品检验量

产　品	每批产品数量/个	每种培养基所需的最少检验数量
注射剂	＜100	10% 或最少 4 个
	100～500	10 瓶（支）
	＞500	2% 或最多 20 个
眼用及其他非注射产品	＜200	5% 或最少 2 个
	≥200	10 个
桶装固体原料	≤4	每个容器
	5～50	20% 或最少 4 个
	＞50	2% 或最少 10 个

（五）阴性对照

样品检验的同时取稀释剂或相应溶剂作为阴性对照样品，按照样品无菌检查的方法进行检验，作为阴性对照。阴性对照应无菌生长，否则，应重新取样，重新检验。

表 4-2 上市抽验样品检验量

供试品装量	每管接种量/ml	直接接种法培养基量/ml	薄膜过滤法培养基量/ml	取供试品数/瓶或支
1ml 以下或 1ml	全量	15		11
2ml 至 5ml 以下	半量	15		11
5ml 至 20ml 以下	2	15		11
20ml 至 50ml 以下	5	40		11
50ml 至 100ml 以下（静脉）	全量	—	100	5
100ml 至 500ml	全量	—	100	5
500ml 以上	500		100	5
无菌粉针剂				11
无菌粉末原料				6 份各 0.5g

表 4-3 抗生素类药品上市抽验样品检验量

供试品装量	薄膜过滤法接种培养基量/ml		取供试品数/支
	封闭式过滤器	薄膜过滤器	
2ml 以下	100	50	6
2ml 至 5ml 以下	100	50	6
5ml 至 50ml 以下	100	50	6
50ml 以上	100	50	6
无菌粉针剂	100	50	6
无菌粉末原料	100	50	6 份各 0.5g

五、结果处理

若供试品管均澄清，或虽显浑浊但经确证无菌生长，判供试品符合规定；若供试品管中任何一管显浑浊并确证有菌生长，判供试品不符合规定。除非能充分证明试验结果无效，即生长的微生物非供试品所含。当符合下列至少一个条件时，方可判试验结果无效。

① 无菌检查试验所用的设备及环境的微生物监控结果不符合无菌检查法的要求；

② 回顾无菌试验过程，发现有可能引起微生物污染的因素；

③ 阴性对照管有菌生长；

④ 供试品管中生长的微生物经鉴定后，确证是因无菌试验中所使用的物品和（或）无菌操作技术不当引起的。

试验若经确认无效，应重试。重试时，重新取同量供试品，依法重试，若无菌生长，判供试品符合规定；若有菌生长，判供试品不符合规定。检验报告单见表 4-4。

六、可变范围

需要进行无菌检查的范围如下。

（1）各种注射剂　用于肌肉、皮下和静脉的各种针剂，包括注射用的无菌水、溶剂、输液、注射剂原料等。

（2）眼用及外伤用制剂　用于眼手术、角膜创伤及一般创伤、溃疡和烧伤等外科用药品

表 4-4　检验报告单

项目 培养天数	好氧菌、厌氧菌培养温度:35℃					阳性 对照	真菌培养温度:25℃				阴性 对照
1											
5											
7											
14											

检品编号:　　　　　品名:　　　　　　　批号:
检查方法:
1. 直接接种法　供试品装量　供试品取样量　每管接种量培养基分装量。
2. 薄膜过滤法　供试品装量　供试品取样量　培养基分装量。
结论:
检验者:　　　核对者:　　　室温:　　℃　　湿度:　　%
　　　　　　　　　　　　　　　　　　　　　　　　　　　年　　月　　日

制剂。

(3) 植入剂　用于包埋于人体内的药物制剂。

(4) 可吸收的止血剂　如明胶发泡剂、凝血酶等用于止血并可被组织吸收的各种药物制剂。

(5) 外科用敷料、器材　如外科手术用脱脂棉、纱布、结扎线、缝合线、可被组织吸收的肠线及一次性注射器与一次性无菌手术刀片、输血袋、输液袋、角膜接触镜等。

对上述各类制剂必须进行严格的无菌检查,应不得检出细菌、放线菌、霉菌及酵母菌等活菌。

《中国药典》2010 年版收载的薄膜过滤法采用两种过滤器:一种是具有现代高科技水平的全封闭过滤系统,另一种是传统开放式薄膜过滤器。

1. 滤器

(1) 全封闭过滤器　它是由一个具有蠕动泵头的集菌仪和一套具有 3 个培养瓶的一次性使用的全封闭集菌培养器组成的过滤系统。将一次性集菌培养器(依供试品种类选择适宜的集菌培养器,如抗生素宜采用抗生素专用的集菌培养器),放于集菌仪的架上,而塑胶软导管放于集菌仪的蠕动泵的管槽内,其进液导管的双芯针头插入供试液或冲洗液等容器的塞上。

(2) 开放式薄膜过滤器　可采用玻璃过滤器、不锈钢过滤器或可耐高温的塑料过滤器、磁性过滤器等。将孔径为 $0.45\mu m$ 的滤膜放在滤器底部的多孔垫板上,灭菌后把过滤器与抽气瓶(安全瓶)和减压抽气泵连接。

2. 过滤操作

(1) 过滤　按表 4-1 或表 4-3 规定量取供试品,按该样品项下规定的方法处理后,对于无菌粉针剂和粉末原料应先用无菌稀释液将其溶解,加入无菌稀释液至少 100ml 具塞的瓶中,混匀。用灭菌吸管注入或直接倒入装有孔径不大于 $0.45\mu m$、直径约 50mm 滤膜的无菌过滤器中,抽干,使药液中的微生物截留在滤膜上。

(2) 冲洗　用无菌稀释液或其他适宜的溶剂冲洗滤膜多次,以洗去抗菌物质。冲洗次数的确定应做预先验证试验,至阳性对照菌正常生长。

(3) 接种培养　将好氧菌、厌氧菌培养基,真菌培养基及阳性对照用培养基分别加至薄膜过滤器内(封闭式过滤器);或取出薄膜分成 3 等份,分别加入好氧菌、厌氧菌培养基，真菌培养基及阳性对照用培养基中，好氧菌、厌氧菌培养基管置30～35℃，真菌培养基管置23～28℃培养14d，在培养期间应逐日观察并记录是否有菌生长。阳性对照管应根据供试品特性加入相应对照菌液1ml（抗细菌药物加入金黄色葡萄球菌对照菌液，抗厌氧菌药物加入生孢梭菌对照菌液，抗真菌药物加入白色念珠菌对照菌液），阳性对照管细菌应在30～35℃培养24～48h，真菌应在23～28℃培养24～72h，有菌生长。

大容量非抗菌作用的供试品，薄膜过滤后不需要冲洗。

七、基础知识

（一）药品的卫生学检查

被微生物污染的药品会直接或间接地危害人类健康，一些国家曾出现过因服用或注射药品引起使用者发热、感染、致癌甚至死亡的现象。几乎全部剂型都有过受微生物污染的记录，甚至灭菌制剂也有受到污染的报道。药品的微生物污染来源之一是生产环境，因此必须按照生产工艺和产品质量的要求控制生产车间的净化级别。对于无菌制剂的生产设备和生产工艺必须进行灭菌认证，而且，为保证药品卫生质量和人民健康，任何药品在出厂前都要按照国家药品卫生标准进行卫生学检查。

药品的卫生学检查，包括药品无菌检查（本模块主要介绍的内容）、染菌量（细菌、霉菌和酵母菌总数）检查（模块五微生物总数检查主要介绍的内容）、控制菌（大肠埃希菌、沙门菌、金黄色葡萄球菌、铜绿假单胞菌、梭菌、白色念珠菌）检查及螨类检查（模块六控制菌及螨类检查主要介绍的内容）。

（二）药品的卫生标准

药品卫生标准属于我国国家药品标准，药品生产必须遵照执行。

我国于1972年开始进行药品的微生物污染检查。1978年卫生部、原化工部、原商业部联合颁发了我国第一部"药品卫生标准"。70年代中后期，武汉、宜昌等地因使用中药散剂治疗宫颈糜烂发生了多起事故，经查是因为药物污染了破伤风梭菌。在经过调查研究，积累了大量数据的基础上，1980年版的《药品卫生检验方法》收载了破伤风梭菌检验法，并对用于深部组织、创伤、溃疡和阴道的药品开始检查破伤风梭菌。至此，建立了我国药品微生物检查法及限度标准的基本框架。药品卫生标准的贯彻执行促进了我国医药事业的健康发展。

但是，上述标准对个别剂型的微生物限度偏严。一些药厂为了产品达标，采取了许多防菌灭菌措施，其中有的灭菌方法影响了药品的质量。后来，经过认真总结经验和广泛的调查研究，1986年卫生部对原标准进行了修订，颁发了新的"药品卫生标准"。1989年卫生部又下发了"药品卫生标准补充规定和说明"。这两个文件仍用1978年药品卫生标准的形式，以口服和外用药的剂型规定微生物限度要求，不同剂型的微生物限度标准有差异；同一剂型的微生物限度相同。这一标准具有与国际上基本一致的微生物限度检查法和20个化学药品种的微生物限度标准，并收载于《中国药典》1990年版（第二增补本）。

1995年版的《中国药典》收载了微生物限度检查法和少数剂型的限度标准，但对于大多数剂型未规定出微生物限度，少数地区出现了等待、观望的倾向，使得药品卫生标准的执行出现了一定困难。随后，国家标准主管部门重申仍然执行1986年和1989年卫生部药品卫生标准。

在1986年和1989年卫生部文件的基础上，国家药典委员会广泛征求了各地药检所的意见，2000 年版的《中国药典》对丸、片、散、胶囊剂、以发酵类药材为原料的制剂的微生物限度标准进行了修订。

2010 年版的《中国药典》微生物限度检查修订为按给药途径要求，并增加了方法验证试验。随着我国综合国力的提高和现代科学技术的发展，我国必将组织大量人力、财力按品种制订出与国际接轨的药品微生物限度标准，以适应人们对于健康保障不断提高的要求。

所有药品必须符合国家药品卫生标准才能出厂，如无菌注射剂、手术用眼药必须不含任何微生物；而非规定灭菌制剂如片剂、丸剂、散剂、水剂、冲服剂及原辅料等必须限制微生物的数量，并保证不含有特定的控制菌。

（三）无菌检查法概述

1. 无菌检查法概念

《中国药典》2010 年版附录中规定：无菌检查法系用于检查药典要求的物品、医疗器具、原料、辅料及其他品种是否无菌的一种方法。

无菌检查在洁净度 10000 级下的局部 100 级单向流空气区域内进行，其全过程应严格遵守无菌操作，防止微生物污染。同时也应避免在有抑菌条件下操作。单向流空气区与工作台面，必须进行洁净度验证。

2. 无菌检查的意义

凡进入人体血液循环系统、肌肉、皮下组织或接触创伤、溃疡、烧伤等部位而发生作用的制品或要求无菌的材料、灭菌器具等应用于临床，一旦染有活菌进入病人体内往往会引起剧烈的反应，引起并发症，加重病情，甚至威胁生命。因此，对这些制品、材料和器具必须进行无菌检查，这是药品安全性检查项目之一。

在药品制造或加工过程中，由于药物性质的限制，有时不能进行可靠的高压、高热灭菌处理，往往只能采用间歇灭菌、除菌过滤以及无菌操作法等，故必须对注射剂和其他一些制剂进行严格的无菌检查，在证实确系无菌后，才能应用于临床。因此，对规定灭菌或无菌制剂进行无菌检查，在保证人民用药安全方面有着十分重要的意义。

3. 常用的无菌检查法

无菌检查需用最严格的无菌操作法将被检查的药品或材料的样本分别接种于适合各种微生物生长的不同培养基中，置于不同的适宜温度下培养一定的时间，逐日观察微生物的生长情况，并结合阳性和阴性对照试验的结果，判断供试品是否污染了微生物，从而判断供试品是否合格。

各国药典的无菌检查法都包括薄膜过滤法和直接接种法。我国药典规定的无菌检查法也包括这两种方法。前者适用于有抗菌作用或大容量的供试品。后者适用于非抗菌作用的供试品。

（四）无菌检查法的原理与方法

1. 无菌检查抽样

由于现有检测手段的限制，目前无菌检查的方法只能是破坏性检查。因此，通常只能从每批产品中随机抽取一定数量的单位产品作为样本来检验，以样本检验结果来判断整批产品（总体）的质量。在随机抽取中，对分批应特别注意。对无菌检查而言，一个批量应以同一灭菌器的产品为一批；无菌制剂应以无菌灌装相同的最终容器为一批；在连续不间断生产应以不超过 24h 的时间周期内的产品为一批；在连续生产过程中产品分别连续灭菌，如 γ 射线灭菌应以不超过 24h 的总产量为一批；不同机器生产的以各机的产品分批；不同班组生产的应以班组分批。这样分批的意义是各批号的产品具有均匀性，随机抽样时具有代表性。以同一灭菌器中的产品分批时，应由不同部位抽取单位产品组成样本。连续生产过程中，应有不同时间抽样组成样本。

2. 抽样方法

抽样方法基本上可以分为三种类型。

(1) 百分数抽样法　根据每批单位产品的数量，按一定的百分比确定随机抽样量。

(2) 固定抽样法　每批产品皆抽取固定量的样品，而不以每批产品量的多少来决定抽样量。

(3) 综合抽样法　即综合固定抽样与百分数抽样的方法。在每批产品众多时采用固定抽样法。

抽样量常受多方面因素的制约，例如检查的目的、要求、代表性及抽样方法，实际工作量及经济损失等因素。总之，应力求以最少样本量准确地反映总体的质量。

《中国药典》2010年版无菌检查法的抽样量与国外药典基本一致，对生产厂的出厂产品加大了检验量；但药检部门监督检查的抽样量仍较少，与国外水平存在差距。

3. 抽样量与合格率

抽样量与产品的合格率存在相关性，这种相关性可用二项式估算。

设某批注射剂为总体，总数为 N 支，其中污染率以 P 表示，Q 为未污染率，则 $P+Q=1$ 或 $Q=1-P$，当抽样量为 n 支时，判定为合格的概率为 $Q^n=(1-P)^n$，$1-Q^n$ 为判定为不合格的概率或称阳性检出率。

表 4-5　抽样量、污染率与判断总体合格的概率的关系

抽样量(n)	污染率(P)						
	0.1	0.5	1	5	10	20	30
1	99.9	99.5	99	95	90	80	70
2	99.8	99	98	90.3	81	64	49
5	99.5	97.5	95	77	59	36	16
10	99	95	90	59	35	12	2.8
20	98	91	82	36	12	1	0.08
30	97	86	70	21.5	4.2	0.1	0.002

由表 4-5 可以看出：

① 当总体污染率很低时，即使增大抽样量 n 值，判断总体合格的可能性也很大，很难检出污染的部分。

② 随着污染率增大，阳性检出率上升。

③ 在相同污染率下，当抽样量增大时，不合格品的检出率上升，该批产品通过无菌检查的概率下降。因此，增大无菌检查的抽样量，可以提高无菌检查结果的可信度。

但抽样量常受多方面因素的制约，例如检查的目的、要求、代表性及抽样方法，实际工作量及经济损失等因素。因此工作中应力求以最少样本量准确地反映总体的质量。

由于检查方法的限制，当无菌检查的结果为无菌时，在一定意义上讲，这"合格"的结果只能是相对意义的。

八、法规依据

《中国药典》2010年版（二部）附录103页。

附录 Ⅺ H 无菌检查法

无菌检查法系用于检查药典要求无菌的药品、医疗器具、原料、辅料及其他品种是否无菌的一种方法。若供试品符合无菌检查法的规定，仅表明了供试品在该检验条件下未发现微生物污染。

无菌检查应在环境洁净度10000级下的局部洁净度100级的单向流空气区域内或隔离系统中进行，其全过程必须严格遵守无菌操作，防止微生物污染，防止污染的措施不得影响供试品中微生物的检出。单向流空气区、工作台面及环境应定期按《医药工业洁净室（区）悬浮粒子、浮游菌和沉降菌的测试方法》的现行国家标准进行洁净度验证。隔离系统按相关的要求进行验证，其内部环境的洁净度须符合无菌检查的要求。日常检验还需对试验环境进行监控。

无菌检查人员必须具备微生物专业知识，并经过无菌技术的培训。

培　养　基

培养基的制备及培养条件

培养基可按以下处方制备，也可使用按该处方生产的符合规定的脱水培养基。配制后应采用验证合格的灭菌程序灭菌。制备好的培养基应保存在2～25℃、避光的环境，若保存于非密闭容器中，一般在3周内使用；若保存于密闭容器中，一般可在1年内使用。

1. 硫乙醇酸盐流体培养基

酪胨（胰酶水解）	15.0g	酵母浸出粉	5.0g
葡萄糖	5.0g	氯化钠	2.5g
L-胱氨酸	0.5g	新配制的0.1%刃天青溶液	1.0ml
硫乙醇酸钠	0.5g	琼脂	0.75g
（或硫乙醇酸）	(0.3ml)	水	1000ml

除葡萄糖和刃天青溶液外，取上述成分混合，微温溶解，调节pH为弱碱性，煮沸，滤清，加入葡萄糖和刃天青溶液，摇匀，调节pH值使灭菌后为7.1±0.2。分装至适宜的容器中，其装量与容器高度的比例应符合培养结束后培养基氧化层（粉红色）不超过培养基深度的1/2。灭菌。在供试品接种前，培养基氧化层的颜色不得超过培养基深度的1/5，否则，须经100℃水浴加热至粉红色消失（不超过20分钟），迅速冷却，只限加热一次，并防止被污染。

硫乙醇酸盐流体培养基置30～35℃培养。

2. 改良马丁培养基

胨	5.0g	磷酸氢二钾	1.0g
酵母浸出粉	2.0g	硫酸镁	0.5g
葡萄糖	20.0g	水	1000ml

除葡萄糖外，取上述成分混合，微温溶解，调节pH值约为6.8，煮沸，加入葡萄糖溶解后，摇匀，滤清，调节pH值使灭菌后为6.4±0.2，分装，灭菌。

改良马丁培养基置23～28℃培养。

3. 选择性培养基

按上述硫乙醇酸盐流体培养基或改良马丁培养基的处方及制法，在培养基灭菌或使用前加入适量的中和剂、灭活剂或表面活性剂，其用量同方法验证试验。

4. 0.5%葡萄糖肉汤培养基（用于硫酸链霉素等抗生素的无菌检查）

胨	10.0g	氯化钠	5.0g
葡萄糖	5.0g	水	1000ml
牛肉浸出粉	3.0g		

除葡萄糖外，取上述成分混合，微温溶解，调节 pH 为弱碱性，煮沸，加入葡萄糖溶解后，摇匀，滤清，调节 pH 值使灭菌后为 7.2±0.2，分装，灭菌。

5. 营养肉汤培养基

胨	10.0g	氯化钠	5.0g
牛肉浸出粉	3.0g	水	1000ml

取上述成分混合，微温溶解，调节 pH 为弱碱性，煮沸，滤清，调节 pH 值使灭菌后为 7.2±0.2，分装，灭菌。

6. 营养琼脂培养基

按上述营养肉汤培养基的处方及制法，加入 14.0g 琼脂，调节 pH 值使灭菌后为 7.2±0.2，分装，灭菌。

7. 改良马丁琼脂培养基

按改良马丁培养基的处方及制法，加入 14.0g 琼脂，调节 pH 值使灭菌后为 6.4±0.2，分装，灭菌。

培养基的适用性检查

无菌检查用的硫乙醇酸盐流体培养基及改良马丁培养基等应符合培养基的无菌性检查及灵敏度检查的要求。本检查可在供试品的无菌检查前或与供试品的无菌检查同时进行。

无菌性检查 每批培养基随机取不少于 5 支（瓶），培养 14 天，应无菌生长。

灵敏度检查

菌种 培养基灵敏度检查所用的菌株传代次数不得超过 5 代（从菌种保存中心获得的冷冻干燥菌种为第 0 代），并采用适宜的菌种保藏技术，以保证试验菌株的生物学特性。

金黄色葡萄球菌 (*Staphylococcus aureus*) [CMCC (B) 26 003]

铜绿假单胞菌 (*Pseudomonas aeruginosa*) [CMCC (B) 10 104]

枯草芽孢杆菌 (*Bacillus subtilis*) [CMCC (B) 63 501]

生孢梭菌 (*Clostridium sporogenes*) [CMCC (B) 64 941]

白色念珠菌 (*Candida albicans*) [CMCC (F) 98 001]

黑曲霉 (*Aspergillus niger*) [CMCC (F) 98 003]

菌液制备 接种金黄色葡萄球菌、铜绿假单胞菌、枯草芽孢杆菌的新鲜培养物至营养肉汤培养基中或营养琼脂培养基上，接种生孢梭菌的新鲜培养物至硫乙醇酸盐流体培养基中，30～35℃培养 18～24 小时；接种白色念珠菌的新鲜培养物至改良马丁培养基或改良马丁琼脂培养基上，23～28℃培养 24～48 小时，上述培养物用 0.9% 无菌氯化钠溶液制成每 1ml 含菌数小于 100cfu（菌落形成单位）的菌悬液。接种黑曲霉的新鲜培养物至改良马丁琼脂斜面培养基上，23～28℃培养 5～7 天，加入 3～5ml 0.05%（ml/ml）聚山梨酯 80 的 0.9% 无菌氯化钠溶液，将孢子洗脱。然后，采用适宜的方法吸出孢子悬液至无菌试管内，用含 0.05%（ml/ml）聚山梨酯 80 的 0.9% 无菌氯化钠溶液制成每 1ml 含孢子数小于 100cfu 的孢子悬液。

菌液制备后若在室温下放置，应在 2 小时内使用；若保存在 2～8℃，可在 24 小时内使用。黑曲霉孢子悬液可保存在 2～8℃，在验证过的贮存期内使用。

培养基接种 取每管装量为 12ml 的硫乙醇酸盐流体培养基 9 支，分别接种小于 100cfu 的金黄色葡萄球菌、铜绿假单胞菌、枯草芽孢杆菌、生孢梭菌各 2 支，另 1 支不接种作为空白对照，培养 3 天；取每管装量为 9ml 的改良马丁培养基 5 支，分别接种小于 100cfu 的白色念珠菌、黑曲霉各 2 支，另 1 支不接种作为空白对照，培养 5 天。逐日观察结果。

结果判断 空白对照管应无菌生长，若加菌的培养基管均生长良好，判该培养基的灵敏度检查符合规定。

[稀释液、冲洗液及其制备方法]

稀释液、冲洗液配制后应采用验证合格的灭菌程序灭菌。

1. 0.1%蛋白胨水溶液 取蛋白胨1.0g，加水1000ml，微温溶解，滤清，调节pH值至7.1±0.2，分装、灭菌。

2. pH7.0氯化钠-蛋白胨缓冲液 取磷酸二氢钾3.56g，磷酸氢二钠7.23g，氯化钠4.30g，蛋白胨1.0g，加水1000ml，微温溶解，滤清，分装、灭菌。

根据供试品的特性，可选用其他经验证过的适宜的溶液作为稀释液、冲洗液。

如需要，可在上述稀释液或冲洗液的灭菌前或灭菌后加入表面活性剂或中和剂等。

[方法验证试验]

当建立药品的无菌检查法时，应进行方法的验证，以证明所采用的方法适合于该药品的无菌检查。若药品的组分或原检验条件发生改变时，检查方法应重新验证。

验证时，按"供试品的无菌检查"的规定及下列要求进行操作。对每一试验菌应逐一进行验证。

菌种及菌液制备 除大肠埃希菌（*Escherichia coli*）[CMCC（B）44 102]外，金黄色葡萄球菌、枯草芽孢杆菌、生孢梭菌、白色念珠菌、黑曲霉同培养基灵敏度检查。大肠埃希菌的菌液制备同金黄色葡萄球菌。

薄膜过滤法 取每种培养基规定接种的供试品总量按薄膜过滤法过滤，冲洗，在最后一次的冲洗液中加入小于100cfu的试验菌，过滤。取出滤膜接种至硫乙醇酸盐流体培养基或改良马丁培养基中，或将培养基加至滤筒内。另取一装有同体积培养基的容器，加入等量试验菌，作为对照。置规定温度培养3~5天。各试验菌同法操作。

直接接种法 取符合直接接种法培养基用量要求的硫乙醇酸盐流体培养基8管，分别接入小于100cfu的金黄色葡萄球菌、大肠埃希菌、枯草芽孢杆菌、生孢梭菌各2管；取符合直接接种法培养基用量要求的改良马丁培养基4管，分别接入小于100cfu的白色念珠菌、黑曲霉各2管。其中1管接入每支培养基规定的供试品接种量，另1管作为对照，置规定的温度培养3~5天。

结果判断 与对照管比较，如含供试品各容器中的试验菌均生长良好，则说明供试品的该检验量在该检验条件下无抑菌作用或其抑菌作用可以忽略不计，照此检查方法和检查条件进行供试品的无菌检查。如含供试品的任一容器中微生物生长微弱、缓慢或不生长，则说明供试品的该检验量在该检验条件下有抑菌作用，应采用增加冲洗量、增加培养基的用量；使用中和剂或灭活剂、更换滤膜品种等方法，消除供试品的抑菌作用，并重新进行方法验证试验。

方法验证试验也可与供试品的无菌检查同时进行。

[供试品的无菌检查]

检验数量 检验数量是指一次试验所用供试品最小包装容器的数量。除另有规定外，出厂产品按表1规定；上市产品监督检验按表2、表3规定。表1、表2、表3中最少检验数量不包括阳性对照试验的供试品用量。一般情况下，供试品无菌检查若采用薄膜过滤法，应增加1/2的最小检验数量作阳性对照用；若采用直接接种法，应增加供试品无菌检查时每个培养基容器接种的样品量作阳性对照用。

检验量 是指一次试验所用的供试品总量（g或ml）。除另有规定外，每份培养基接种的供试品的量按表2、表3规定。若每支（瓶）供试品的装量按规定足够接种两份培养基，则应分别接种硫乙醇酸盐流体培养基和改良马丁培养基。采用薄膜过滤法时，检验量应不少于直接接种法的供试品总接种量，只要供试品特性允许，应将所有容器内的全部内容物过滤。

阳性对照 应根据供试品特性选择阳性对照菌：无抑菌作用及抗革兰阳性菌为主的供试品，以金黄色葡萄球菌为对照菌；抗革兰阴性菌为主的供试品以大肠埃希菌为对照菌；抗厌氧菌的供试品，以生孢梭菌为对照菌；抗真菌的供试品，以白色念珠菌为对照菌。阳性对照试验的菌液制备同方法验证试验，加菌量小于100cfu，供试品用量同供试品无菌检查每份培养基接种的样品量。阳性对照管培养48～72小时应生长良好。

阴性对照 供试品无菌检查时，应取相应溶剂和稀释液、冲洗液同法操作，作为阴性对照。阴性对照不得有菌生长。

无菌试验过程中，若需使用表面活性剂、灭活剂、中和剂等试剂，应证明其有效性，且对微生物无毒性。

无菌检查法包括薄膜过滤法和直接接种法。只要供试品性状允许，应采用薄膜过滤法。供试品无菌检查所采用的检查方法和检验条件应与验证的方法相同。

操作时，用适宜的消毒液对供试品容器表面进行彻底消毒。如果容器内有一定的真空度，可用适当的无菌器材（如带有除菌过滤器的针头），向容器内导入无菌空气，再按无菌操作启开容器取出内容物。

供试品处理及接种培养基

除另有规定外，按下列方法进行。

1. 薄膜过滤法

薄膜过滤法应优先采用封闭式薄膜过滤器，也可使用一般薄膜过滤器。无菌检查用的滤膜孔径不大于$0.45\mu m$，直径约为50mm。根据供试品及其溶剂的特性选择滤膜材质。抗生素供试品应选择低吸附的滤器及滤膜。滤器及滤膜使用前应采用适宜的方法灭菌。使用时，应保证滤膜在过滤前后的完整性。

水溶性供试液过滤前先将少量的冲洗液过滤以润湿滤膜。油类供试品，其滤膜和过滤器在使用前应充分干燥。为发挥滤膜的最大过滤效率，应注意保持供试品溶液及冲洗液覆盖整个滤膜表面。供试液经薄膜过滤后，若需要用冲洗液冲洗滤膜，每张滤膜每次冲洗量为100ml，且总冲洗量不得超过1000ml，以避免滤膜上的微生物受损伤。

水溶液供试品 取规定量，直接过滤，或混合至含适量稀释液的无菌容器内，混匀，立即过滤。如供试品具有抑菌作用或含防腐剂，须用冲洗液冲洗滤膜，冲洗次数一般不少于3次。所用的冲洗量、冲洗方法同方法验证试验。冲洗后，如用封闭式薄膜过滤器，分别将100ml硫乙醇酸盐流体培养基及改良马丁培养基加入相应的滤筒内。如采用一般薄膜过滤器，取出滤膜，将其分成3等份，分别置于含50ml硫乙醇酸盐流体培养基及改良马丁培养基的容器中，其中一份作阳性对照用。

可溶于水的固体制剂供试品 取规定量，加适宜的稀释液溶解或按标签说明复溶，然后照水溶液供试品项下的方法操作。

β-内酰胺类抗生素供试品 取规定量，按水溶液或固体制剂供试品的处理法处理，立即过滤，用适宜的冲洗液冲洗滤膜。再用含适量β-内酰胺酶的冲洗液清除残留在滤筒、滤膜上的抗生素后接种培养基，必要时培养基中可加少量的β-内酰胺酶；或将滤膜直接接种至含适量β-内酰胺酶的培养基中。接种培养基照水溶液供试品项下的方法操作。

非水溶性制剂供试品 取规定量，直接过滤；或混合溶于含聚山梨酯80或其他适宜乳化剂的稀释液中，充分混合，立即过滤。用含0.1％～1％聚山梨酯80的冲洗液冲洗滤膜至少 3 次。滤膜于含或不含聚山梨酯 80 的培养基中培养。接种培养基照水溶液供试品项下的方法操作。

可溶于十四烷酸异丙酯的膏剂和黏性油剂供试品 取规定量，混合至适量的无菌十四烷酸异丙酯❶中，剧烈振摇，使供试品充分溶解，如果需要可适当加热，但温度不得超过 44℃，趁热迅速过滤。对仍然无法过滤的供试品，于含有适量的无菌十四烷酸异丙酯的供试液中加入不少于 100ml 的稀释液，充分振摇萃取，静置，取下层水相作为供试液过滤。过滤后滤膜冲洗及接种培养基照非水溶性制剂供试品项下的方法操作。

无菌气（喷）雾剂供试品 取规定量，将各容器置至少－20℃的冰室冷冻约 1 小时。以无菌操作迅速在容器上端钻一小孔，释放抛射剂后再无菌开启容器，并将供试品转移至无菌容器中，然后照水溶液或非水溶性制剂供试品项下的方法操作。

装有药物的注射器供试品 取规定量，排出注射器中的内容物至无菌容器中，若需要可吸入稀释液或用标签所示的溶剂溶解，然后照水溶性或非水溶性制剂供试品项下的方法操作。同时应采用直接接种法进行包装中所配带的无菌针头的无菌检查。

具有导管的医疗器具（输血、输液袋等）**供试品** 取规定量，每个最小包装用 50～100ml 冲洗液分别冲洗内壁，收集冲洗液于无菌容器中，然后照水溶液供试品项下的方法操作。同时应采用直接接种法进行包装中所配带的针头的无菌检查。

2. 直接接种法

直接接种法即取规定量的供试品分别接种至各含硫乙醇酸盐流体培养基和改良马丁培养基的容器中。除另有规定外，每个容器中培养基的用量应符合接种的供试品体积不得大于培养基体积的 10%，同时，硫乙醇酸盐流体培养基每管装量不少于 15ml，改良马丁培养基每管装量不少于 10ml。若供试品具有抑菌作用，可加入适量的无菌中和剂或灭菌剂，或加大每个容器的培养基用量。供试品检查时，培养基的用量和高度同方法验证试验。

混悬液等非澄清水溶液供试品 取规定量，接种至各管培养基中。

固体制剂供试品 取规定量，直接接种至各管培养基中，或加入适宜的溶剂溶解，或按标签说明复溶后，取规定量接种至各管培养基中。

非水溶性制剂供试品 取规定量，混合，加入适量的聚山梨酯 80 或其他适宜的乳化剂及稀释剂使其乳化，接种至各管培养基中。或直接接种至含聚山梨酯 80 或其他适宜乳化剂的各管培养基中。

敷料供试品 取规定数量，以无菌操作拆开每个包装，于不同部位剪取约 100mg 或 1cm×3cm 的供试品，接种于各管足以浸没供试品的适量培养基中。

肠线、缝合线等供试品 肠线、缝合线及其他一次性使用的医用材料按规定量取最小包装，无菌拆开包装，接种于各管足以浸没供试品的适量培养基中。

灭菌医用器具供试品 取规定量，必要时应将其拆散或切成小碎段，接种于各管足以浸没供试品的适量培养基中。

放射性药品 取供试品 1 瓶（支），接种于装量为 7.5ml 的硫乙醇酸盐流体培养基和改良马丁培养基中。每管接种量为 0.2ml。

培养及观察

上述含培养基的容器按规定的温度培养 14 天。培养期间应逐日观察并记录是否有菌

---

❶ 无菌十四烷酸异丙酯的制备：采用薄膜过滤法过滤除菌。选用孔径为 0.22μm 的脂溶性滤膜，在 140℃干热灭菌 2 小时。

生长。如在加入供试品后或在培养过程中，培养基出现浑浊，培养 14 天后，不能从外观上判断有无微生物生长，可取该培养液适量转种至同种新鲜培养基中，细菌培养 2 天、真菌培养 3 天，观察接种的同种新鲜培养基是否再出现浑浊；或取培养液涂片，染色，镜检，判断是否有菌。

[结果判断]

阳性对照管应生长良好，阴性对照管不得有菌生长。否则，试验无效。

若供试品管均澄清，或虽显浑浊但经确证无菌生长，判供试品符合规定；若供试品管中任何一管显浑浊并确证有菌生长，判供试品不符合规定，除非能充分证明试验结果无效，即生长的微生物非供试品所含。当符合下列至少一个条件时，方可判试验结果无效：

(1) 无菌检查试验所用的设备及环境的微生物监控结果不符合无菌检查法的要求；

(2) 回顾无菌试验过程，发现有可能引起微生物污染的因素；

(3) 供试品管中生长的微生物经鉴定后，确证是因无菌试验中所使用的物品和（或）无菌操作技术不当引起的。

试验若经确认无效，应重试。重试时，重新取同量供试品，依法检查，若无菌生长，判供试品符合规定；若有菌生长，判供试品不符合规定。

表 1 批出厂产品最少检验数量

供 试 品	批产量 N（个）	接种每种培养基所需的最少检验数量
注射剂		
	≤100	10% 或 4 个（取较多者）
	100<N≤500	10 个
	>500	2% 或 20 个（取较少者）
大体积注射剂（>100ml）		2% 或 10 个（取较少者）
眼用及其他非注射产品		
	≤200	5% 或 2 个（取较多者）
	>200	10 个
桶装固体原料		
	≤4	每个容器
	4<N≤50	20% 或 4 容器（取较多者）
	>50	2% 或 10 容器（取较多者）
抗生素原料药（≥5g）		6 个容器
医疗器具		
	≤100	10% 或 4 件（取较多者）
	100<N≤500	10 件
	>500	2% 或 20 件（取较少者）

注：若供试品每个容器中的装量不够接种两种培养基，那么表中的最少检验数量应加倍。

表 2 液体制剂最少检验量及上市抽验样品的最少检验数量

供试品装量 V/ml	每支供试品接入每种培养基的最少量	供试品最少检验数量/瓶或支
≤1	全量	10[①]
1<V<5	半量	10
5≤V<20	2ml	10
20≤V<50	5ml	10
50≤V<100	10ml	10
50≤V<100（静脉给药）	半量	10
100≤V≤500	半量	6
V>500	500ml	6[①]

① 若供试品每个容器内的装量不够接种两种培养基，那么表中的最少检验数量加倍。

表3　固体制剂最少检验量及上市抽验样品的最少检验数量

供试品装量 M	每支供试品接入每种培养基的最少量	供试品最少检验数量/瓶或支
$M < 50mg$	全量	10[1]
$50mg \leqslant M < 300mg$	半量	10
$300mg \leqslant M < 5g$	150mg	10
$M \geqslant 5g$	500mg	10[2]
外科用敷料棉花及纱布	取100mg或1cm×3cm	10
缝合线、一次性医用材料	整个材料[3]	10[1]
带导管的一次性医疗器具(如输液袋)	整个材料[3]	10
其他医疗器具	整个器具[3](切碎或拆散开)	10[1]

① 若供试品每个容器内的装量不够接种两种培养基，那么表中的最少检验数量加倍。

② 抗生素粉针剂（≥5g）及抗生素原料药（≥5g）的最少检验数量为6瓶（或支），桶装固体原料的最少检验数量为4个包装。

③ 如果医用器械体积过大，培养基用量可在2000ml以上，将其完全浸没。

模块五　药品微生物总数检查

一、检验岗位

药物检验工。

二、工作目标

通过检测药品中微生物的数量来控制药品质量。

三、操作准备

（一）职业形象

在进入无菌室前，必须于缓冲间按要求更换消毒过的工作服、工作帽及工作鞋。操作应严格按照无菌操作规定进行，以保持环境的无菌状态。将所需已灭菌或消毒的用品按无菌操作要求移至无菌操作室。操作前，先用酒精棉球擦拭手，再用酒精棉球对供试品瓶、盒、袋等的开口处周围进行消毒，待干后用无菌的手术剪刀将供试品瓶、盒、袋启封。

（二）职场环境

微生物总数检验操作须在无菌室进行，无菌室应保持清洁整齐，常进行消毒，并定期检查空气洁净度。环境洁净度应不低于10000级，超净工作台洁净度应为100级。

（三）检测材料

稀释剂（pH7.0无菌氯化钠-蛋白胨缓冲液）、聚山梨酯80、无菌司盘80、单硬脂酸甘油酯、营养琼脂培养基、玫瑰红钠琼脂培养基、酵母浸出粉陈葡萄糖琼脂培养基（YPD）。

大、小橡皮乳头、无菌衣、裤、帽、口罩（也可用一次性物品替代）、接种环、酒精灯、酒精棉球、灭菌剪刀及镊子、灭菌称样纸及不锈钢药勺、试管架、火柴、记号笔、白瓷盘、洗手盆等。

（四）器材、设备

无菌室、超净工作台、恒温培养箱（室）、匀浆仪、恒温水浴箱、电热干燥箱、冰箱、高压蒸汽灭菌器、菌落计数器（JLQ-ST 或 JLQ-S2 型）、显微镜（1500×）、天平（感量 0.1g）。

锥形瓶、研钵（直径 10～12cm）、培养皿（直径 90mm）、量筒、试管及塞子、吸管（1ml、10ml）、载玻片、盖玻片、玻璃或搪瓷消毒缸（带盖）。

玻璃器皿均于 160℃ 干热灭菌 2h 或高压蒸汽灭菌 121℃ 20min，烘干备用。

（五）参考资料

《中国药典》2010 年版。

《中国药品检验标准操作规范》2005 年版。

四、操作过程

（一）药品的预处理即供试液的制备

1. 液体供试液

① 一般取供试品 10ml，加入 pH7.0 无菌氯化钠-蛋白胨缓冲液 90ml 中，充分振摇，即可作为 1:10 供试液。

② 含王浆、蜂蜜的合剂、滴眼剂可用原液作为供试液。

③ 油剂可加入适量聚山梨酯 80，再照上法制备成供试液。

④ 气雾剂可以适宜方法使抛射剂导出后，加入适量稀释剂，混匀，吸取相当于 10g 或 10ml 供试品，再稀释至 100ml，作为供试液。

2. 固体、半固体或黏稠液供试品

（1）一般取供试品　取 10g，置 pH7.0 无菌氯化钠-蛋白胨缓冲液 100ml 中，用匀浆仪或其他适宜方法，混匀后制备成 1:10 供试液。

（2）非水溶性供试品　取供试品 5g（5ml），加入含溶化的无菌司盘 80 5g、单硬脂酸甘油酯 3g、聚山梨酯 80 10g 混合物的烧杯中，用无菌玻棒搅拌成团后，慢慢加入 45℃ 左右的 pH7.0 无菌氯化钠-蛋白胨缓冲液约 80ml，边加边搅拌，使供试品充分乳化，作为供试液（1:20）。

（3）不溶于水的膜剂供试品　取规定量，剪碎，加 pH7.0 无菌氯化钠-蛋白胨缓冲液 100ml（必要时可增加稀释剂），浸泡，振摇，作为供试液。

（4）肠溶胶囊（片）供试品　称取供试品 10g，置含无菌磷酸盐缓冲液（pH6.8）100ml 的锥形瓶内，于 45℃ 水浴中，保温，振摇，使溶解作为供试液。

3. 贴剂供试品

取规定量供试品，去掉贴剂的保护层，放置在无菌玻璃或塑料片上，粘贴面朝上。用适宜的无菌多孔材料（如无菌纱布）覆盖贴剂的粘贴面以避免贴剂粘贴在一起。然后将其置于适宜体积并含有表面活性剂（如聚山梨酯 80 或卵磷脂）的稀释剂中，用力振荡至少 30min，制成供试液。贴剂也可采用其他适宜的方法制备成供试液。

4. 含抑菌成分供试品

当供试品对控制菌的检查有干扰时，需根据供试品的不同情况，适当地进行处理，以消除抑菌成分的干扰。常用的处理方法有以下几种：

（1）稀释法　将供试液种入较大量的培养基中，使该供试液稀释至不具抑菌作用的浓度。

（2）离心沉淀集菌法　取规定量的供试液，500r/min 离心 3min，取全部上清液混合。

用于细菌检查。

(3) 薄膜过滤法　取规定量的供试液，置稀释剂100ml中，摇匀，以无菌操作加入装有直径约50mm、孔径不大于 $0.45\mu m\pm0.02\mu m$ 微孔滤膜的过滤器内，减压抽干后，用稀释剂冲洗滤膜3次，每次50～100ml，取出滤膜备检。

(4) 中和法　凡含磺胺、汞、砷类或防腐剂的供试品，可用相应的试剂钝化活性因子，中和毒性后制成供试液。

(二) 细菌总数计数

1. 培养基、稀释剂

营养琼脂培养基；pH7.0无菌氯化钠-蛋白胨缓冲液。

2. 操作方法

(1) 供试液制备　按各类制剂制备供试液的方法制备成1:10的供试液。

(2) 稀释（10倍递增稀释法）　取2～3支灭菌试管，分别加入9ml稀释剂，并取1支1ml灭菌吸管吸取1:10均匀供试液1ml，加入已备妥的装有9ml灭菌稀释剂的试管中，混匀即成1:100的供试液。以此类推，稀释至1:1000或1:10000。

(3) 吸样　根据供试品污染程度，分别取连续3级10倍稀释的供试液，一般取1:10、1:100、1:1000 3级稀释液检验。每级稀释液用1ml灭菌吸管吸取稀释液，分别注入2～3个平皿各1ml。另取1支1ml吸管吸取稀释剂各1ml注入2个平皿中，作为阴性对照，应不得有菌生长。操作时，应特别注意每次吸液前必须使稀释液充分混匀，以使菌体充分均匀分散，降低测定误差。

(4) 倾注培养基　事先将营养琼脂培养基融化，冷却至约45℃时，注入上述各平皿，每皿约15ml，快速转动平皿使稀释液与培养基混匀，放置，待凝。

(5) 培养　将已凝固的平板倒置，放入30～35℃培养箱（室）中，培养3天。

(6) 菌落计数　由于细菌种类繁多，形成的菌落大小、形状、色泽、透明度等皆因种而异，差别甚大。计数时一般用肉眼直接计数、标记或在菌落计数器上点计，必要时借助放大镜或显微镜。不要漏计琼脂层内和平板边缘生长的菌落，并需注意细菌菌落与药渣或培养基的沉淀物、酵母菌及霉菌菌落的区别。

(三) 霉菌总数及酵母菌总数计数

1. 培养基、稀释剂

(1) 培养基　玫瑰红钠琼脂培养基、酵母浸出粉胨葡萄糖琼脂培养基（YPD）。该培养基更适合于酵母菌生长，故我国药典规定含有王浆、蜂蜜的合剂用它测定酵母菌数。

(2) 稀释剂　pH7.0无菌氯化钠-蛋白胨缓冲液、pH6.8磷酸盐缓冲液。

2. 操作方法

霉菌和酵母菌数测定一般与细菌数测定同时进行，按规定取2个以上包装的供试品。

(1) 供试液制备　按各类制剂制备供试液的方法制备成1:10的供试液。

(2) 稀释（10倍递增稀释法）　取2～3支灭菌试管，分别加入9ml稀释剂，并取1支1ml灭菌吸管吸取1:10均匀供试液1ml，加入已备妥的装有9ml灭菌稀释剂的试管中，混匀即成1:100的供试液。以此类推，稀释至1:1000或1:10000。

(3) 吸样　根据供试品污染程度，分别取连续3级10倍稀释的供试液，一般取1:10、1:100、1:1000 3级稀释液检验。每级稀释液用1ml灭菌吸管吸取稀释液，分别注入2～3个平皿各1ml。另取1支1ml吸管吸取稀释剂各1ml注入2个平皿中，作为阴性对照，应不得有菌生长。操作时，应特别注意每次吸液前必须使稀释液充分混匀，以使菌体充分均匀分散，降低测定误差。

（4）倾注培养基　事先将玫瑰红钠培养基融化，冷至约 45℃时，注入上述各平皿中，每皿约 15ml，含王浆、蜂蜜的合剂另做一套平板，倾注酵母浸出粉胨葡萄糖琼脂培养基，快速转动平皿使稀释液与培养基混匀，放置，待凝。

（5）培养　将已凝固的平板倒置，放入 23～28℃培养箱（室）中，培养 5 天，必要时可适当延长培养时间至 7 天进行菌落计数并报告。

3. 菌落计数

一般在平板背面用肉眼直接点数，必要时用放大镜检查，以防遗漏。固体制剂在玫瑰红钠琼脂平板上点计霉菌菌落数，液体制剂在玫瑰红钠琼脂平板上同时点计霉菌菌落数及酵母菌菌落数，含王浆或蜂蜜的合剂须以玫瑰红钠平板的霉菌菌落数加上酵母浸出粉胨葡萄糖琼脂平板上的酵母菌菌落数作为供试品的霉菌和酵母菌总数。

五、结果处理

计数平板上的菌落数，一般细菌、酵母菌宜选取平均菌落数小于 300cfu，霉菌宜选取平均菌落数小于 100cfu 的稀释级作为菌落数计算的依据。以最高的平均菌落数乘以稀释倍数的值报告 1g、1ml 或 10cm² 供试品中所含的菌数。

如各稀释级的平板均无菌落生长，或仅最低稀释级的平板有菌落生长，但平均菌落数小于 1 时，以＜1 乘以最低稀释倍数的值报告菌数，药物细菌、霉菌总数检查结果见表 5-1。

表 5-1　药物细菌、霉菌总数检查结果

检验药品			生产批号			
检验号			检验日期　　年　　月　　日			
检验程序						
稀释度			检验结果报告			
平板号 10^{-1}　10^{-2}　10^{-3}						
细菌数 1 2 3 平均			分析			
霉菌数 1 2 3 平均						

六、可变范围

在药典中，另一种计数方法是薄膜过滤法，取滤膜孔径不大于 $0.45\mu m$、直径不小于

50mm 可拆卸的滤器。根据供试品及其溶剂的特性，选择滤膜材质。滤器及滤膜使用前应采用适宜的方法进行灭菌。使用时，为发挥滤膜的最大过滤效率，应注意保持供试品溶液及冲洗液覆盖整个滤膜表面。供试液经薄膜过滤后，若需用冲洗液冲洗滤膜，每张滤膜每次冲洗量为 100ml，冲洗液、冲洗量及冲洗方法同方法验证试验。每片滤膜的总过滤量不得超过 1000ml，以避免滤膜上的微生物受损伤。

每张滤膜取相当于 1ml 或 1g 供试品的供试液直接过滤，或加至适量稀释剂中，混匀，过滤。若供试品 1ml 或 1g 含菌较多，可选适宜稀释级的供试液。用稀释液或其他适宜的冲洗液冲洗滤膜，洗后取出滤膜，菌面朝上贴于营养琼脂培养基或玫瑰红钠琼脂培养基或酵母浸出粉胨葡萄糖琼脂培养基平板上培养。每种培养基至少制备一张滤膜。滤膜贴于平板上时不得有空隙或气泡，否则影响微生物生长。并做阴性对照试验，阴性对照不得有菌生长。

培养和计数培养及菌落计数方法同平皿法，每片滤膜上的菌落数应不多于 100 个。如菌落数超过 100 个，不便计数时，可取高稀释级的供试液同法操作，点计滤膜上的菌落数。

菌数报告规则以相当于 1ml 或 1g 供试品的菌落数报告；若滤膜上无菌落生长，以<1 报告菌数，或<1 乘以稀释倍数的值报告菌数。

七、基础知识

药品卫生学检查中的染菌量检查主要包括细菌数、霉菌数及酵母菌数测定。药品中的微生物总数检查是检测药物在单位质量或体积（g 或 ml）内所含有的活菌数量，用以判断药品被污染的程度和标志，其内涵是多义的。细菌数越多，表明药品受到致病菌污染的机会和可能性也较大，安全性也就越差；同时细菌数测定也包括对药物的各种原料、工具设备、操作人员及工艺流程等各个环节的卫生状况的测定，它是卫生学评价的一个综合依据。在非灭菌的各种制剂中，微生物限度检查包括染菌量、控制菌的检查和活螨检查。细菌数测定是检测药品卫生质量的重要指标之一。药品细菌数是指规定灭菌单位的非规定灭菌药品制剂中污染活细菌的数量。通常以每克或每毫升供试药品作为计量单位。霉菌和酵母菌在分类学上均属于真菌。受到霉菌或酵母菌污染的药品不仅可能导致药品变质，还可能因其产生的代谢产物及其各种毒素导致服用者产生急性或慢性的中毒病症；某些真菌毒素，甚至可导致或诱发癌症，故必须对药品中霉菌和酵母菌制定染菌限量规定。药品中污染霉菌和酵母菌的数量是判定药品受到污染程度的标志之一，是进行药品卫生学综合评价的依据之一。药品制剂中污染霉菌和酵母菌的活菌数量通常以每克或每毫升供试药品作为计量单位。

由于中西药制剂中的各种剂型是非密封药品，不可能绝对无菌，《中国药典》2010 年版规定，允许一定数量的微生物存在，即微生物总数检查是一种限度检查。按照《中国药典》2010 年版规定，微生物限度检查法系指非规定灭菌制剂及其原、辅料受到微生物污染程度的一种检查方法。

药品微生物总数检查采用活菌计数，主要方法是平板菌落计数法及最近似数测定法（试管稀释法）。《中国药典》2010 年版收载平板菌落计数法，此法是先使细菌分散、定位，增生可见菌落后计数。因而测定结果只反映在规定条件下能生长的细菌数，不可能包括在本条件下不生长的细菌。测定数只可能低于实际的染菌数。此外，测定中一个细菌可能繁殖成一个菌落，而一群细菌也可能只形成一个菌落，以及污染的不均匀性等原因，极易造成测定差异，故在测定时，必须严格按卫生学检定所规定的条件操作。

平板菌落计数法是一种有条件的计数法，其限制条件大致如下：

① 细菌计数是以平板上生长的菌落数为基础。菌落是由一个或多个菌细胞形成的，因此，菌落数也可称为菌落形成单位数（colony forming units，cfu）。细菌数测定时与匀质方式、条件关系密切，分散充分时，菌落生长数多，反之菌落数就少，故制备供试液时力求均匀分散。

② 受特定培养基和培养条件限制。改变其中任一培养条件，就会改变被测菌类与数量。现行方法适用于多数好氧或兼性厌氧细菌生长，即采用营养琼脂培养基，温度为 $30\sim35℃$，培养时间为 48h，需氧培养。

③ 有繁殖能力的菌细胞才能认定为"活菌"。因为仅有繁殖能力的菌细胞才能形成菌落。死菌及某些受损伤的细菌或营养要求苛刻的细菌不能在规定的培养基上形成菌落，不被计数。因此，平板菌落计数法测定结果，只反映出在规定条件下生长的细菌数，不可能包括在本法条件下不生长的细菌，因而测定数只可能低于实际的污染菌。由于平板法存在上述特殊性，以及污染的不均匀性等原因，极易造成测定差异，故在测定细菌数时必须严格按规定的方法条件进行操作。

④ 同细菌数平板计数法一样，霉菌及酵母菌数测定也是采用平板菌落计数法，1 个菌落可以由 1 个霉菌孢子（或菌丝片段）或 1 个酵母细胞形成，也可以由多个孢子、多个酵母细胞形成，所以测定结果仍是菌落形成单位数。

药品微生物限度标准是国家对药品生产的卫生法规，它对药品生产企业、医院制剂部门的文明生产，现代化管理及保证药品的卫生质量，保证人民的健康起着重要的促进作用。因此，药品在出厂前均应根据该药品微生物限度标准对药品进行卫生学检查，以保证药品的质量。

《中国药典》2010 年版登载了各类剂型微生物限度标准。现将此标准摘录见表 5-2。

表 5-2 《中国药典》2010 年版（二部）微生物限度（单位：个/g 或个/ml）

编号	给药途径	细菌数	霉菌数	大肠埃希杆菌	金黄色葡萄球菌	铜绿假单胞菌
1	口服给药	$10^3/10^2$	10^2	—		
2	眼部给药	10				
3	耳、鼻呼吸道吸入给药	10^2	10		—	—
4	阴道、尿道给药	10^2	10			
5	直肠给药	$10^3/10^2$	10^2		—	—
6	其他局部给药	10^2	10^2			
7	含动物组织的口服给药	10^3	10^2			

注："—"不得检出/g 或/ml。

说明：1. 含动物组织来源的制剂（包括提取物），还不得检出沙门菌；2. 口服给药制剂和直肠给药制剂细菌数每 1g 不得超过 1000 个，每 1ml 不得超过 100 个；3. 发霉，长螨者，以不合格论。

八、法规依据

《中国药典》2010 年版（二部）附录 107 页。

附录 XI J 微生物限度检查法

微生物限度检查法系检查非规定灭菌制剂及其原料、辅料受微生物污染程度的方法。检查项目包括细菌数、霉菌数、酵母菌数及控制菌检查。

微生物限度检查应在环境洁净度 10000 级下的局部洁净度 100 级的单向流空气区域内进行。检验全过程必须严格遵守无菌操作，防止再污染，防止污染的措施不得影响供试品中微生物的检出。单向流空气区域、工作台面及环境应定期按《医药工业洁净室（区）悬浮粒子、浮游菌和沉降菌的测试方法》的现行国家标准进行洁净度验证。

供试品检查时，如果使用了表面活性剂、中和剂或灭活剂，应证明其有效性及对微生物无毒性。

检验结果以 1g、1ml、10g、10ml 或 10cm^2 为单位报告，特殊品种可以最小包装单位报告。

检 验 量

检验量即一次试验所用的供试品量（g、ml 或 cm^2）。

除另有规定外，一般供试品的检验量为 10g 或 10ml；膜剂为 100cm^2；贵重药品、微量包装药品的检验量可以酌减。要求检查沙门菌的供试品，其检验量应增加 20g 或 20ml（其中 10g 或 10ml 用于阳性对照试验）。

检验时，应从 2 个以上最小包装单位中抽取供试品，膜剂还不得少于 4 片。

一般应随机抽取不少于检验用量（两个以上最小包装单位）的 3 倍量供试品。

供试液的制备

根据供试品的理化特性与生物学特性，采取适宜的方法制备供试液。供试液制备若需加温时，应均匀加热，且温度不应超过 45℃。供试液从制备至加入检验用培养基，不得超过 1 小时。

除另有规定外，常用的供试品制备方法如下。

1. 液体供试品

取供试品 10ml，加 pH7.0 无菌氯化钠-蛋白胨缓冲液至 100ml，混匀，作为 1∶10 的供试液。油剂可加入适量的无菌聚山梨酯 80 使供试品分散均匀。水溶性液体制剂也可用混合的供试品原液作为供试液。

2. 固体、半固体或黏稠液供试品

取供试品 10g，加 pH7.0 无菌氯化钠-蛋白胨缓冲液至 100ml，用匀浆仪或其他适宜的方法，混匀，作为 1∶10 的供试液。必要时加适量的无菌聚山梨酯 80，并置水浴中适当加温使供试品分散均匀。

3. 需用特殊方法制备供试液的供试品

（1）非水溶性供试品

方法 1 取供试品 5g（或 5ml），加至含溶化的（温度不超过 45℃）5g 司盘 80、3g 单硬脂酸甘油酯、10g 聚山梨酯 80 无菌混合物的烧杯中，用无菌玻棒搅拌成团后，慢慢加入 45℃的 pH7.0 无菌氯化钠-蛋白胨缓冲液至 100ml，边加边搅拌，使供试品充分乳化，作为 1∶20 的供试液。

方法 2 取供试品 10g，加至含 20ml 无菌十四烷酸异丙酯（制法见附录 XI H 无菌检查法中供试品的无菌检查项下）和无菌玻璃珠的适宜容器中，必要时可增加十四烷酸异丙酯的用量，充分振摇，使供试品溶解。然后加入 45℃的 pH7.0 无菌氯化钠-蛋白胨缓冲液 100ml，振摇 5～10 分钟，萃取，静置使油水明显分层，取其水层作为 1∶10 的供试液。

（2）膜剂供试品

取供试品100cm²，剪碎，加pH7.0无菌氯化钠-蛋白胨缓冲液100ml（必要时可增加稀释液），浸泡，振摇，作为1∶10的供试液。

（3）肠溶及结肠溶制剂供试品

取供试品10g，加pH6.8无菌磷酸盐缓冲液（用于肠溶制剂）或pH7.6无菌磷酸盐缓冲液（用于结肠溶制剂）至100ml，置45℃水浴中，振摇，使溶解，作为1∶10的供试液。

（4）气雾剂、喷雾剂供试品

取规定量供试品，置冰冻室冷冻约1小时，取出，迅速消毒供试品开启部位，用无菌钢锥在该部位钻一小孔，放至室温，并轻轻转动容器，使抛射剂缓缓全部释出。用无菌注射器吸出全部药液，加至适量的pH7.0无菌氯化钠-蛋白胨缓冲液（若含非水溶性成分，加适量的无菌聚山梨酯80）中，混匀，取相当于10g或10ml的供试品，再稀释成1∶10的供试液。

（5）贴剂供试品

取规定量供试品，去掉贴剂的保护层，放置在无菌玻璃或塑料片上，粘贴面朝上。用适宜的无菌多孔材料（如无菌纱布）覆盖贴剂的粘贴面以避免贴剂粘贴在一起。然后将其置于适宜体积并含有表面活性剂（如聚山梨酯80或卵磷脂）的稀释剂中，用力振荡至少30分钟，制成供试液。贴剂也可采用其他适宜的方法制备成供试液。

（6）具抑菌活性的供试品

当供试品有抑菌活性时，采用下列方法进行处理，以消除供试液的抑菌活性，再依法检查。常用的方法如下。

① 培养基稀释法　取规定量的供试液，至较大量的培养基中，使单位体积内的供试品含量减少，至不含抑菌作用。测定细菌、霉菌及酵母菌的菌数时，取同稀释级的供试液2ml，每1ml供试液可等量分注多个平皿，倾注琼脂培养基，混匀，凝固，培养，计数。每1ml供试液所注的平皿中生长的菌数之和即为1ml的菌落数，计算每1ml供试液的平均菌落数，按平皿法计数规则报告菌数；控制菌检查时，可加大增菌培养基的用量。

② 离心沉淀法　取一定量的供试液，500转/min离心3分钟，取全部上清液混合。用于细菌检查。

③ 薄膜过滤法　见细菌、霉菌及酵母菌计数项下的"薄膜过滤法"。

④ 中和法　凡含汞、砷或防腐剂等具有抑菌作用的供试品，可用适宜的中和剂或灭活剂消除其抑菌成分。中和剂或灭活剂可加在所用的稀释液或培养基中。

细菌、霉菌及酵母菌计数

计数培养基的适用性检查

细菌、霉菌及酵母菌计数用的培养基应进行培养基的适用性检查，成品培养基、由脱水培养基或按处方配制的培养基均应检查。

菌种　试验用菌株的传代次数不得超过5代（从菌种保存中心获得的冷冻干燥菌种为第0代），并采用适宜的菌种保藏技术进行保存，以保证试验菌株的生物学特性。

大肠埃希菌（*Escherichia coli*）〔CMCC（B）44 102〕

金黄色葡萄球菌（*Staphylococcus aureus*）〔CMCC（B）26 003〕

枯草芽孢杆菌（*Bacillus subtilis*）〔CMCC（B）63 501〕

白色念珠菌（*Candida albicans*）〔CMCC（F）98 001〕

黑曲霉（*Aspergillus niger*）〔CMCC（F）98 003〕

菌种制备　接种大肠埃希菌、金黄色葡萄球菌、枯草芽孢杆菌的新鲜培养物至营养肉汤培养基或营养琼脂培养基上，培养18~24小时；接种白色念珠菌的新鲜培养物至改良马丁培养基中或改良马丁琼脂培养基上，培养24~48小时。上述培养物用0.9%无菌氯化钠溶液制成每1ml含菌数为50~100cfu的菌悬液。接种黑曲霉的新鲜培养物至改良马丁琼脂斜面培养基上，培养5~7天，加入3~5ml含0.05%（ml/ml）聚山梨酯80的0.9%无菌氯化钠溶液，将孢子洗脱。然后，采用适宜的方法吸出孢子悬液至无菌试管内，用0.05%（ml/ml）聚山梨酯80的0.9%无菌氯化钠溶液制成每1ml含孢子数50~100cfu的孢子悬液。

　　菌液制备后若在室温下放置，应在2小时内使用，若保存在2~8℃，可在24小时内使用。黑曲霉孢子悬液可保存在2~8℃，在验证过的贮存期内使用。

　　适用性检查　取大肠埃希菌、金黄色葡萄球菌、枯草芽孢杆菌各50~100cfu，分别注入无菌平皿中，立即倾注营养琼脂培养基，每株试验菌平行制备2个平皿，混匀，凝固，置30~35℃培养48小时，计数；取白色念珠菌、黑曲霉各50~100cfu，分别注入无菌平皿中，立即倾注玫瑰红钠琼脂培养基，每株试验菌平行制备2个平皿，混匀，凝固，置23~28℃培养72小时，计数；取白色念珠菌50~100cfu，注入无菌平皿中，立即倾注酵母浸出粉胨葡萄糖琼脂培养基，平行制备2个平皿，混匀，凝固，置23~28℃培养72小时，计数。同时，用相应的对照培养基替代被检培养基进行上述试验。

　　结果判定　若被检培养基上的菌落平均数不小于对照培养基上的菌落平均数的70%，且菌落形态大小与对照培养基上的菌落一致，判该培养基的适用性检查符合规定。

　　计数方法的验证

　　当建立药品的微生物限度检查法时，应进行细菌、霉菌及酵母菌计数方法的验证，以确认所采用的方法适合于该产品的细菌、霉菌及酵母菌数的测定。若产品的组分或原检验条件发生改变可能影响检验结果时，计数方法应重新验证。

　　验证时，按供试液的制备和细菌、霉菌及酵母菌计数所规定的方法及下列要求进行。对各试验菌的回收率应逐一进行验证。

　　菌种及菌液制备　同计数培养基的适用性检查。

　　验证方法　验证试验至少应进行3次独立的平行试验，并分别计算各试验菌每次试验的回收率。

　　（1）试验组　平皿法计数时，取试验可能用的最低稀释级的供试液1ml和50~100cfu试验菌，分别注入平皿中，立即倾注琼脂培养基，每株试验菌平行制备2个平皿，按平皿法测定其菌数。薄膜过滤法计数时，取规定量试验可能用的最低稀释级供试液，过滤，冲洗，在最后一次的冲洗液中加入50~100cfu试验菌，过滤，按薄膜过滤法测定其菌数。

　　（2）菌液组　测定所加的试验菌数。

　　（3）供试品对照组　取规定量供试液，按菌落计数方法测定供试品本底菌数。

　　（4）稀释剂对照组　若供试液制备需要分散、乳化、中和、离心或薄膜过滤等特殊处理时，应增加稀释剂对照组，以考察供试液制备过程中微生物受影响的程度。试验时，可用相应的稀释液替代供试品，加入试验菌，使最终菌浓度为每1ml供试液含50~100cfu，按试验组的供试液制备方法和菌落计数方法测定其菌数。

　　结果判断　在3次独立的平行试验中，稀释剂对照组的菌回收率（稀释剂对照组的平均菌落数占菌液组的平均菌落数的百分数）应均不低于70%。若试验组的菌回收率（试验组的平均菌落数减去供试品对照组的平均菌落数的值占菌液组的平均菌落数的百分率）均不低于70%，照该供试液制备方法和计数法测定供试品的细菌、霉菌及酵母菌数；若任一次试验中试验组的菌数回收率低于70%，应采用培养基稀释法、离心沉淀集菌法、薄膜过滤法、中和法（常见干扰物的中和剂或灭活方法见表1）等方法或联合使用这些方法消除供试品的抑菌活性，并重新进行方法验证。

表1　常见干扰物的中和剂或灭活方法

干　扰　物	可选用的中和剂或灭活方法
戊二醛	亚硫酸氢钠
酚类、乙醇、吸附物	稀释法
醛类	稀释法、甘氨酸、硫代硫酸盐
季铵类化合物（QACs）、对羟基苯甲酸酯	卵磷脂、聚山梨酯
汞类制剂	亚硫酸氢钠、巯基乙酸盐、硫代硫酸盐
双胍类化合物	卵磷脂
碘酒、氯己定类	聚山梨酯
卤化物	硫代硫酸盐
乙二胺四乙酸（EDTA）	镁或钙离子
碘胺类	对氨基苯甲酸
β-内酰胺类抗生素	β-内酰胺酶

若没有适宜的方法消除供试品的抑菌活性，那么验证试验中微生物回收的失败可看成是因供试品的抗菌活性引起的，同时表明该供试品不能被试验菌污染。但是，供试品也可能仅对试验用菌株具有抑制作用，而对其他菌株没有抑制作用。因此，根据供试品须符合的微生物限度标准和菌数报告规则，在不影响检验结果判断的前提下，应采用能使微生物生长的更高稀释级的供试液进行方法验证试验。若验证试验符合要求，应以该稀释级供试液作为最低稀释级的供试液进行供试品检验。

计数方法验证时，采用上述方法若还存在一株或多株试验菌的回收率达不到要求，那么选择回收率最接近要求的方法和试验条件进行供试品的检验。

验证试验也可与供试品的细菌、霉菌及酵母菌计数同时进行。

供试品检查

计数方法包括平皿法和薄膜过滤法。检查时，按已验证的计数方法进行供试品的细菌、霉菌及酵母菌菌数的测定。

按计数方法的验证试验确认的程序进行供试液制备。用稀释液稀释成 1：10、1：10^2、1：10^3 等稀释级的供试液。

1. 平皿法

根据菌数报告规则取相应稀释级的供试液1ml，置直径90mm的无菌平皿中，注入15～20ml温度不超过45℃的溶化的营养琼脂培养基或玫瑰红钠琼脂培养基或酵母浸出粉胨葡萄糖琼脂培养基，混匀，凝固，倒置培养。每稀释级每种培养基至少制备2个平板。

阴性对照试验　取试验用的稀释液1ml，置无菌平皿中，注入培养基，凝固，倒置培养。每种计数用的培养基各制备2个平板，均不得有菌生长。

培养和计数　除另有规定外，细菌培养3天，霉菌、酵母菌培养5天，逐日观察菌落生长情况，点计菌落数，必要时，可适当延长培养时间至7天进行菌落计数并报告。菌落蔓延生长成片的平板不宜计数。点计菌落数后，计算各稀释级供试液的平均菌落数，按菌数报告规则报告菌数。若同稀释级两个平板的菌落平均数不小于15，则两个平板的菌落数不能相差1倍或以上。

一般营养琼脂培养基用于细菌计数；玫瑰红钠琼脂培养基用于霉菌及酵母菌计数；酵母浸出粉胨葡萄糖琼脂培养基用于酵母菌计数。在特殊情况下，若营养琼脂培养基上长有霉菌和酵母菌、玫瑰红钠琼脂培养基上长有细菌，则应分别点计霉菌和酵母菌、细菌菌落数。然后将营养琼脂培养基上的霉菌和酵母菌数或玫瑰红钠琼脂培养基上的细菌数，与玫瑰红钠琼脂培养基中的霉菌和酵母菌数或营养琼脂培养基中的细菌数进行比较，以菌落数高的培养基中的菌数为计数结果。

含蜂蜜、王浆的液体制剂，用玫瑰红钠琼脂培养基测定霉菌数，用酵母浸出粉胨葡萄糖琼脂培养基测定酵母菌数，合并计数。

菌数报告规则　细菌、酵母菌宜选取平均菌落数小于100cfu，霉菌宜选取平均菌落数小于100cfu的稀释级，作为菌数报告（取两位有效数字）的依据。以最高的平均菌落数乘以稀释倍数的值报告1g、1ml或10cm^{2}供试品中所含的菌数。

如各稀释级的平板均无菌落生长，或仅最低稀释级的平板有菌落生长，但平均菌落数小于1时，以<1乘以最低稀释倍数的值报告菌数。

2. 薄膜过滤法

采用薄膜过滤法，滤膜孔径应不大于0.45μm，直径一般为50mm，若采用其他直径的滤膜，冲洗量应进行相应的调整。选择滤膜材质时应保证供试品及其溶剂不影响微生物的充分被截留。滤器及滤膜使用前应采用适宜的方法灭菌。使用时，应保证滤膜在过滤前后的完整性。水溶性供试液过滤前先将少量的冲洗液过滤以润湿滤膜。油类供试品，其滤膜和滤器在使用前应充分干燥。为发挥滤膜的最大过滤效率，应注意保持供试品溶液及冲洗液覆盖整个滤膜表面。供试液经薄膜过滤后，若需要用冲洗液冲洗滤膜，每张滤膜每次冲洗量为100ml。总冲洗量不得超过1000ml，以避免滤膜上的微生物受损伤。

取相当于每张滤膜含1g、1ml或10cm^{2}供试品的供试液，加至适量的稀释剂中，混匀，过滤。若供试品每1g、1ml或10cm^{2}所含的菌数较多时，可取适宜稀释级的供试液1ml进行试验。用pH7.0无菌氯化钠-蛋白胨缓冲液或其他适宜的冲洗液冲洗滤膜，冲洗方法和冲洗量同"计数方法的验证"。冲洗后取出滤膜，菌面朝上贴于营养琼脂培养基或玫瑰红钠琼脂培养基或酵母浸出粉胨葡萄糖琼脂培养基平板上培养。每种培养基至少制备一张滤膜。

阴性对照试验　取试验用的稀释液1ml，照上述薄膜过滤法操作，作为阴性对照。阴性对照不得有菌生长。

培养和计数　培养条件和计数方法同平皿法，每片滤膜上的菌落数应不超过100cfu。

菌数报告规则　以相当于1g、1ml或10cm^{2}供试品的菌落数报告菌数；若滤膜上无菌落生长，以<1报告菌数（每张滤膜过滤1g、1ml或10cm^{2}供试品），或<1乘以稀释倍数的值报告菌数。

控制菌检查

控制菌检查用培养基的适用性检查

控制菌检查用的培养基应进行培养基的适用性检查，成品培养基、由脱水培养基或按处方配制的培养基均应检查。

菌种　对试验菌种的要求同计数培养基的适用性检查。

大肠埃希菌（*Escherichia coli*）[CMCC（B）44 102]

金黄色葡萄球菌（*Staphylococcus aureus*）[CMCC（B）26 003]

乙型副伤寒沙门菌（*Salmonella paratyphiB*）[CMCC（B）50 094]

铜绿假单胞菌（*Pseudomonas aeruginosa*）[CMCC（B）10 104]

生孢梭菌 (*Clostridium sporogenes*) [CMCC (B) 64 941]

白色念珠菌 (*Candida albicans*) [CMCC (F) 98 001]。

菌液制备 接种大肠埃希菌、金黄色葡萄球菌、乙型副伤寒沙门菌、铜绿假单胞菌的新鲜培养物至营养肉汤培养基中或营养琼脂培养基上，生孢梭菌的新鲜培养物至硫乙醇酸盐流体培养基中，培养18～24小时；接种白色念珠菌的新鲜培养物至改良马丁培养基中或改良马丁琼脂培养基上，培养24～48小时。用0.9%无菌氯化钠溶液制成1ml含菌数为10～100cfu的菌悬液。

菌悬液在室温下放置应在2小时内使用，若保存在2～8℃可在24小时内使用。

适用性检查 控制菌检查用培养基的适用性检查项目包括促生长能力、抑制能力及指示能力的检查。各培养基的检测项目及所用菌株见表2。

表2 控制菌检查用培养基的促生长能力、抑制能力及指示能力检查

控制菌检查	培养基	特性	试验菌株
大肠埃希菌	胆盐乳糖培养基	促生长能力	大肠埃希菌
		抑制能力	金黄色葡萄球菌
	4-甲基伞形酮葡糖苷酸培养基	促生长能力＋指示能力	大肠埃希菌
	曙红亚甲蓝琼脂培养基或麦康凯琼脂培养基	促生长能力＋指示能力	大肠埃希菌
大肠菌群	乳糖胆盐发酵培养基	促生长能力	大肠埃希菌
		抑制能力	金黄色葡萄球菌
	乳糖发酵培养基	促生长能力＋指示能力	大肠埃希菌
	曙红亚甲蓝琼脂培养基或麦康凯琼脂培养基	促生长能力＋指示能力	大肠埃希菌
沙门菌	营养肉汤培养基	促生长能力	乙型副伤寒沙门菌
	四硫磺酸钠亮绿培养基	促生长能力	乙型副伤寒沙门菌
		抑制能力	金黄色葡萄球菌
	胆盐硫乳琼脂培养基或沙门、志贺菌属琼脂培养基	促生长能力＋指示能力	乙型副伤寒沙门菌
	曙红亚甲蓝琼脂培养基或麦康凯琼脂培养基	促生长能力＋指示能力	乙型副伤寒沙门菌
	三糖铁琼脂培养基	指示能力	乙型副伤寒沙门菌
铜绿假单胞菌	胆盐乳糖培养基	促生长能力	铜绿假单胞菌
		抑制能力	金黄色葡萄球菌
	溴化十六烷基三甲铵琼脂培养基	促生长能力	铜绿假单胞菌
		抑制能力	大肠埃希菌
	绿脓菌素测定用培养基	促生长能力＋指示能力	铜绿假单胞菌
金黄色葡萄球菌	亚碲酸盐肉汤培养基	促生长能力	金黄色葡萄球菌
		抑制能力	大肠埃希菌
	卵黄氯化钠琼脂培养基或甘露醇氯化钠琼脂培养基	促生长能力＋指示能力	金黄色葡萄球菌
		抑制能力	大肠埃希菌
梭菌	梭菌增菌培养基	促生长能力	生孢梭菌
	哥伦比亚琼脂培养基	促生长能力	生孢梭菌
白色念珠菌	沙氏葡萄糖液体培养基	促生长能力	白色念珠菌
	沙氏葡萄糖琼脂培养基	促生长能力＋指示能力	白色念珠菌
	念珠菌显色培养基	促生长能力＋指示能力	白色念珠菌
		抑制能力	大肠埃希菌
	1%聚山梨酯80-玉米琼脂培养基	促生长能力＋指示能力	白色念珠菌

液体培养基促生长能力检查 分别接种不大于100cfu的试验菌（表2）于被检培养基和对照培养基中，在相应控制菌检查规定的培养温度及最短培养时间下培养。与对照培养基管比较，被检培养基管试验菌应生长良好。

固体培养基促生长能力检查 取试验菌各0.1ml（含菌数50～100cfu）分别涂布于被

检培养基和对照培养基平板上，在相应控制菌检查规定的培养温度及最短培养时间下培养。被检培养基与对照培养基上生长的菌落大小、形态特征应一致。

培养基抑制能力检查 接种不少于100cfu的试验菌（表2）于被检培养基中，在相应控制菌检查规定的培养温度及最长时间下培养，试验菌应不得生长。

固体培养基指示能力检查 取试验菌各0.1ml（含菌数不大于100cfu）（表2）分别涂布于被检培养基和对照培养基平板上，在相应控制菌检查规定的培养温度及时间下培养。被检培养基上试验菌生长的菌落大小、形态特征、指示剂反应情况等应与对照培养基一致。

液体培养基指示能力检查 分别接种不大于100cfu的试验菌（表2）于被检培养基和对照培养基中，在相应控制菌检查规定的培养温度及最短培养时间下培养。与对照培养基管比较，被检培养基管试验菌生长情况、指示剂反应等应与对照培养基一致。

控制菌检查方法的验证

当建立药品的微生物限度检查法时，应进行控制菌检查方法的验证，以确认所采用的方法适合于该药品的控制菌检查。若药品的组分或原检验条件发生改变可能影响检验结果时，检查方法应重新验证。

验证时，依各品种项下微生物限度标准中规定检查的控制菌选择相应验证的菌株，验证大肠菌群检查法时，采用大肠埃希菌作为验证菌株。验证试验按供试液的制备和控制菌检查法的规定及下列要求进行。

菌种及菌液制备 同控制菌检查用培养基的适用性检查。

验证方法 取规定量供试液及10～100cfu试验菌加入增菌培养基中，依相应控制菌检查法进行检查。当采用薄膜过滤法时，取规定量供试液，过滤，冲洗，试验菌应加在最后一次冲洗液中，过滤后，注入增菌培养基或取出滤膜接入增菌培养基中。

结果判断 若上述试验检出试验菌，按此供试液制备法和控制菌检查法进行供试品的该控制菌检查；若未检出试验菌，应采用培养基稀释法、离心沉淀法、薄膜过滤法、中和法等方法或联合使用这些方法消除供试品的抑菌活性，并重新进行方法验证。

验证试验也可与供试品的控制菌检查同时进行。

供试品检查

供试品的控制菌检查应按已验证的方法进行。

阳性对照试验 阳性对照试验方法同供试品的控制菌检查，对照菌的加菌量为10～100cfu，阳性对照试验应检出相应的控制菌。

阴性对照试验 取稀释液10ml照相应控制菌检查法检查，作为阴性对照。阴性对照应无菌生长。

(1) 大肠埃希菌（*Escherichia coli*） 取供试液10ml（相当于供试品1g、1ml、10cm²），直接或处理后接种至适量（不少于100ml）的胆盐乳糖培养基中，培养18～24小时，必要时可延长至48小时。

取上述培养物0.2ml，接种至含5ml MUG培养基的试管内，培养，于5小时、24小时在366nm紫外光下观察，同时用未接种的MUG培养基作本底对照。若管内培养物呈现荧光，为MUG阳性；不呈现荧光，为MUG阴性。观察后，沿培养管的管壁加入数滴靛基质试液，液面呈玫瑰红色，为靛基质阳性；呈试剂本色，为靛基质阴性。本底对照应为MUG阴性和靛基质阴性。

如MUG阳性、靛基质阳性，判供试品检出大肠埃希菌；如MUG阴性、靛基质阴性，判供试品未检出大肠埃希菌；如MUG阳性、靛基质阴性，或MUG阴性、靛基质阳性，则应取胆盐乳糖培养基的培养物划线接种于曙红亚甲蓝琼脂培养基或麦康凯琼脂培养基的平板上，培养18～24小时。

若平板上无菌落生长或生长的菌落与表3所列的菌落形态特征不符，判供试品未检出大肠埃希菌。若平板上生长的菌落与表3所列的菌落形态特征相符或疑似，应进行分离、纯化、染色镜检和适宜的鉴定试验，确认是否为大肠埃希菌。

表3 大肠埃希菌菌落形态特征

培养基	菌落形态
曙红亚甲蓝琼脂	紫黑色、浅紫色、蓝紫色或粉红色，菌落中心呈深紫色或无明显暗色中心，圆形，稍凸起，边缘整齐，表面光滑，湿润，常有金属光泽
麦康凯琼脂	鲜桃红色或微红色，菌落中心呈深桃红色，圆形，扁平，边缘整齐，表面光滑，湿润

(2) 大肠菌群（Coliform） 取含适量（不少于10ml）的乳糖胆盐发酵培养基管3支，分别加入1:10的供试液1ml（含供试品0.1g或0.1ml）、1:100的供试液1ml（含供试品0.01g或0.01ml）、1:1000的供试液1ml（含供试品0.001g或0.001ml），另取1支乳糖胆盐发酵培养基管加入稀释液1ml作为阴性对照管。培养18～24小时。

乳糖胆盐发酵管若无菌生长或有菌生长但不产酸产气，判该管未检出大肠菌群；若产酸产气，应将发酵管中的培养物分别划线接种于曙红亚甲蓝琼脂培养基或麦康凯琼脂培养基的平板上，培养18～24小时。

若平板上无菌落生长，或生长的菌落与表4所列的菌落形态特征不符或为非革兰阴性无芽孢杆菌，判该管未检出大肠菌群；若平板上生长的菌落与表4所列的菌落形态特征相符或疑似，且为革兰阴性无芽孢杆菌，应进行确证试验。

表4 大肠菌群菌落形态特征

培养基	菌落形态
曙红亚甲蓝琼脂	紫黑色、紫红色、红色或粉红色，圆形，扁平或稍凸起，边缘整齐，表面光滑，湿润
麦康凯琼脂	鲜桃红色或粉红色，圆形，扁平或稍凸起，边缘整齐，表面光滑，湿润

确证试验 从上述分离平板上挑选4～5个疑似菌落，分别接种于乳糖发酵管中，培养24～48小时。若产酸产气，判该乳糖胆盐发酵管检出大肠菌群，否则判未检出大肠菌群。

根据大肠菌群的检出管数，按表5报告1g或1ml供试品中的大肠菌群数。

表5 可能的大肠菌群数

各供试品量的检出结果			可能的大肠菌群数 N（个/g或ml）
0.1g或0.1ml	0.01g或0.01ml	0.001g或0.001ml	
+	+	+	$>10^3$
+	+	−	$10^2 < N < 10^3$
+	−	−	$10 < N < 10^2$
−	−	−	<10

注：+代表检出大肠菌群；−代表未检出大肠菌群。

(3) 沙门菌（Salmonella） 取供试品10g或10ml，直接或处理后接种至适量（不少于200ml）的营养肉汤培养基中，用匀浆仪或其他适宜方法混匀，培养18～24小时。

取上述培养物1ml，接种于10ml四硫磺酸钠亮绿培养基中，培养18～24小时后，分别划线接种于胆盐硫乳琼脂（或沙门、志贺菌属琼脂）培养基和麦康凯琼脂（或曙红亚甲蓝琼脂）培养基的平板上，培养18～24小时（必要时延长至40～48小时）。若平板上无菌落生长或生长的菌落不同于表6所列的特征，判供试品未检出沙门菌。

若平板上生长的菌落与表6所列的菌落形态特征相符或疑似，用接种针挑选2～3个菌落分别于三糖铁琼脂培养基高层斜面上进行斜面和高层穿刺接种，培养18～24小时，如斜面未见红色、底层未见黄色；或斜面黄色、底层无黑色，判供试品未检出沙门菌。否则，应取三糖铁琼脂培养基斜面的培养物进行适宜的鉴定试验，确认是否为沙门菌。

表6　沙门菌菌落形态特征

培养基	菌　落　形　态
胆盐硫乳琼脂	无色至浅橙色,半透明,菌落中心带黑色或全部黑色或无黑色
沙门、志贺菌属琼脂	无色至淡红色,半透明或不透明,菌落中心有时带黑褐色
曙红亚甲蓝琼脂	无色至浅橙色,透明或半透明,光滑湿润的圆形菌落
麦康凯琼脂	无色至浅橙色,透明或半透明,菌落中心有时为暗色

（4）铜绿假单胞菌（*Pseudomonas aeruginosa*）　取供试液10ml（相当于供试品1g、1ml、10cm²），直接或处理后接种至适量（不少于100ml）的胆盐乳糖培养基中，培养18～24小时。取上述培养物，划线接种于溴化十六烷基三甲铵琼脂培养基的平板上，培养18～24小时。

铜绿假单胞菌典型菌落呈扁平、无定形、周边扩散、表面湿润，灰白色，周围时有蓝绿色素扩散。如平板上无菌落生长或生长的菌落与上述菌落形态特征不符，判供试品未检出铜绿假单胞菌。如平板生长的菌落与上述菌落形态特征相符或疑似，应挑选2～3个菌落，分别接种于营养琼脂培养基斜面上，培养18～24小时。取斜面培养物进行革兰染色、镜检及氧化酶试验。

氧化酶试验　取洁净滤纸片置于平皿内，用无菌玻璃棒取斜面培养物涂于滤纸片上，滴加新配制的1%二盐酸二甲基对苯二胺试液，在30秒内若培养物呈粉红色并逐渐变为紫红色为氧化酶试验阳性，否则为阴性。

若斜面培养物为非革兰阴性无芽孢杆菌或氧化酶试验阴性，均判供试品未检出铜绿假单胞菌。否则，应进行绿脓菌素试验。

绿脓菌素（Pyocyanin）试验　取斜面培养物接种于PDP琼脂培养基斜面上，培养24小时，加三氯甲烷3～5ml至培养管中，搅碎培养基并充分振摇。静置片刻，将三氯甲烷相移至另一试管中，加入1mol/L盐酸试液约1ml，振摇后，静置片刻，观察。若盐酸溶液呈粉红色，为绿脓菌素试验阳性，否则为阴性。同时用未接种的PDP琼脂培养基斜面同法作阴性对照，阴性对照试验应呈阴性。

若上述疑似菌为革兰阴性杆菌、氧化酶试验阳性及绿脓菌素试验阳性，判供试品检出铜绿假单胞菌。若上述疑似菌为革兰阴性杆菌、氧化酶试验阳性及绿脓菌素试验阴性，应继续进行适宜的生化试验，确认是否为铜绿假单胞菌。

（5）金黄色葡萄球菌（*Staphylococcus aureus*）　取供试液10ml（相当于供试品1g、1ml、10cm²），直接或处理后接种至适量（不少于100ml）的亚碲酸钠（钾）肉汤（或营养肉汤）培养基中，培养18～24小时，必要时可延长至48小时。取上述培养物，划线接种于卵黄氯化钠琼脂培养基或甘露醇氯化钠琼脂培养基的平板上，培养24～72小时。若平板上无菌落生长或生长的菌落不同于表7所列特征，判供试品未检出金黄色葡萄球菌。

表7　金黄色葡萄球菌菌落形态特征

培养基	菌　落　形　态
甘露醇氯化钠琼脂	金黄色,圆形凸起,边缘整齐,外围有黄色环,菌落直径0.7～1mm
卵黄氯化钠琼脂	金黄色,圆形凸起,边缘整齐,外围有卵磷脂分解的乳浊圈,菌落直径1～2mm

若平板上生长的菌落与表7所列的菌落形态特征相符或疑似，应挑选2～3个菌落，分别接种于营养琼脂培养基斜面上，培养18～24小时。取营养琼脂培养基的培养物进行革兰染色，并接种于营养肉汤培养基中，培养18～24小时，作血浆凝固酶试验。

血浆凝固酶试验　取灭菌小试管3支，各加入血浆和无菌水混合液（1∶1）0.5ml，再分别加入可疑菌株的营养肉汤培养物（或由营养琼脂培养基斜面培养物制备的浓菌悬液）0.5ml、金黄色葡萄球菌营养肉汤培养液（或由营养琼脂培养基斜面培养物制备的浓菌悬液）0.5ml、营养肉汤或0.9％无菌氯化钠溶液0.5ml，即为试验管、阳性对照管和阴性对照管。将3管同时培养，3小时后开始观察直至24小时。阴性对照管的血浆应流动自如，阳性对照管血浆应凝固，若试验管血浆凝固者为血浆凝固酶试验阳性，否则为阴性；如阳性对照管或阴性对照管不符合规定时，应另制备血浆，重新试验。

若上述疑似菌为非革兰阳性球菌、血浆凝固酶试验阴性，判供试品未检出金黄色葡萄球菌。

（6）梭菌（Clostridium）　取供试液10ml（相当于供试品1g、1ml）2份，其中1份置80℃保温10分钟后迅速冷却。上述2份供试液直接或处理后分别接种至100ml的梭菌增菌培养基中。置厌氧条件下培养48小时。取上述每一培养物0.2ml，分别涂抹接种于含庆大霉素的哥伦比亚琼脂培养基平板上，置厌氧条件下培养48～72小时。若平板上无菌落生长，判供试品未检出梭菌；若平板上有菌落生长，应挑选2～3个菌落分别进行革兰染色和过氧化氢酶试验。

过氧化氢酶试验　取上述平板上的菌落，置洁净玻片上，滴加3％过氧化氢试液，若菌落表面有气泡产生，为过氧化氢酶试验阳性，否则为阴性。

若上述可疑菌落为革兰阳性梭菌，有或无卵圆形或球形的芽孢，过氧化氢酶试验阴性，判供试品检出梭菌，否则判供试品未检出梭菌。

（7）白色念珠菌（*Candida albicans*）　取供试液10ml（相当于供试品1g、1ml、10cm²）直接或处理后接种至适量（不少于100ml）的沙氏葡萄糖液体培养基中，培养48～72小时。取上述培养物划线接种于沙氏葡萄糖琼脂培养基平板上，培养24～48小时（必要时延长至72小时）。

白色念珠菌在沙氏葡萄糖琼脂培养基上生长的菌落呈乳白色，偶见淡黄色，表面光滑有浓酵母气味，培养时间稍久则菌落增大，颜色变深、质地变硬或有皱褶。若平板上无菌落生长或生长的菌落与上述菌落形态特征不符，判供试品未检出白色念珠菌。如平板上生长的菌落与上述菌落形态特征相符或疑似，应挑选2～3个菌落分别接种至念珠菌显色培养基平板上，培养24～48小时（必要时延长至72小时）。若平板上无绿色或翠绿色的菌落生长，判供试品未检出白色念珠菌。

若平板上生长的菌落为绿色或翠绿色，挑取相符或疑似的菌落接种于1％聚山梨酯80-玉米琼脂培养基上，培养24～48小时。取培养物进行染色、镜检及芽管试验。

芽管试验　挑取1％聚山梨酯80-玉米琼脂培养基上的培养物，接种于加有一滴血清的载玻片上，盖上盖玻片，置湿润的平皿内，置35～37℃培养1～3小时，置显微镜下观察孢子上有否长出短小芽管。

若上述疑似菌为非革兰阳性菌，显微镜下未见厚膜孢子、假菌丝、芽管，判供试品未检出白色念珠菌。

[结果判断]

供试品检出控制菌或其他致病菌时，按一次检出结果为准，不再复试。

供试品的细菌数、霉菌和酵母菌数其中任何一项不符合该品种项下的规定，应从同一批样品中随机抽样，独立复试两次，以3次结果的平均值报告菌数。

若供试品的细菌数、霉菌和酵母菌数及控制菌三项检验结果均符合该品种项下的规定，其中任何一项不符合该品种的规定，判供试品符合规定；若其中任何一项不符合该品种项下的规定，判供试品不符合规定。

[稀释液]

稀释液配制后，应采用验证合格的灭菌程序灭菌。

1. pH7.0无菌氯化钠-蛋白胨缓冲液　照无菌检查法（附录ⅪH）制备。

2. pH6.8无菌磷酸盐缓冲液、pH7.6无菌磷酸盐缓冲液　按缓冲液（附录ⅩⅤD）配制后，过滤，分装，灭菌。

如需要，可在上述稀释液灭菌前或灭菌后加入表面活性剂或中和剂等。

3. 0.9%无菌氯化钠溶液　取氯化钠9.0g，加水溶解使成1000ml，过滤，分装，灭菌。

[培养基及其制备方法]

培养基可按以下处方制备，也可使用按该处方生产的符合要求的脱水培养基。配制后，应采用验证合格的灭菌程序灭菌。

1. 营养琼脂培养基、营养肉汤培养基、硫乙醇酸盐流体培养基、改良马丁培养基及改良马丁琼脂培养基

照无菌检查法（附录ⅪH）制备。

2. 玫瑰红钠琼脂培养基

胨	5.0g	玫瑰红钠	0.0133g
葡萄糖	10.0g	琼脂	14.0g
磷酸二氢钾	1.0g	水	1000ml
硫酸镁	0.5g		

除葡萄糖、玫瑰红钠外，取上述成分，混合，微温溶解，滤过，加入葡萄糖、玫瑰红钠，分装，灭菌。

3. 酵母浸出粉胨葡萄糖琼脂培养基（YPD）

胨	10.0g	琼脂	14.0g
酵母浸出粉	5.0g	水	1000ml
葡萄糖	20.0g		

除葡萄糖外，取上述成分，混合，微温溶解，滤过，加入葡萄糖，分装，灭菌。

4. 胆盐乳糖培养基（BL）

胨	20.0g	磷酸二氢钾	1.3g
乳糖	5.0g	牛胆盐	2.0g
氯化钠	5.0g	（或去氧胆酸钠）	（0.5g）
磷酸氢二钾	4.0g	水	1000ml

除乳糖、牛胆盐或去氧胆酸钠外，取上述成分，混合，微温溶解，调节pH值使灭菌后为7.4±0.2，煮沸，滤清，加入乳糖、牛胆盐去氧胆酸钠，分装，灭菌。

5. 胆盐乳糖发酵培养基

胨	20.0g	0.04%溴甲酚紫指示液	25ml
乳糖	10.0g	水	1000ml
牛胆盐	5.0g		

除0.04%溴甲酚紫指示液外，取上述成分，混合，微温溶解，调节pH值使灭菌后为7.40.2，加入0.04%溴甲酚紫指示液，根据要求的用量分装于含倒管的试管中。灭菌。所用倒管的规格应保证产气结果的观察。

6. 曙红亚甲蓝琼脂培养基（EMB）

营养琼脂培养基	100ml	曙红钠指示液	2ml
20%乳糖溶液	5ml	亚甲蓝指示液	1.3～1.6ml

取营养琼脂培养基，加热溶化后，冷至60℃，按无菌操作加入灭菌的其他3种溶液，摇匀，倾注平皿。

7. 麦康凯琼脂培养基（MacC）

胨	20.0g	1%中性红指示液	3ml
乳糖	10.0g	琼脂	14.0g
牛胆盐	5.0g	水	1000ml
氯化钠	5.0g		

除乳糖、1%中性红指示液、牛胆盐及琼脂外，取上述成分，混合，微温溶解，调节pH值使灭菌后为7.2±0.2，加入琼脂，加热溶化后，再加入其余各成分，摇匀，分装，灭菌，冷至约60℃，倾注平皿。

8. 4-甲基伞形酮葡糖苷酸（4-Methylumbelliferyl-β-D-Glucuronide，MUG）培养基

胨	10.0g	磷酸二氢钾（无水）	0.9g
硫酸锰	0.5mg	磷酸氢二钠（无水）	6.2g
硫酸锌	0.5mg	亚硫酸钠	40mg
硫酸镁	0.1g	去氧胆酸钠	1.0g
氯化钠	5.0g	MUG	75mg
氯化钙	50mg	水	1000ml

除MUG外，取上述成分，混合，微温溶解，调节pH值使灭菌后为7.3±0.1，加入MUG，溶解，每管分装5ml，灭菌。

9. 三糖铁琼脂培养基（TSI）

胨	20.0g	硫酸亚铁	0.2g
牛肉浸出粉	5.0g	硫代硫酸钠	0.2g
乳糖	10.0g	0.2%酚磺酞指示液	12.5ml
蔗糖	10.0g	琼脂	12.0g
葡萄糖	1.0g	水	1000ml
氯化钠	5.0g		

除三种糖、0.2%酚磺酞指示液、琼脂外，取上述成分，混合，微温溶解，调节pH值使灭菌后为7.3±0.1，加入琼脂，加热溶化后，再加入其余各成分，摇匀，分装，灭菌，制成高底层（2～3cm）短斜面。

10. 四硫磺酸钠亮绿培养基（TTB）

胨	5.0g	硫代硫酸钠	30.0g
牛胆盐	1.0g	水	1000ml
碳酸钙	10.0g		

取上述成分，混合，微温溶解，灭菌。

临用前，取上述培养基，每10ml加入碘试液0.2ml和亮绿试液0.1ml，混匀。

11. 沙门、志贺菌属琼脂培养基（SS）

胨	5.0g	硫代硫酸钠	8.5g
牛肉浸出粉	5.0g	中性红指示液	2.5ml
乳糖	10.0g	亮绿试液	0.33ml
牛胆盐	8.5g	琼脂	16.0g
枸橼酸钠	8.5g	水	1000ml
枸橼酸铁铵	1.0g		

除乳糖、中性红指示液、琼脂外，取上述成分，混合，微温溶解，调节 pH 值使灭菌后为 7.2±0.1，滤过，加入琼脂，加热溶化后，再加入其余各成分，摇匀，灭菌，冷至 60℃，倾注平皿。

12. 胆盐硫乳琼脂培养基（DHL）

胨	20.0g	枸橼酸钠	1.0g
牛肉浸出粉	3.0g	枸橼酸铁铵	1.0g
乳糖	10.0g	中性红指示液	3ml
蔗糖	10.0g	琼脂	16.0g
去氧胆酸钠	1.0g	水	1000ml
硫代硫酸钠	2.3g		

除糖、指示液及琼脂外，取上述成分，混合，微温溶解，调节 pH 值使灭菌后为 7.2±0.1，加入琼脂，加热溶化后，再加入其余成分，摇匀，冷至 60℃，倾注平皿。

13. 溴化十六烷基三甲铵琼脂培养基

胨	10.0g	溴化十六烷基三甲铵	0.3g
牛肉浸出粉	3.0g	琼脂	14.0g
氯化钠	5.0g	水	1000ml

除琼脂外，取上述成分，混合，微温溶解，调节 pH 值使灭菌后为 7.5±0.1，加入琼脂，加热溶化后，分装，灭菌，冷至 60℃，倾注平皿。

14. 亚碲酸盐肉汤培养基

临用前，取灭菌的营养肉汤培养基，每 100ml 中加入新配制的 1% 亚碲酸钠（钾）试液 0.2ml，混匀，即得。

15. 卵黄氯化钠琼脂培养基

胨	6.0g	10% 氯化钠卵黄液	100ml
牛肉浸出粉	1.8g	琼脂	14.0g
氯化钠	30.0g	水	650ml

除 10% 氯化钠卵黄液外，取上述成分，混合，微温溶解，调节 pH 值使灭菌后为 7.6±0.1，灭菌，待冷至约 60℃，以无菌操作加入 10% 氯化钠卵黄液，充分振摇，倾注平皿。

10% 氯化钠卵黄液的制备　取新鲜鸡蛋 1 个，以无菌操作取出卵黄，放入 10% 无菌氯化钠溶液 100ml 中，充分振摇，即得。

16. 甘露醇氯化钠琼脂培养基

胨	10.0g	酚磺酞指示液	2.5ml
牛肉浸出粉	1.0g	琼脂	14.0g
甘露醇	10.0g	水	1000ml
氯化钠	75.0g		

除甘露醇、酚磺酞指示液及琼脂外，取上述成分，混合，微温溶解，调节 pH 值使灭菌后为 7.4±0.2，加入琼脂，加热溶化后，滤过，分装，灭菌，冷至 60℃，倾注平皿。

17. 乳糖发酵培养基

胨	20.0g	0.04% 溴甲酚紫指示液	25ml
乳糖	10.0g	水	1000ml

除 0.04% 溴甲酚紫指示液外，取上述成分混合，微温溶解，调节 pH 值使灭菌后为 7.2±0.2，加入指示液，分装于含倒管的小试管中，每管 3ml。灭菌。

18. 绿脓菌素（pyocyanin）测定用培养基（PDP 琼脂培养基）

胨	20.0g	甘油	10ml
氯化镁（无水）	1.4g	琼脂	14.0g
硫酸钾（无水）	10.0g	水	1000ml

取胨、氯化镁、硫酸钾和水混合，微温溶解，调节 pH 值使灭菌后为 7.3±0.1，加入甘油及琼脂，加热溶化，混匀，分装于试管，灭菌，置成斜面。

19. 庖肉培养基

牛肉浸出粉	10.0g	盐酸半胱氨酸	0.5g
胨	10.0g	氯化钠	5.0g
酵母浸出粉	3.0g	醋酸钠	3.0g
可溶性淀粉	1.0g	琼脂	0.5g
葡萄糖	5.0g	水	1000ml

取上述成分，混合，加热煮沸使溶解，调节 pH 值使灭菌后为 6.8±0.2，加热溶化，滤过，分装，灭菌。

20. 哥伦比亚琼脂培养基

酪蛋白胰酶消化物	10.0g	肉胃酶消化物	5.0g
心胰酶消化物	3.0g	酵母浸出粉	5.0g
玉米淀粉	1.0g	氯化钠	5.0g
琼脂	15.0g	水	1000ml

除琼脂外，取上述成分，混合，微温溶解，调节 pH 值使灭菌后为 7.3±0.2，加入琼脂，加热溶化，滤过，分装，灭菌，冷至45～50℃，加入相当于20mg庆大霉素的无菌硫酸庆大霉素，混匀，倾注平皿。

21. 沙氏葡萄糖液体培养基

胨	10g	葡萄糖	40g
水	1000ml		

除葡萄糖外，取上述成分，混合，微温溶解，滤过。加入葡萄糖，溶解，分装，灭菌。

22. 沙氏葡萄糖琼脂培养基

胨	10g	水	1000ml
葡萄糖	40g	琼脂	14g

除琼脂和葡萄糖外，混合，微温溶解，滤过。加入琼脂和葡萄糖，溶解，分装，灭菌。

23. （科玛嘉）念珠菌显色培养基 ❶

胨	10.2g	琼脂	15g
氢翏素	0.5g	灭菌水	1000ml
色素	22.0g		

除琼脂外，取上述成分，混合，微温溶解，调节 pH 值至 6.3±0.2。滤过，加入琼脂，加热煮沸，不断搅拌至琼脂完全溶解，倾注平皿。

24. 1‰聚山梨酯80-玉米琼脂培养基

黄色玉米粉	40g	琼脂	10～15g
聚山梨酯80	10ml	水	1000ml

取玉米粉、聚山梨酯80及蒸馏水500ml，混合，65℃加热30分钟，混匀，用纱布滤过，补足原水量。取琼脂，水500ml，混合，加热溶解。将以上两种溶液混合，摇匀，分装，灭菌。

[微生物限度标准]

非无菌药品的微生物限度标准是基于药品的给药途径及对患者健康潜在的危害而制订的。

---

❶ 本检查法中白色念珠菌检查所描述该菌在念珠菌显色培养基上的菌落特征，是指该菌在法国科玛嘉公司提供的科玛嘉念珠菌显色培养基上生长的菌落特征。给出这一信息是为了方便本方法的使用者，并不表示对该公司产品的认可。若其他等效产品具有相同的效果，那么也可使用其他等效的产品。

药品的生产、贮存、销售过程中的检验，原料及辅料的检验，新药标准制订、进口药品标准复核，考察药品质量及仲裁等，除另有规定外，其微生物限度均以本标准为依据。

1. 制剂通则、品种项下要求无菌的制剂及标示无菌的制剂　应符合无菌检查法规定。

2. 口服给药制剂

细菌数　每1g不得过1000cfu。每1ml不得过100cfu。

霉菌和酵母菌数　每1g或1ml不得过100cfu。

大肠埃希菌　每1g或1ml不得检出。

3. 局部给药制剂

3.1 用于手术、烧伤及严重创伤的局部给药制剂　应符合无菌检查法规定。

3.2 耳、鼻及呼吸道吸入给药制剂

细菌数　每1g、1ml或10cm^{2}不得过100cfu。

霉菌和酵母菌数　每1g、1ml或10cm^{2}不得过10cfu。

金黄色葡萄球菌、铜绿假单胞菌　每1g、1ml或10cm^{2}不得检出。

大肠埃希菌　鼻及呼吸道给药的制剂，每1g、1ml或10cm^{2}不得检出。

3.3 阴道、尿道给药制剂

细菌数　每1g、1ml或10cm^{2}不得过100cfu。

霉菌数和酵母菌数　每1g、1ml或10cm^{2}应小于10cfu。

金黄色葡萄球菌、铜绿假单胞菌、白色念珠菌　每1g、1ml或10cm^{2}不得检出。

3.4 直肠给药制剂

细菌数　每1g不得过1000cfu。每1ml不得过100cfu。

霉菌和酵母菌数　每1g或1ml不得过100cfu。

金黄色葡萄球菌、铜绿假单胞菌　每1g或1ml不得检出。

3.5 其他局部给药制剂

细菌数　每1g、1ml或10cm^{2}不得过100cfu。

霉菌和酵母菌数　每1g、1ml或10cm^{2}不得过100cfu。

金黄色葡萄球菌、铜绿假单胞菌　每1g、1ml或10cm^{2}不得检出。

4. 含动物组织（包括提取物）的口服给药制剂　每10g或10ml还不得检出沙门菌。

5. 有兼用途径的制剂　应符合各给药途径的标准。

6. 霉变、长螨者　以不合格论。

7. 原料及辅料　参照相应制剂的微生物限度标准执行。

模块六　控制菌及螨类检查

一、检验岗位

药物检验工。

二、工作目标

通过检测药品中微生物的数量，控制药品质量。

三、操作准备

（一）职业形象

药品卫生学检验人员，应当对检验工作要忠于职守，不得有丝毫马虎。在进入无菌室前，必须按要求更换消毒过的工作服。操作应严格按照无菌操作规定进行不得喧哗，以保持环境的无菌状态。将所需已灭菌或消毒的用品按无菌操作技术要求移至无菌操作室。

（二）职场环境

控制菌检验操作必须在无菌间进行，无菌室应保持清洁整齐，室内仅存放最必需的检验用具，无菌室的仪器用具必须固定放置，不可随意挪动。

定期检查室内空气无菌状况，细菌数应控制在 10 个以下，发现不符合要求时，应立即彻底消毒灭菌。环境洁净度不应低于 10000 级，净化工作台的洁净度为 100 级。

（三）参考资料

《中国药典》2010 年版。

《中国药品检验标准操作规范》2005 年版。

四、操作过程

（一）大肠杆菌的检查

《中国药典》采用 MUG-Indole 大肠杆菌检查法，它可以快速检出大肠杆菌。该方法是利用目标菌所共有的限定酶作用底物产生的分解产物具有颜色或荧光，以此作为指示系统来鉴定目标菌。试验证明 94% 的大肠杆菌中含有 β-葡萄糖醛酸苷酶（β-glucuronidase，GUD），它可以分解 4-甲基伞形酮-β-D-葡萄糖醛酸苷（4-methylumbellifery-β-d-Glucuronide，MUG）产生荧光。由于荧光反应的敏感度较颜色反应强千万倍，易被观察，因而 MUG 鉴定大肠杆菌的新技术被广泛应用。但是用单一 MUG 鉴别大肠杆菌，其漏检率达 6%，鉴于 98% 的大肠杆菌靛基质（Indole）试验为阳性，故将 MUG 与 Indole 试验结合，再辅以曙红亚甲蓝琼脂（EMB）平板分离，IMVC 试验，理论上可使大肠杆菌检出率达到 99%。

1. 菌检程序

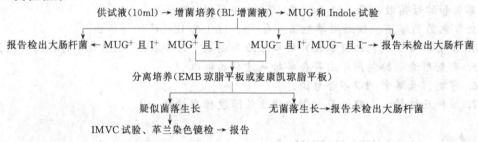

2. 操作方法

（1）增菌培养　取乳糖胆盐培养基 3 瓶，每瓶 100ml，2 瓶分别加入规定量的供试液，其中 1 瓶加入对照菌 50～100 个作阳性对照菌，第 3 瓶加入与供试液等量的稀释液作阴性对照，30～35℃培养 18～24h（必要时可延至 48h）。阴性对照应无菌生长。当阴性对照呈阴性，阳性对照正常生长，供试液乳糖胆盐增菌液澄明，并证明无菌生长，判为未检出大肠杆菌。若供试液增菌液浑浊，并证明有菌生长，做如下检查。

（2）MUG-Indole 检查　摇匀上述乳糖胆盐增菌培养液，用灭菌吸管各吸取 0.2ml 分别接种至 5mlMUG 培养基管内培养，分别在 5h 与 24h 时，取未接种的 MUG 培养基管做本底对照，将各管置 365nm 紫外光观察有无荧光。阳性对照管应呈现荧光，MUG 阳性。供试液的 MUG 管呈现荧光，MUG 阳性，无荧光，MUG 阴性。然后加靛基质（Indole）试液 4～5 滴于上述 MUG 管内，观察液面颜色，呈玫瑰红色为阳性，呈试剂本色为阴性。供试液按照表 6-1 的结果进行判断或做进一步的检查。

表 6-1 结果分析

MUG	Indole	结　　果
阴性	阴性	报告未检出大肠杆菌
阳性	阳性	报告检出大肠杆菌
阳性	阴性	需要进一步做如下检查
阴性	阳性	需要进一步做如下检查

（3）分离培养　取供试液增菌液及阳性对照培养液轻轻摇动，以接种环蘸取1~2环培养物划线接种于曙红亚甲蓝琼脂平板或麦康凯琼脂平板，培养18~24h，当阳性对照的平板呈典型菌落生长，供试液培养物的分离平板无菌落生长，判为未检出大肠杆菌。若有疑似大肠杆菌的菌落生长，则进行生化反应试验。

（4）生化试验

① 靛基质试验（I）　取可疑菌落或斜面培养物，接种于蛋白胨水培养基中，培养24h，沿管壁加入靛基质试液数滴，液面呈玫瑰红色为阳性，呈试剂本色为阴性。

② 甲基红试验（M）　取可疑菌落或斜面培养物，接种于磷酸盐葡萄糖胨水培养基中，培养48h±2h，于管内加入甲基红指示液数滴，立即观察，呈鲜红色或橘红色为阳性，呈黄色为阴性。

③ 乙酰甲基甲醇生成试验（V-P）　取可疑菌落或斜面培养物，接种于磷酸盐葡萄糖胨水培养基中，培养48h±2h，于每2ml培养液中加入α-萘酚乙醇试验1ml，混匀，再加40%氢氧化钾溶液0.4ml，充分振摇，在4h内出现红色为阳性，无红色反应为阴性。

④ 枸橼酸盐利用试验（C）　取可疑菌落或斜面培养物，接种于枸橼酸盐培养基的斜面上，一般培养48~72h，培养基斜面有菌落生长，培养基由绿色变为蓝色时为阳性，培养基颜色无改变为阴性。

3. 结果判断

当阴性对照试验呈阴性，阳性对照试验呈阳性，供试品结果如表6-2所示。与MUG-I反应不符的可疑菌株，应重新分离培养，再作生化试验证实。

表 6-2 MUG 的结果判断

MUG-I	曙红亚甲蓝琼脂	靛基质	甲基红	V-P	柠檬酸	结　　果
＋ ＋						检出大肠杆菌
－ －						未检出大肠杆菌
＋ －	无菌生长					未检出大肠杆菌
＋ －	有菌生长	－	＋	－	－	2 检出大肠杆菌①
－ ＋	有菌生长	＋	＋	－	－	1 检出大肠杆菌①

① 为革兰阴性杆菌。

注：如出现1（＋、＋、－、－）或2（－、＋、－、－），均应重新分离菌株，再作MUG-I和IMVC试验。

（二）沙门菌的检查

生化反应对沙门菌属的鉴定有重要意义。

1. 菌检程序

供试液(10ml) → 增菌培养(营养肉汤和四硫磺酸盐增菌液)

分离培养

［DHL琼脂(或SS琼脂)和EMB琼脂(或麦康凯琼脂平板)］

疑似菌落生长　　　　　　　　无特征菌落生长→报告未检出沙门菌

TSI琼脂斜面 →未见典型特征 → 报告未检出沙门菌

疑似菌株→生化反应及革兰染色镜检(靛基质、尿素酶、氰化钾、赖氨酸脱羧、血清学试验及动力检查)→报告

2. 操作方法

（1）增菌培养

① 预增菌　取营养肉汤培养基 3 瓶，每瓶 100ml，2 瓶分别加入供试液 10ml，其中 1 瓶加入 50～100 个对照菌作为阳性对照。第 3 瓶加入稀释剂 10ml 作为阴性对照，置 30～35℃培养 18～24h，阴性对照应无菌生长。

② 增菌培养　取上述供试品预增菌液及阳性对照液轻轻摇动，各取 1ml 分别接种于四硫磺酸钠亮绿培养基 10ml 中，置 30～35℃培养 18～24h。

（2）分离培养　取上述增菌液分别划线接种于 DHL（或 SS 琼脂）培养基和麦康凯琼脂（或 EMB 琼脂）培养基的平板上，置 30～35℃培养 18～24h 或 40～48h。当阳性对照的平板呈现阳性菌落时，供试品的平板无菌落生长，或有菌落但不同于表 6-3 所列特征，可判为未检出沙门菌。

表 6-3　沙门菌菌落特征

培养基	菌落形态
DHL 琼脂	无色至浅橙色，半透明，菌落中心带黑色或全部黑色或无黑色
SS 琼脂	无色至浅红色，半透明或不透明，菌落中心有时带黑褐色
EMB 琼脂	无色至浅橙色，透明或半透明，光滑湿润的圆形菌落
麦康凯琼脂	无色至浅橙色，透明或半透明，菌落中心有时为暗色

（3）初步鉴别试验　如供试品在上述分离培养基上有菌落生长，并与表 6-3 所列特征相符或疑似时，应挑选 2～3 个菌落，分别接种于三糖铁琼脂培养基斜面上，阳性对照同时接种该培养基，置 30～35℃培养 18～24h 后，阳性对照的斜面应为红色（呈碱性），底层为黄色（呈酸性），硫化氢阳性（底层黑色）或阴性（无黑色），而供试品的疑似菌斜面未见红色、底层未见黄色，可判为未检出沙门菌。否则，应继续做以下试验。

（4）生化试验

① 靛基质试验　照大肠杆菌项下操作并判断结果。

② 脲酶试验　取疑似菌斜面培养物接种于脲琼脂培养基斜面，培养 24h 观察结果。斜面变为红色为阳性，不变色为阴性。

③ 氰化钾试验　取培养 20～24h 的疑似菌株营养肉汤培养液，分别用接种环蘸取培养液 1 环，接种至氰化钾培养基及不含氰化钾的基础培养基（对照管）各 1 管，接种后立即塞紧橡胶塞，置 30～35℃培养 24～48h，对照管内应有菌生长，试验管有菌生长者为阳性，试验管无菌生长者为阴性。

④ 赖氨酸脱羧酶试验　用接种环蘸取疑似菌斜面培养物分别接种于赖氨酸脱羧酶培养基及不含赖氨酸的基础培养基（对照管），置 30～35℃培养 24～48h，观察结果。对照管应为黄色，试验管呈紫色为阳性（赖氨酸脱羧产碱），呈黄色为阴性。

⑤ 动力检查　用接种针蘸取疑似斜面培养物穿刺接种于半固体营养琼脂培养基中，培养 24h，细菌沿穿刺外周扩散生长，为动力阳性，否则为阴性。阴性培养物应在室温保留 2～3d 后，再判断。

（5）血清凝集试验　在洁净载玻片一端，以白金耳蘸取沙门菌属 A～F"O"多价血清 2～3 环，再取斜面上部的培养物少许，与血清混合，将玻片前后侧动，对出现凝集现象待检菌培养物，应以 0.9％无菌氯化钠溶液与同株培养物作对照试验，对照试验无凝集现象时，方可判为血清凝集阳性。有时反应迟缓，需将玻片与湿棉球置平皿内，约过 20min，再观察。仍未出现凝集时，应取斜面培养物，置含少量 0.9％无菌氯化钠溶液的试管中，制成浓菌悬液，在 100℃水浴中保温 30min，待冷，再作凝集试验。如出现凝集，应判为阳性，否则为阴性。

3. 结果判断

上述各项试验反应，沙门菌一般应为硫化氢阳性（或阴性），靛基质阴性，脲酶阴性，氰化钾阴性，赖氨酸脱羧酶阳性，动力阳性，A～F"O"多价血清凝集试验阳性。各鉴定结果按表6-4判定。

表 6-4 沙门菌检查结果判定

序号	血清凝集试验(A～F"O"血清)			生化试验	结 果
	凝集反应	100℃30min凝集反应	0.9％氯化钠溶液对照		
1	阳性		阴性	符合	检出沙门菌
2	阴性	阳性	阴性	符合	检出沙门菌
3	阴性	阴性		不符合	未检出沙门菌

上述各项试验任何一项不符合或有可疑反应的培养物，均应进一步鉴定后作出结论。

（三）铜绿假单胞菌的检查

1. 菌检程序

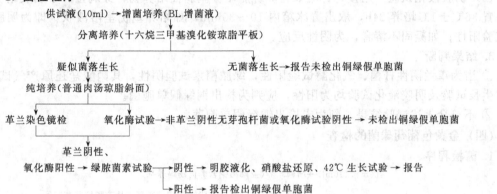

2. 操作方法

（1）增菌培养 取胆盐乳糖培养基3瓶，每瓶100ml，2瓶分别加入供试液10ml，其中一瓶加入50～100个对照菌作为阳性对照。第3瓶加入10ml稀释剂作为阴性对照，置36℃±1℃培养18～24h，阴性对照应无菌生长。

（2）分离培养 取上述供试品增菌液及阳性对照液轻轻摇匀，用接种环蘸取1～2环增菌液划线接种于溴化十六烷基三甲铵琼脂培养基平板，置36℃±1℃培养18～24h。当阳性对照的平板呈现阳性菌落时，供试品的平板如无菌生长，或无疑似菌落生长，可判定未检出铜绿假单胞菌。

铜绿假单胞菌的典型菌落呈扁平、无定形，周边扩散，表面湿润，灰白色，周围时有蓝绿色素扩散。

（3）纯培养 如供试品在上述平板上有菌生长，并与典型菌落特征相符或疑似时，应挑选2～3个疑似菌落，分别接种于营养琼脂斜面，置36℃±1℃培养18～24h，做以下检查。

（4）革兰染色镜检 铜绿假单胞菌为革兰阴性、无芽孢杆菌，单个、成对或短链排列。

（5）氧化酶试验 取洁净滤纸片置于平皿内，用无菌玻璃棒取营养琼脂培养基斜面培养物涂于滤纸片上，再滴加新配制的1％二盐酸二甲基对苯二胺试液，在30s内纸片上的培养物呈粉红色，逐渐变为紫红色为氧化酶试验阳性，否则为阴性。

如证实为非革兰阴性无芽孢杆菌或氧化酶试验阴性，均可判为未检出铜绿假单胞菌。否则应进行绿脓菌素试验。

（6）绿脓菌素（Pyocyanin）试验 取上述营养琼脂培养物，接种于绿脓菌素测定用培养基斜面上，置36℃±1℃培养24h后，在试管内加氯仿3～5ml，搅碎培养基并充分振摇，使培养物中的色素提取在氯仿液内。静置片刻，将氯仿移至另1试管中，加入1mol/L盐酸试液约1ml，振摇后，静置片刻，如在盐酸液层内出现粉红色，即为绿脓菌素阳性，试验同时应做阴性对照。

当阴性对照试验呈阴性时，并为革兰阴性杆菌、氧化酶试验阳性及绿脓菌素阳性，可做出检出铜绿假单胞菌的报告。

绿脓菌素阴性的培养物，应继续做以下试验。

（7）硝酸盐还原产气试验 以接种环蘸取营养琼脂培养基斜面培养物，接种于硝酸盐胨水培养基中，置36℃±1℃培养24h，观察结果。如在培养基的小导管中有气体产生，即为阳性，表明该菌能还原硝酸盐，并将亚硝酸盐分解产生氮气。

（8）42℃生长试验 用接种环蘸取营养琼脂培养基斜面培养物，接种于0.9%无菌氯化钠溶液中，制成菌悬液，再取菌悬液接种于营养琼脂培养基斜面，立即置41℃±1℃水浴中培养24～48h，有菌苔生长者为阳性，否则为阴性。

（9）明胶液化试验 用接种针蘸取营养琼脂培养基斜面培养物，穿刺接种于明胶培养基内，置36℃±1℃培养24h，取出置冰箱内10～30min，如培养基仍呈溶液状，即为明胶液化试验阳性；如凝固不溶者，为阴性反应。

3. 结果判断

① 当为革兰阴性杆菌、氧化酶试验阳性，绿脓菌素试验阴性，其硝酸盐还原产气试验、42℃生长试验及明胶液化试验均为阳性，应判为检出铜绿假单胞菌。

② 不符合上述试验结果，判为未检出铜绿假单胞菌。

（四）金黄色葡萄球菌的检查

1. 菌检程序

供试液（10ml）→增菌培养（亚碲酸钠营养肉汤培养基）

分离培养（卵黄高盐琼脂平板或甘露醇高盐琼脂培养基）

疑似菌落生长   无菌落生长→报告未检出金黄色葡萄球菌

纯培养（普通肉汤琼脂斜面）

革兰染色镜检、血浆凝固酶试验 → 报告

2. 操作步骤

（1）增菌培养 取营养肉汤（或亚碲酸钠肉汤）培养基3瓶，每瓶100ml，2瓶分别加入供试液10ml，其中1瓶加入50～100个对照菌作为阳性对照。第3瓶加入10ml稀释剂作为阴性对照，置36℃培养18～24h，必要时可延长至48h，阴性对照应无菌生长。

（2）分离培养 将上述供试品增菌液及阳性对照液轻轻摇匀，用接种环蘸取1～2环增菌液划线接种于卵黄氯化钠琼脂平板或甘露醇氯化钠琼脂平板上，置36℃培养24～72h。

当阳性对照的平板呈现阳性菌落时，供试品的平板如无菌生长，或有菌落但不同于表6-5所列特征，可判为未检出金黄色葡萄球菌。

表 6-5 金黄色葡萄球菌菌落形态特征

培 养 基	菌 落 形 态
卵黄氯化钠琼脂	金黄色,圆形凸起,边缘整齐,外围有卵磷脂分解的乳浊圈,菌落直径1～2mm
甘露醇氯化钠琼脂	金黄色,圆形凸起,边缘整齐,外围有黄色环,菌落直径0.7～1mm

（3）纯培养　如供试品在上述分离培养基上有菌落生长，并与表 6-5 所列特征相符或疑似时，应挑选 2～3 个菌落，分别接种于营养琼脂培养基斜面上，置 36℃±1℃ 培养 18～24h，做以下检查。

（4）革兰染色镜检　金黄色葡萄球菌为革兰阳性球菌，无芽孢，无荚膜。排列呈不规则的葡萄状，菌体较小，亦可呈单个、成双或短链状排列。

（5）血浆凝固酶试验　取灭菌小试管（10mm×100mm）3 支，每管加入血浆-无菌水（1:1）0.5ml，1 支加入被检菌株的营养肉汤培养液（或浓菌悬液）0.5ml，1 支加入金黄色葡萄球菌〔CMCC(B)26003〕营养肉汤培养液或菌悬液 0.5ml 作为阳性对照，另 1 支加入营养肉汤或 0.9%无菌氯化钠溶液 0.5ml 作为阴性对照。3 管同时放在 36℃±1℃ 培养。3h 后开始检查，以后适当时间逐次观察直至 24h。检查时，轻轻将试管倾斜，仔细观察，凡阴性对照管的血浆流动自如，阳性对照管血浆凝固，试验管血浆凝固者为阳性。阴性对照管和阳性对照管任何 1 管不符合要求时，应另制备血浆，重新试验。

3. 结果判断

当阴性对照管呈现阴性，阳性对照管呈阳性结果，供试品的菌株培养物分为以下三种情况：

① 革兰染色镜检呈阳性球菌，血浆凝固酶试验阳性时，判定为检出金黄色葡萄球菌。

② 革兰染色镜检不是阳性球菌，或血浆凝固酶试验阴性反应者，判定为未检出金黄色葡萄球菌。

③ 阴性对照有菌生长或阳性对照试验呈阴性结果，试验结果无效，应研究原因，重新检查。

（五）破伤风梭菌的检查

1. 菌检程序

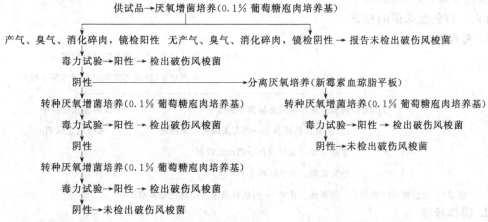

2. 操作步骤

（1）增菌产毒培养　因破伤风梭菌是厌氧性细菌，所以需在厌氧条件下进行培养（可采用厌氧培养箱、罐、袋；或以 1:1 凡士林石蜡封盖）。0.1%葡萄糖疱肉培养基（如非当日配制，应于临用前煮沸 5min，马上冷却），厌氧条件下，培养 3～4d，观察结果。若培养液产气、消化碎肉并有臭气，应做革兰染色镜检和毒力试验。培养液不产气、无消化碎肉及臭气等现象，染色镜检未见疑似菌者，可作出未检出破伤风梭菌报告。

（2）革兰染色镜检　取增菌产毒培养液涂片做革兰染色镜检。典型的破伤风梭菌应为革兰阳性鼓槌样芽孢杆菌，菌体细长，成熟芽孢为正圆形，位于菌体一端，形似鼓槌状；本菌培养过久（72h 后）常为革兰阴性。

（3）毒力试验　毒力试验系用小白鼠进行。由破伤风外毒素引起的症状为小白鼠强直性痉挛，抽搐。呈现弓背反张，腿部强直，尾巴竖立等症状，最后死亡。在进行毒力试验的同时需做破伤风抗毒素保护试验。保护试验系用抗毒素（120U/ml）对小白鼠注射 0.3～0.5ml，可同时注射被检菌液，亦可于注射抗毒素 30min 后再注射增菌液。若试验组呈现上述典型症状，保护组却存活，即为毒力试验阳性；如至 48h 试验组、保护组无发病症状，即认为毒力试验阴性。

若第一次毒力试验为阴性，镜检发现疑似破伤风梭菌者，应再连续进行二次转种至 0.1% 葡萄糖庖肉培养基中进行厌氧培养 3～4d 后，再分别进行毒力试验（或仅在第二次转种培养后做毒力试验），任一次毒力试验阳性均可作出检出破伤风梭菌报告。

（4）分离培养　如染色镜检到疑似菌，而毒力试验阴性者，可将增菌产毒培养液划线接种于新霉素葡萄糖血琼脂（或血琼脂）平板上，于厌氧条件培养 3～4h，生长后可见不规则丝状中心紧密，边缘扩散成疏松的细微丝状或蔓延生长呈雾状，灰白色，半透明，常有 B-溶血环。

若出现上述可疑菌落，应转种至 0.1% 葡萄糖庖肉培养基中进行厌氧培养 72～96h 后，再做毒力试验。

3. 结果报告

经增菌培养后，涂片染色镜检疑似破伤风梭菌，毒力试验为阳性，即可报告检出破伤风梭菌。镜检不论发现或未发现疑似破伤风梭菌，但毒力试验为阴性，则均报告未检出破伤风梭菌。

操作时应注意：

① 进行破伤风梭菌检验人员，应事先注射破伤风梭菌类毒素预防。

② 操作时要做好防护措施，如戴胶皮手套等，勿损伤皮肤。若有损伤应立即注射破伤风梭菌抗毒素，以防感染。

（六）白色念珠菌的检查

1. 菌检程序

供试品→增菌培养(沙氏葡萄糖液体培养基)

分离培养(沙氏葡萄糖琼脂培养基平板)

沙氏葡萄糖琼脂培养基菌落呈典型菌落　　　　无典型菌落特征

念珠菌显色培养基→菌落无绿色或翠绿色　　　　未检出念珠菌

菌落为绿色或翠绿色→检出念珠菌

芽管试验、染色镜检

非 G+，镜检未见厚膜孢子、假菌丝、芽管 → 判供试品未检出白色念珠菌

2. 操作步骤

（1）增菌培养　取供试液 10ml（相当于供试品 1g、1ml、10cm^2）直接或处理后接种至适量（不少于 100ml）的沙氏葡萄糖液体培养基中，培养 48～72 小时。

（2）分离培养　取上述培养物划线接种于沙氏葡萄糖琼脂培养基平板上，培养 24～48 小时（必要时延长至 72 小时）。

（3）鉴定实验

① 沙氏葡萄糖琼脂培养基典型菌落　白色念珠菌在沙氏葡萄糖琼脂培养基上生长的菌落呈乳白色，偶见淡黄色，表面光滑有浓酵母气味，培养时间稍久则菌落增大，颜色变深、质地变硬或有皱褶。若平板上无菌落生长或生长的菌落与上述菌落形态特征不符，判供试品未检出白色念珠菌。

② 念珠菌显色培养基典型菌落　如平板上生长的菌落与上述菌落形态特征相符或疑似，应挑选 2～3 个菌落分别接种至念珠菌显色培养基平板上，培养 24～48 小时（必要时延长至 72 小时）。若平板上无绿色或翠绿色的菌落生长，判供试品未检出白色念珠菌。平板上生长的菌落为绿色或翠绿色，挑取相符或疑似的菌落接种于 1％聚山梨酯 80-玉米琼脂培养基上，培养 24～48 小时。

（4）芽管试验　挑取 1％聚山梨酯 80-玉米琼脂培养基上的培养物，接种于加有一滴血清的载玻片上，盖上盖玻片，置湿润的平皿内，置 35～37℃培养 1～3 小时，置显微镜下观察孢子上有否长出短小芽管。取培养物进行染色，镜检。

3. 结果报告

① 若染色 G$^+$、沙氏葡萄糖琼脂培养基上生长的菌落呈乳白色，念珠菌显色培养基菌落为绿色或翠绿色，镜检见厚膜孢子、假菌丝、芽管，判供试品检出白色念珠菌。

② 若上述疑似菌为非革兰阳性菌，显微镜下未见厚膜孢子、假菌丝、芽管，判供试品未检出白色念珠菌。

（七）螨类的检查

1. 活螨的一般检查

活螨检查法一般分为直检法、漂浮法和分离法三种。

（1）直检法　取供试品先用肉眼观察，有无疑似活螨的白点或其他颜色的点状物，再用 5～10 倍放大镜或双筒实体显微镜检视，有螨者，用解剖针或发丝针或小毛笔挑取活螨放在滴有 1 滴甘油水的载玻片上，置显微镜下观察。

（2）漂浮法　将供试品放在盛有饱和食盐水的锥形瓶、扁称量瓶或适宜的容器内搅拌均匀，继续加饱和盐水至瓶中（为防止溢出，下部宜放一培养皿），用载玻片蘸取水面上的漂浮物，置显微镜下检查。

（3）分离法　分离法也称烤螨法。将供试品放在特制的分离或者普通漏斗里，利用活螨避光、怕热的习性，在漏斗的广口上面放一个 60～100W 的灯泡，距离药品约 6cm 照射 1～2h，活螨可沿着漏斗内的底部细颈内部向下爬，可用小烧杯内装半杯甘油水于细颈出口处，收集爬出来的活螨。

2. 各剂型药品的活螨检查

（1）大蜜丸　将药丸外壳（或蜡壳）置酒精灯小火焰上转动，适当烧灼（杀灭外壳可能污染的活螨），小心打开。

① 表面完好的药丸，可用消毒的解剖针刺入药丸，手持解剖针，在放大镜下仔细检查。同时注意检查丸壳的内壁或包丸的油纸有无活螨。

② 有虫粉现象的药丸，也可用放大镜直接观察或用漂浮法检查。

（2）小蜜丸、水丸和片剂　先用直检法观察供试品的瓶口包装及内盖，然后检查药品。可将药品放在预先衬有洁净黑纸的培养皿或小搪瓷盘中，用直检法直接检查。如未查出螨时，可再用漂浮法或烤螨法检查。

（3）散剂、冲服剂和胶囊等　先直接检查药瓶内盖及塑料薄膜袋的内侧有无活螨后，将药品放在衬有洁净黑纸搪瓷盘里，推成薄层，直接检查。必要时可再用漂浮法检查。

（4）块状冲剂　直接检查供试品的包装蜡纸、玻璃纸或塑料薄膜袋及药块表面有无活螨。有虫粉现象者，除用直检法外，再用漂浮法检查。

（5）液体制剂及半固体膏剂　先用 75％酒精将药瓶的外盖螺口周围消毒后小心旋开外盖，用直检法检查药瓶的外盖的内侧及瓶口内外的周围与内盖有无活螨。

3. 活螨卵（如腐食酪螨卵）**的检验**

螨卵极小，一般在 0.1mm 以下，呈乳白色，椭圆形或卵圆形。需用 10～20 倍放大镜或显微镜方可查见螨卵，常见于活蛹的周围，但在未检出活螨的样品中，亦有检出螨卵者。一般在供试品中已经检出活螨的，不再进行螨卵的检查，对可疑供试品，未检活螨时，可注意检查活螨卵。

采用直检法或漂浮法检查。凡用上述两种方法检查，发现有可疑螨卵时，用发丝针小心挑取。取一块凹形载玻片，在凹窝中央滴入 2 滴甘油水，将挑取物放入甘油中，置显微镜下检查，为确证挑取物是否为活螨卵，可将上述载玻片置培养皿中，加盖，于 22～30℃培养 3～8 天，每天上、下午定时用低倍显微镜观察，如在甘油水液中孵出幼螨，则判断为检出活螨卵。

4. 检验结果报告

凡供试品按上述有关剂型项下规定检验，发现活螨者，应作检出活螨报告。在供试品中未检出活螨，但检出活螨卵时，可按检出活螨处理。

为保留阳性结果备查，可将检出的螨按下法处理保存：将活螨挑放在预先滴有 1 滴 75％乳酸溶液的载玻片上，加上盖玻片。手持载玻片，在酒精灯小火焰上来回移动，缓缓加热片刻，使其适当透化，即可镜检。鉴定后的螨体，可取下放入 70％酒精中保存，或适当处理。

发丝针的制作：取长约 1.5cm 的头发丝一根和长约 10cm 的小金属棒一根，以头发丝长度的一半紧贴在金属棒的一端，用细棉线将其缠紧，然后粘上加拿大树胶或油漆，晾干，即得。

五、基础知识

(一) 大肠杆菌的检查

大肠杆菌又称大肠埃希菌（*Escherichia coli*），是肠杆菌科埃希菌属细菌，是人和温血动物体内的常住菌，在肠道中可合成维生素 B 和维生素 K。但也有些菌株可感染人和动物，引起腹泻、化脓或败血症。本菌随粪便排出体外，污染环境。药品受到粪便污染，则有可能带来肠道致病菌或寄生虫卵等病原体。药品中检出大肠杆菌表明该药品已受到粪便污染，服用后有可能被病原体感染。因此，大肠杆菌被列为粪便污染指示菌，是非规定灭菌口服药品的常规必检项目。眼部给药制剂、鼻及呼吸道给药的制剂也不得检出大肠埃希菌。

1. 形态与染色

革兰染色阴性短杆菌，长 2～3μm，宽 0.4～0.7μm，无芽孢，大多数菌株有动力。有普通菌毛与性菌毛，有些菌株有多糖类包膜。

2. 培养特性

在血琼脂平板上，有些菌株产生 β 型溶血。在鉴别性或选择性培养基上形成有颜色、直径 2～3mm 的光滑型菌落。

3. 生化反应

大部分菌株发酵乳糖产酸产气，并发酵葡萄糖、麦芽糖、甘露醇、木胶糖、阿拉伯胶等产酸产气。IMVC 试验若为"＋，＋，－，－"，则为典型大肠杆菌；若为"－，＋，－，－"，则为大肠杆菌的非典型菌株。而 IMVC 试验的结果与形态、染色性、菌落等颇为相似的产气杆菌不同，以资区别。这里 IMVC 试验是指靛基质试验（I）、甲基红试验（M）、V-P试验（V）与枸橼酸盐利用试验（C）四项试验的简称。

4. 抵抗力

该菌对热的抵抗力较其他肠道杆菌强，55℃经 60min 或 60℃加热 15min 仍有部分细菌存活。在自然界的水中可存活数周至数月，在温度较低的粪便中存活更久。胆盐、煌绿等对大肠杆菌有抑制作用。大肠杆菌对磺胺类、链霉素、氯霉素等敏感，但易耐药。

（二）沙门菌的检查

沙门菌（*Salmonella apecies*）为肠杆菌科沙门菌属细菌，广泛分布于自然界，是人畜共患的肠道病原菌，常引起伤寒、肠炎、肠热症和食物中毒，危害人类健康。沙门菌可通过人、畜、禽的粪便或带菌者直接或间接地污染药品原料、敷料及生产的各个环节，特别是以动物、脏器为来源的药物，污染概率更高。因此，《中国药典》2010 年版药品微生物限度标准规定，含动物组织（包括提取物）来源的口服给药制剂不得检出沙门菌。

1. 形态与染色

革兰阴性短杆菌，大小在 $(1\sim3)\mu m \times (0.4\sim0.9)\mu m$ 之间，无荚膜、芽孢，有周身鞭毛，大多数有菌毛。

2. 培养

好氧或兼性厌氧菌，最适温度 37℃，最适 pH6.8～7.8，要求营养不高，基本培养基生长良好，形成光滑润湿、无色半透明的菌落，因不分解乳糖，可与分解乳糖的细菌带色菌落相区别。如在培养基中加入硫代硫酸钠、葡萄糖、血清、甘油等均有助于菌种生长。

3. 生化反应

本属菌株生化特性比较一致，但个别菌株略有差异。分解葡萄糖、麦芽糖、甘露醇产酸不产气；不分解乳糖、蔗糖；靛基质试验阴性；尿素酶试验阴性；氰化钾试验阴性；赖氨酸脱羧试验阳性；硫化氢反应阳性或阴性；动力检查阳性。生化反应对沙门菌属的鉴定有重要意义。

4. 抵抗力

此菌属对热、消毒药和外界不良因素的抵抗力与大肠杆菌相似。在水中能存活数周至数月；在粪便中存活 1～2 个月。60℃ 10～20min 被杀死，在 5% 石炭酸、0.2% 升汞溶液中 5min 被杀死。对氯霉素、土霉素敏感。胆盐和煌绿对沙门菌的抑制作用较大肠杆菌小得多，故可用于该菌分离。

（三）铜绿假单胞菌的检查

铜绿假单胞菌（*Pseudomonas aeruginosa*）为假单胞菌属细菌，又称绿脓杆菌。本菌对人类有致病力，并对许多药物具有天然的耐药性。烧伤、烫伤、眼科疾患和其他外伤，常因铜绿假单胞菌引起继发感染，是常见的化脓性感染菌，可造成眼角膜溃疡、失明，引起败血症等严重疾患。本菌在自然界分布广泛，土壤、空气、水以及人和动物的皮肤、肠道、呼吸道均有存在，故可通过生产的各个环节污染药品。因此，一般眼科用制剂和外用药品，规定不得检出铜绿假单胞菌。

1. 形态与染色

革兰阴性无芽孢杆菌，大小在 $(0.5\sim0.8)\mu m \times (1.5\sim3.0)\mu m$ 之间，无荚膜，有 1～3 根鞭毛，运动活泼。

2. 培养

专性好氧菌，最适温度 37℃，致病性 4℃ 以下不生长，但在硝酸盐培养基中可厌氧生长，42℃ 仍能生长，在含硝酸盐及亚硝酸盐培养基中于 41℃ 能发育生长是本菌的特点之一。要求营养不高，基本培养基生长良好，形成润湿、扁平、边缘不整齐、较大的菌落，并具有生姜味。本菌能产生绿脓色素与荧光素。在血平板上形成溶血环。

3. 生化反应

能分解葡萄糖产酸不产气，不分解乳糖、麦芽糖、甘露醇、蔗糖；靛基质试验阴性，尿素酶阳性，氧化霉阳性，硝酸盐还原阳性，枸橼酸盐利用试验阳性。

4. 抵抗力

本菌对热抵抗力不强，56℃、30min可被杀死。用1％石炭酸、0.2％来苏水溶液处理5min可将其杀死。对青霉素、链霉素等不敏感，对庆大霉素、多黏菌素B中度敏感。但易产生耐药性。本菌对十六烷三甲基溴化铵有抗性，故可用于该菌分离。此外本菌在陈旧培养物中极易死亡，保存时需注意。

（四）金黄色葡萄球菌的检查

金黄色葡萄球菌为葡萄球菌属细菌。本菌在自然界分布甚广，空气、土壤、水和日常用具，以及人的皮肤、鼻咽腔、痰液、毛囊等处常可发现，故在生产各环节中极易污染药品。本菌是葡萄球菌中致病力最强的一种，能引起局部及全身化脓性炎症，严重时可导致败血症。外用药品及一般滴眼剂、眼膏剂、软膏剂等规定不得检出金黄色葡萄球菌。

1. 形态与染色

呈球形，直径0.5～1.5μm，可呈不规则葡萄串状排列，无鞭毛、芽孢和大多无荚膜，但也有些菌株有荚膜和黏液层。革兰阳性，但衰老、死亡的菌体常变成革兰阴性。

2. 培养

好氧或兼性厌氧菌，最适温度37℃，最适pH7.4，普通培养基生长良好，菌落呈圆形、隆起、湿润、边缘整齐，表面光滑不透明，本菌可产生脂溶性金黄色色素，因不溶于水，故色素只局限于菌落内，不渗入培养基。在氧气充足、20～25℃环境中最易形成色素，在1％的牛肉培养基和甘油醋酸盐琼脂培养基上，菌落颜色较为典型。

3. 生化反应

分解葡萄糖、麦芽糖、乳糖、蔗糖产酸不产气；V-P阳性；靛基质试验阴性；尿素试验阳性；明胶液化阳性；多数菌株分解精氨酸产氨；甘露醇阳性（非致病菌不分解，此特征是区分致病葡萄球菌的特征之一）；血浆凝固酶试验阳性（致病葡萄糖球菌的特征之一）；耐热性DNA酶试验阳性。

4. 抵抗力

本菌耐盐性强，在含10％～15％氯化钠的培养基中能生长，利用此特性可用于选择分离。此外还可以利用TMP高盐琼脂选择分离。

本菌在无芽孢菌中抵抗力最强，在干燥的脓汁或血液中能生存数月；80℃、30min才能杀死而煮沸则很快死亡。消毒要以石炭酸效果较好，3％～5％石炭酸3～5min即可杀死，70％乙醇在数分钟内杀死该菌。对青霉素敏感，但有抗性菌株，且日渐增多。对磺胺敏感性较低；对庆大霉素、头孢菌素类抗生素较敏感；对红霉素、链霉素敏感；而对氯霉素敏感性较差。

（五）破伤风梭菌的检查

破伤风梭菌（Clostridium tetani）为梭状芽孢杆菌属细菌，广泛分布于土壤及人、畜的粪便中。本菌的芽孢对热抵抗力很强，湿热100℃、1h仍能存活，干热150℃、1h时仍能存活，在尘埃和土壤中可存活十多年。以根茎类植物为原料的药品常可受到本菌的污染，并可经伤口感染，如在外用药中存在，可在厌氧环境下窄而深的伤口（如刺伤），有泥土或异物污染，或大面积创伤、烧伤、坏死组织多，局部组织缺血或同时有好氧菌或兼性厌氧菌混合感染，均易造成厌氧环境，易繁殖而引起破伤风。外用特别是用于深部组织的药品污染破伤风梭菌，可致破伤风病，死亡率很高。因此，对于某些用于阴道、创伤、溃疡的药品，必须控制破伤风梭菌。

1. 形态与染色

破伤风梭菌菌体细长，长2～5μm，宽0.3～0.5um，周身鞭毛，芽孢呈圆形，位于菌体顶端，直径比菌体宽大，似鼓槌状，是本菌形态上的特征（见图6-1）。繁殖体为革兰阳性，带芽孢的菌体易转为革兰阴性。

2. 培养

破伤风梭菌为专性厌氧菌，最适生长温度为37℃，pH7.0～7.5，营养要求不高，在普通琼脂平板上培养24～48h后，可形成直径1mm以上不规则的菌落，中心紧密，周边疏松，似羽毛状菌落，易在培养基表面迁徙扩散（见图6-2）。在血液琼脂平板上有明显溶血环，在庖肉培养基中培养，肉汤浑浊，肉渣部分被消化，微变黑，产生气体，生成甲基硫醇（有腐败臭味）及硫化氢。

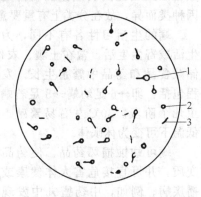

图6-1　纯培养的破伤风梭菌形态图
1—芽孢型；2—游离芽孢；3—繁殖型

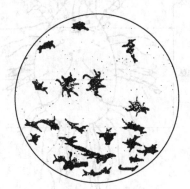

图6-2　破伤风梭菌菌落形态图

3. 生化反应

本菌生化反应极不活泼，一般不发酵糖类，能液化明胶，产生硫化氢，形成吲哚，不能还原硝酸盐为亚硝酸盐。对蛋白质有微弱消化作用。

4. 抵抗力

本菌繁殖体抵抗力与其他细菌相似，但芽孢抵抗力强大。在土壤中可存活数十年，能耐煮沸40～50min。对青霉素敏感，磺胺类药物对其有抑菌作用。

（六）白色念珠菌的检查

白色念珠菌（*Candida albicans*）是单细胞真菌，通常存在于正常人口腔、上呼吸道、肠道及阴道，一般在正常机体中数量少，不引起疾病，当机体免疫功能或一般防御力下降或正常菌群相互制约作用失调时，则本菌大量繁殖并改变生长形式（芽生菌丝相），侵入细胞引起疾病。

1. 形态与染色

本菌细胞呈卵圆形，类似酵母菌，比葡萄球菌大5～6倍，革兰染色阳性，但着色不均匀。以出芽繁殖，称芽生孢子。孢子伸长成芽管，不与母体脱离，形成较长的假菌丝。

2. 培养

本菌在沙保琼脂培养基上，37℃或室温孵育2～3日后，生成灰白乳酪样菌落，涂片镜检，可看到表层为卵圆形芽生细胞，底层有较多假菌丝。若接种于4％玉米琼脂上，室温孵育3～5日可见假菌丝，芽生孢子，厚膜孢子。白假丝酵母菌的假菌丝和厚膜孢子有助于鉴定。

3. 抵抗力

白色念珠菌对热的抵抗力不强，加热至60℃ 1h后即可死亡。但对干燥、日光、紫外线及化学制剂等抵抗力较强。

(七) 螨类的检查

螨是一类小动物，属于节肢动物门、蜘蛛纲、螨目。种类繁多，分布广。体型微小，多在1mm以下，一般呈圆形或卵圆形，头脑腹三部分合并成一束状，幼螨足3对，成螨足4对，足由5～7节组成。口器向前方突出形似头状，整肢常呈镜状，带有齿。须肢5节或少于5节，一般呈爪或钳状，偶尔为长形。眼有或无，一般位于躯体两侧对称，表面被有坚硬的几丁质，保护其内部器官和支持肌肉固定，躯体上有刚毛，它的形状、数目以及彼此间长短比例和排列部位因种类而异，故在分类上有重要意义。

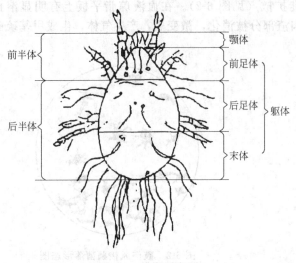

图 6-3　螨类形态图

螨的生活习性各有不同，为自由生活或寄生生活，常在土壤、农作物、储藏食品和药品中繁殖生长。发育过程包括：卵→6足幼螨→8足若螨→成虫几个阶段。30℃左右易繁殖。干燥低温下可变为休眠体。

螨可蛀蚀损坏药品，使药品失效变质，并可直接危害人体健康或者传播疾病。例如，中药蜜丸中发现的腐蚀食酪螨，对人体具有致病力，一是引起皮炎，二是引起消化系统、泌尿系统及呼吸系统的疾病。因此，口服药品不得检出活螨。螨类形态图见图6-3。

六、法规依据

《中国药典》2010年版（二部）附录95页，详见模块五法规依据。

模块七　基因工程药物检查

一、检验岗位

药物检验工。

二、工作目标

掌握基因工程药物的检验原则和方法。

三、操作准备

(一) 职业形象

药品检验人员，应从思想上明确不合格药品的危害，对检验工作要忠于职守，不得有丝毫马虎。在进入无菌室前，要按要求进行消毒和更换无菌工作服。操作应严格按照无菌操作规定进行。所需已灭菌或消毒的用品按无菌操作技术要求移至无菌操作室。

(二) 职场环境

在无菌室进行基因工程药物的检测，无菌室应保持清洁整齐，定期进行消毒，并检测无菌间空气洁净度是否符合标准。

（三）参考资料

《中国生物制品规程》。

《中国药品检验标准操作规范》2005年版。

《中国药典》2010年版。

四、检定原则和方法

（一）检定原则

基因工程药物检定的依据是《中国生物制品规程》，规程对每个制品的检验项目、检验方法和质量指标都有明确的规定，质检人员必须严格按照规程对药物进行检定，以保证人民用药安全、有效。

基因工程药物的检定随生产过程需进行原液检定、半成品检定和成品检定。原液检定的项目一般有效价、蛋白质含量、比活性、纯度、分子量、外源性DNA残留量、宿主菌蛋白残留量、残余抗生素活性、细菌内毒素含量、等电点、紫外光谱扫描、肽图分析和N末端氨基酸序列测定。半成品检定的项目一般为效价测定、细菌内毒素含量试验和无菌试验。成品检定的项目有鉴别试验、外观检查、化学检定（pH值测定和水分含量测定）、无菌试验、异常毒性试验、热原质试验和效价测定。

以上检定项目可分为理化检定、安全检定和效力检定三个方面。

（二）检定方法

1. 理化检定

（1）外观检查 外观异常往往会涉及药物的安全和效力，因此必须认真进行外观检查。通过特定的人工光源检查药物的外观，其颜色、状态和加入蒸馏水后的澄明度应符合该药物规程要求，装量按《中国药典》检查也应符合规定。

（2）化学检定 按照《中国生物制品规程》中的附录《生物制品化学及其他检定方法》进行。除水分检查项外，按规定加入一定量灭菌注射用水溶解后进行。

① pH值测定 按照《中国生物制品规程》中的附录《生物制品化学及其他检定方法》中pH值测定法（电位法），用玻璃电极酸度计测定，操作方法按仪器说明书进行。用两种标准缓冲溶液校正或核对，误差不得超过0.05。pH值应符合各药物规定。

② 水分含量测定 按照《中国生物制品规程》中的附录《生物制品化学及其他检定方法》中卡尔·费休（K. Fischer）水分测定法进行，应符合规定。一般水分含量应不高于3.0%。

③ 蛋白质含量测定 按照《中国生物制品规程》中的附录《生物制品化学及其他检定方法》中微量法（Lorry法）测定，应符合国家食品药品监督管理局批准的含量范围。

④ 纯度检查 基因工程药物在制造过程中需进行精制提纯，因此必须检查其纯度是否达到规程要求。纯度检查的方法采用非还原型SDS-PAGE法（在聚丙烯酰胺凝胶电泳PAGE系统中加入十二烷基磺酸钠SDS）和高效液相色谱法。用SDS-PAGE法时，经扫描仪扫描纯度应符合要求。用高效液相色谱法时，用波长280nm检测，应呈一个吸收峰，或主峰峰面积不低于总峰面积的百分比符合纯度规定。除个别药品外，一般纯度要求为95%。

⑤ 等电点测定 按照《中国生物制品规程》中的附录《生物制品化学及其他检定方法》中等点聚焦电泳法测定，应符合规程中各药物规定。注意批与批之间等电点应一致。

⑥ 分子量测定 用还原型SDS-PAGE法测定，分子量应符合规程对各品种的规定。

⑦ 外源性DNA残留量测定 用固相斑点杂交法或经国家药品检定机构认可的其他敏感方法测定。以地高辛标记的宿主细胞核酸制备探针，然后将待检样品与探针进行杂交。除个

别品种另有规定外，一般应不高于 10ng/剂量。

⑧ 宿主菌蛋白残留量测定　用酶联免疫法测定，除个别品种另有规定外，一般应不高于总蛋白质的 0.1％。

⑨ 残余抗生素活性　按照《中国生物制品规程》中的附录《生物制品化学及其他检定方法》中氨苄青霉素残留量测定法测定，不应有残余氨苄青霉素及其他抗生素活性。

⑩ 紫外光谱扫描　基因工程药物一般在 277～280nm 呈特征性最大吸收，各药品吸收峰位移不大于 3nm。

⑪ 肽图分析　按照《中国生物制品规程》中的附录《生物制品化学及其他检定方法》中重组制品肽图分析法分为酶切肽图分析法和化学裂解肽图分析法。被检品肽图应符合该药品的图形，或与对照品的图形一致。

⑫ N 末端氨基酸序列测定　用氨基酸序列分析仪测定应符合该药品规定。

⑬ 鉴别试验　《中国生物制品规程》中的附录《生物制品化学及其他检定方法》中重组制品鉴别试验法分为斑点免疫法和免疫印染法。鉴别试验应为阳性。

2. 安全检定

基因工程药物在生产全过程中必须进行安全性方面的全面检查，排除可能存在的不安全因素，以保证药物用于人体时不致引起严重反应或意外事故。为此，需进行以下几方面的安全性检验。

（1）无菌试验　基因工程药物不得含有杂菌，在制造过程中应按各制品制造及检定规程进行无菌试验。分装后的制品应经质量检定部门做最后检定。无菌试验按《生物制品无菌试验规程》A 项细菌及真菌检查法进行，应合格。结果判定如下：无杂菌生长判为合格；发现杂菌生长可复试，复试样品应加倍，复试无杂菌生长判为合格，若仍有杂菌生长判为不合格。

（2）细菌内毒素含量测定　本试验是用鲎试剂与细菌内毒素产生凝结反应的原理，以判定供试品中细菌内毒素的限量是否符合规定的一种方法。内毒素的量用内毒素单位（EU）表示。本试验按《生物制品细菌内毒素试验规程》进行。细菌内毒素含量应符合该药品规定。

将试管从水浴中轻轻取出，缓缓倒转 180°时，管内凝胶不变形，不从管壁滑脱者为阳性；凝胶不能保持完整并从管壁滑脱者为阴性。供试品两管均为阴性判为符合规定；如两管均为阳性判为不符合规定。如一管阴性、一管阳性，应按原法复试。复试样品做 4 管，只要其中一管为阳性，即判为不符合规定。内毒素和供试品阳性对照为阴性或阴性对照为阳性，则试验无效。

（3）异常毒性试验　本试验是各制品的特异性毒性以外的一般安全试验，目的是通过动物试验检查制品中外源性毒性物质的污染情况以及是否存在意外的不安全因素，以保证人民使用安全。本试验按《生物制品异常毒性试验规程》小鼠试验项进行，每批样品用 5 只小鼠，在腹腔注射 0.5ml（另有规定者除外），观察 7 天。在观察期内，小鼠应全部健在，无异常反应，到期每只小鼠体重应增加，判为合格。

（4）热原质试验　本试验是将一定剂量的供试品静脉注入家兔，在规定期间内观察家兔体温升高情况，以判定供试品所含热原质是否符合限度的一种方法。本试验按《生物制品热原质试验规程》进行。按家兔每 1kg 体重依规程注射一定国际单位供试品，依法检查，应符合规定。依各品种规程，如单支剂量超过一定量，一般注射剂量按每支制品标示量的 3 倍除以 60 计算。每批供试品初试用 3 只兔，复试用 5 只。

3 只兔升温均低于 0.60℃，且 3 只兔升温总和不超过 1.40℃，判为合格。3 只兔中有 1 只体温升高 0.60℃或 0.60℃以上，或 3 只兔升温总和超过 1.40℃，需复试一次。3 只兔中有 2 只体温升高 0.60℃或 0.60℃以上，或 3 只兔升温总和为 1.80℃或 1.80℃以上，判为不合格。复试结果判定：初、复试 8 只兔中有 2 只或 2 只以下体温升高 0.60℃或 0.60℃以上，且升温总和不超过 3.50℃，判为合格；初、复试 8 只兔中有 2 只以上体温升高 0.60℃或 0.60℃以上，或升温总和超过 3.50℃，判为不合格。

3. 效力检定

（1）效价测定　照《中国生物制品规程》各品种附录，用国家标准品校准确定效价。除个别品种外，一般效价应为标示量的 80%～150%。

（2）比活性测定　按规程要求测定，应不低于各品种规定标准。

（三）检定注意事项

（1）所用试剂均需分析纯。

（2）卡尔·费休（K. Fischer）水分测定法　应注意 Fischer 试剂很不稳定，配制后应放置一周再使用。配制试剂及测定待检样品用的全部仪器均应干燥无水，滴定操作应在干燥环境中进行，周围环境的湿度应低于 30%。

（3）纯度测定　用 SDS-PAGE 法加样量应不低于 5μg（银染法）或 10μg（考马斯亮蓝 R-250 染色法）。

（4）分子量测定　除品种另有规定外，加样量应不低于 1μg。

（5）肽图分析　至少每半年测定一次。

（6）N 末端氨基酸序列测定　至少每年进行一次。

（7）无菌试验　应注意无菌试验用的培养基应先检查其本身的灵敏度，应严格按规程抽样，不能过少，否则可能造成假阴性。

（8）细菌内毒素含量测定　每批鲎试剂在使用前均应进行灵敏度的复核。当依法已判定供试品干扰试验时，应使用更灵敏的鲎试剂，对供试品进行更大倍数的稀释，是排除干扰的简单而有效的方法。当鲎试剂来源、供试品的生产原料、配方及生产工艺改变时，应重新做干扰试验，每种产品至少做 3 批。保温和拿取试管过程中应避免受到振动而造成假阴性结果。

（9）热原质试验　需注意除注射因素外，室温、饲养、管理等均可影响动物体温变化，另外，不同种的家兔之间对热原敏感度的差异也很大，因此必须严格按照规程要求进行试验。

五、基础知识

（一）基因工程药物的概念

随着人类基因组的破译，医药行业迎来了前所未有的发展机遇，很多疾病在基因水平的病因将被逐渐找到，医药设计将从目前药物主要针对患病人群共性的传统思路，发展到针对不同人群，甚至不同家族或个体的遗传特征的新思路，即趋近"对因下药"，实现医药家族化或医药个体化。目前，医药界已实现通过基因诊断、基因治疗、基因工程药物等为人类健康服务。基因工程药物主要瞄准艾滋病、癌症、糖尿病、抑郁症、心脏病、老年性痴呆、中风、骨质疏松等严重危害人类健康且发病范围较广的疾病。

1982 年，美国 Lilly 公司首次将重组胰岛素投放市场，标志着世界第一个基因工程药物的诞生。现在基因工程药物已经走进人们的生活，并且有着广阔的发展前景。据不完全统计，目前在欧美国家，已经上市的基因工程药物已达约 130 种，尚有 400 种处于各期临床研究阶段，约 2000 种处于临床前研究开发阶段。基因工程药物的美好前景，受到全世界的重视。

我国基因工程药物研究也取得了令人鼓舞的进展，自1993年第一个基因工程药物——重组人干扰素α-1b被批准试生产，到现在已形成了基因工程产业。国外现有的基因工程药物种类，我国目前大部分也能生产。2003年我国批准上市的一类基因工程抗肿瘤药物——重组改构肿瘤坏死因子是目前世界上第一个被批准生产的重组改构人肿瘤坏死因子药物。该药物的研制成功标志着我国抗肿瘤基因工程药物的研制取得重大突破并步入世界先进行列。

1. 基因工程药物的概念

将分离提取的可表达有免疫原性或治疗性物质的目的基因（DNA）插入适宜的质粒载体中，而后导入选定的受体细胞（哺乳动物、酵母、大肠杆菌或昆虫的）中进行增殖，由培养分泌物或细胞破碎物中提取精制目的基因产物，制成用于预防、治疗或诊断的生物制品，称重组DNA制品，即基因工程药物。

2. 基因工程药物的分类

主要包括重组蛋白多肽药物和核酸类药物等。

（1）重组蛋白多肽药物　包括重组细胞因子、重组激素、重组溶血栓药物、基因工程血液代用品和重组可溶性受体等。

本模块将介绍常见的重组蛋白多肽药物种类，如重组人生长激素、重组人胰岛素、重组人干扰素（IFN）、重组人促红细胞生成素（EPO）、重组白细胞介素（rIL）、重组细胞集落刺激因子（CSF）、重组碱性成纤维细胞因子（bFGF）、重组组织纤溶酶原激活剂（t-PA）、基因工程降钙素、重组链激酶。

（2）核酸类药物　包括反义核酸药物、非反义的寡核苷酸、基因疫苗和基因药物等。

① 反义核酸药物　是指能够根据碱基互补原则抑制、封闭或破坏靶基因，从而抑制一些有害基因的表达和失控基因的过度表达的反义核酸。反义核酸可以在mRNA的转录、剪接和成熟、转运、翻译及降解等环节起作用。

反义核酸药物包括反义脱氧核糖寡核苷酸（ODN）、反义RNA、核酶和三链形成寡核苷酸（TFO）等。反义脱氧核糖寡核苷酸通过与靶mRNA结合形成DNA-RNA杂合体而调控基因的表达。反义RNA通过与靶mRNA形成双链复合物，调控基因的表达。核酶是具有催化活性的RNA分子，可特异性剪切RNA分子，从而调节基因的表达。三链形成寡核苷酸又称为反基因，可与双链DNA形成三股螺旋，从而抑制基因转录。

② 非反义的寡核苷酸　分为免疫调节剂CpG、DNA和诱饵核酸等，已进入临床研究。

脊椎动物的DNA含有CpG二核苷酸的概率很低，且高度甲基化，而含有细菌DNA中未甲基化的CpG二核苷酸的寡核苷酸能够有效地激活先天性和获得性免疫反应，是免疫激活剂。诱饵核酸指可以与特定靶基因的转录调节因子竞争性地结合，从而抑制转录调节因子与启动子的特异性结合，在转录水平上调控致病基因表达的双链寡核苷酸。

③ 基因疫苗　即一些病原体基因，将其导入机体后刺激机体产生特异的免疫力，以抵抗这些病原体的侵袭。

④ 基因药物　是指人的正常基因或有治疗作用的基因。将基因药物通过一定方式导入人体靶细胞以纠正基因的缺陷或者发挥治疗作用，从而达到治疗疾病的目的。1990年美国国立卫生研究院（NIH）的Blasé R. M. 和Anderson W. F. 用ADA（腺苷酸脱氨酶）基因治愈一位由于ADA基因缺陷导致严重免疫缺损的4岁女孩，使得世界各国都掀起了研究基因药物的热潮。但利用基因药物进行基因治疗目前仍处于初期的临床试验阶段，未取得稳定的疗效和安全性。

3. 基因工程药物的优点

① 可以克服利用天然生物材料生产的药物的潜在危险。1985年曾发现用人脑垂体提取生长激素治疗侏儒症导致克雅病的传播。最初生产的链激酶是从β-溶血性链球菌的培养液

中提取的，制品中残存的溶血素对心肌和肝脏有一定损害。改用基因工程技术生产的重组药物避免了此种危害。

② 可以大规模生产，满足临床需要。内源生理活性物质作为药物已有多年历史。如胰岛素治疗糖尿病、甲状腺素治疗甲状腺功能不全等，但以往这些活性物质由于难以从人组织获得而多从动物脏器提取，限制了生产规模。

③ 利用基因工程技术可以改造内源生理活性物质，进一步提高其生物活性。例如将组织纤溶酶原激活剂（t-PA）分子缩小后，半衰期明显延长，一次注射即可溶栓。

④ 可以降低药物成本，让更多的病人受益。刚开始产生的干扰素数量微乎其微。即使经过诱导，从人血中提取 1mg 干扰素，也需要人血 8000ml。据计算：要获取 1 磅（453g）纯干扰素，其成本高达 200 亿美元。高额的药费使大多数病人没有使用干扰素的能力。1982年后，干扰素可以采用基因工程来生产。现在要获取 1 磅纯干扰素，其成本不到 1 亿美元。

⑤ 可以生产体内不存在的生物大分子，扩大药物来源。如基因工程抗体、基因重组免疫毒素等都是自然界不存在的生物大分子，是新型基因工程药物。

（二）常见基因工程药物介绍

常见的基因工程药物有如下种类：

1. 重组人干扰素（IFN）系列

干扰素是一类具有抗病毒、抑制细胞增殖和免疫调节等生物学活性的细胞因子。目前已知干扰素可分为 α、β、γ、ω 四类，已批准生产的品种有 IFNα1b、IFNα2a、IFNα2b 和 IFNγ 四种。其中临床应用最多的是干扰素 α1 和干扰素 α2。IFNα1b 是我国首创的一种新型重组干扰素。

重组人干扰素的临床应用越来越广泛，不仅可用于治疗急慢性乙型、丙型、丁型肝炎、带状疱疹等 20 多种病毒性疾病，还可用于淋巴癌、膀胱癌、乳腺癌、肾癌等 10 余种恶性肿瘤、白血病、多发性硬化症等的治疗。

2. 重组白细胞介素（IL）系列

白细胞介素是一类免疫调节因子。目前已发现 23 种，国内外上市的重组白细胞介素仅有 IL-2 和 IL-11 两种。

IL-2 用于治疗肾细胞癌、血管肉瘤和黑色素瘤等肿瘤、先天和后天性免疫缺陷（如AIDS、肿瘤患者放化疗后的免疫力下降）、感染性疾病（如麻风病、结核病）等。重组人IL-11 是目前用于治疗癌症患者放化疗后血小板减少症唯一的安全、有效的药物。

3. 重组集落刺激因子（CSF）系列

集落刺激因子是一类刺激造血细胞集落形成的生长因子。目前上市的 CSF 有重组粒细胞集落刺激因子（G-CSF）、重组巨噬细胞集落刺激因子（M-CSF）、重组粒细胞巨噬细胞集落刺激因子（GM-CSF）。

CSF 主要应用于各种原因引起的白细胞减少症，如用于癌症化疗、放疗后的白细胞减少症、骨髓移植、再生障碍性贫血、艾滋病等的辅助治疗。

4. 重组促红细胞生成素（EPO）

促红细胞生成素是促进红细胞系列的增殖、分化和成熟的主要激素。主要用于肾功能衰竭、肿瘤和肿瘤放化疗、骨髓增生异常综合征、艾滋病人因使用叠氮胸腺治疗等原因而导致的贫血。EPO 凭借不可替代的促红细胞生成作用和实际上的替代输血疗效，使其不论在临床还是销售上都获得了极大的成功，是当今最成功的基因工程药物。

5. 重组碱性成纤维细胞因子（bFGF）

成纤维细胞因子是广谱的有丝分裂原，是形态发生和分化的诱导因子。重组 bFGF 的主要作用是促进血管新生，促进软组织、软骨组织、骨组织的损伤修复，并具神经营养作用，应用于烧伤、创伤、烫伤、神经溃疡、肌肉萎缩等。

6. 重组生长激素（hGH）

生长激素是由垂体前叶分泌的刺激机体线性生长的激素。重组生长激素主要用于侏儒症、因慢性肾功能不全导致的生长缓慢、成人生长激素缺乏症，还可用于治疗烧伤、创伤、骨折、出血性溃疡。近期发现它还可用于逆转老年效应。

7. 基因工程胰岛素（insulin）

胰岛素具有非常广泛的调节细胞代谢的生物学功能，是维持人体代谢正常和生存所必需的激素。基因工程胰岛素是世界上第一个商品化的基因工程产品。

胰岛素是治疗糖尿病特别是胰岛素依赖型糖尿病的首选药物，具有不可替代的治疗作用。另外，系统性红斑狼疮、类风湿性关节炎、过敏性哮喘等患者也需要补充外源性胰岛素。

8. 基因工程降钙素（CT）

降钙素是由哺乳动物甲状腺滤泡旁细胞或非哺乳动物的后腮体产生的、调节钙磷代谢、维持内环境稳定的激素。

重组降钙素是防治骨质疏松症的最佳药物之一，还可用于治疗肿瘤引起的高钙血症等。

9. 重组链激酶（rSK）

链激酶是一种抢救急性心肌梗死等疾病的特效药，用基因工程生产链激酶可提高产量并避免溶血素的危害。主要用于急性心肌梗死、肺栓塞、深部静脉栓塞和周围动脉栓塞等。

10. 重组组织纤溶酶原激活剂（t-PA）

组织纤溶酶原激活剂是一种高效特异性溶血栓药物。FDA 已批准该药可用于脑梗死。t-PA 已可用基因工程技术，利用动物细胞大规模生产。其与另外两种临床应用的主要溶栓药物链激酶、尿激酶相比，具显著的优点。链激酶是细菌蛋白质，重复使用会引起过敏反应；尿激酶对凝血蛋白的降解无选择性，临床应用时易发生出血倾向。而 t-PA 对纤维蛋白有特异性，几乎不激活循环血液中的纤溶酶原，因此造成出血倾向的可能性很小。

六、法规依据

《中国药典》2010 年版（二部）附录。

附录 XI D　热原检查法详见模块十法规依据。

附录 XI E　细菌内毒素检查法详见模块十法规依据。

附录 XI H　无菌检查法详见模块四法规依据。

附录 VI H　pH 值测定法

pH 值是水溶液中氢离子活度的方便表示方法。pH 值定义为水溶液中氢离子活度的负对数，即 $pH = -\lg a_{H^+}$。但氢离子活度却难以由实验准确测定，为实用方便，溶液的 pH 值规定为由下式测定：

$$pH = pHs - \frac{E - E_s}{k}$$

式中　E 为含有待测溶液（pH）的原电池电动势，V；

E_s 为含有标准缓冲液（pHs）的原电池电动势，V；

k 为与温度（t，℃）有关的常数。

$$k = 0.05916 + 0.000198(t - 25)$$

由于待测物的电离常数、介质的介电常数和液接界电位等诸多因素均可影响 pH 值的准确测量，所以实验测得的数值只是溶液的表观 pH 值，它不能作为溶液氢离子活度的严格表征。尽管如此，只要待测溶液与标准缓冲液的组成足够接近，由上式测得的 pH 值与溶液的真实 pH 值还是颇为接近的。

溶液的pH值使用酸度计测定。水溶液的pH值通常以玻璃电极为指示电极、饱和甘汞电极为参比电极进行测定。酸度计应定期进行计量检定，并符合国家有关规定。测定前，应采用下列标准缓冲液校正仪器，也可用国家标准物质管理部门发放的标示pH值准确至0.01pH单位的各标准缓冲液校正仪器。

1. 仪器校正用的标准缓冲液

（1）草酸盐标准缓冲液　精密称取在54℃±3℃干燥4～5小时的草酸三氢钾12.71g，加水使溶解并稀释至1000ml。

（2）苯二甲酸盐标准缓冲液　精密称取在115℃±5℃干燥2～3小时的邻苯二甲酸氢钾10.12g，加水使溶解并稀释至1000ml。

（3）磷酸盐标准缓冲液　精密称取在115℃±5℃干燥2～3小时的无水磷酸氢二钠3.55g与磷酸二氢钾3.40g，加水使溶解并稀释至1000ml。

（4）硼砂标准缓冲液　精密称取硼砂3.81g（注意避免风化），加水使溶解并稀释至1000ml，置聚乙烯塑料瓶中，密塞，避免空气中二氧化碳的进入。

（5）氢氧化钙标准缓冲液　于25℃，用无二氧化碳的水和过量氢氧化钙经充分振摇制成饱和溶液，取上清液使用。因本缓冲液是25℃时的氢氧化钙饱和溶液，所以临用前需核对溶液的温度是否在25℃，否则需调温至25℃再经溶解平衡后，方可取上清液使用。存放时应防止空气中二氧化碳进入。一旦出现浑浊，应弃去重配。

上述标准缓冲溶液必须用pH值基准试剂配制。不同温度时各种标准缓冲液的pH值如下表。

温度/℃	草酸盐标准缓冲液	苯二甲酸盐标准缓冲液	磷酸盐标准缓冲液	硼砂标准缓冲液	氢氧化钙标准缓冲液（25℃饱和溶液）
0	1.67	4.01	6.98	9.64	13.43
5	1.67	4.00	6.95	9.40	13.21
10	1.67	4.00	6.92	9.33	13.00
15	1.67	4.00	6.90	9.28	12.81
20	1.68	4.00	6.88	9.23	12.63
25	1.68	4.01	6.86	9.18	12.45
30	1.68	4.02	6.85	9.14	12.29
35	1.69	4.02	6.84	9.10	12.13
40	1.69	4.04	6.84	9.07	11.98
45	1.70	4.05	6.83	9.04	11.84
50	1.71	4.06	6.83	9.01	11.71
55	1.72	4.08	6.83	8.99	11.57
60	1.72	4.09	6.84	8.96	11.45

2. 注意事项

测定pH值时，应严格按仪器的使用说明书操作，并注意下列事项。

（1）测定前，按各品种项下的规定，选择两种pH值约相差3个pH单位的标准缓冲液，并使供试品溶液的pH值处于两者之间。

（2）取与供试品溶液pH值较接近的第一种标准缓冲液对仪器进行校正（定位），使仪器示值与表列数值一致。

（3）仪器定位后，再用第二种标准缓冲液核对仪器示值，误差应不大于±0.02pH单位。若大于此偏差，则应小心调节斜率，使示值与第二种标准缓冲液的表列数值相符。重复上述定位与斜率调节操作，至仪器示值与标准缓冲液的规定数值相差不大于0.02pH单位。否则，需检查仪器或更换电极后，再行校正至符合要求。

（4）每次更换标准缓冲液或供试品溶液前，应用纯化水充分洗涤电极，然后将水吸尽，也可用所换的标准缓冲液或供试品溶液洗涤。

（5）在测定高 pH 值的供试品和标准缓冲液时，应注意碱误差的问题，必要时选用适当的玻璃电极测定。

（6）对弱缓冲液或无缓冲作用溶液的 pH 值测定，除另有规定外，先用苯二甲酸盐标准缓冲液校正仪器后测定供试品溶液，并重取供试品溶液再测，直至 pH 值的读数在 1 分钟内改变不超过±0.05 止；然后再用硼砂标准缓冲液校正仪器，再如上法测定；两次 pH 值的读数相差应不超过 0.1，取两次读数的平均值为其 pH 值。

（7）配制标准缓冲液与溶解供试品的水，应是新沸过并冷的纯化水，其 pH 值应为 5.5～7.0。

（8）标准缓冲液一般可保存 2～3 个月，但发现有浑浊、发霉或沉淀等现象时，不能继续使用。

模块八　GMP 中的微生物检查

一、检验岗位

药物检验工。

二、工作目标

通过空气中的浮游菌、沉降菌的测试，学会检测 GMP（《药品生产质量管理规范》）中空气洁净度的微生物检测技术。

三、操作准备

（一）职业形象

作为药品检验人员，在进行微生物检验时，不仅要严格按照无菌操作规定进行，而且要减少不必要的说话、走动，尽可能地避免检验过程中影响实验结果的行为。

（二）职场环境

GMP 中的微生物检验操作须在无菌室进行，无菌室应保持清洁整齐，室内仅存放必需的检验用具，仪器用具必须固定放置，不可随意挪动。具体要求参考模块五药品微生物总数检查。

（三）检测材料

培养皿、培养基（普通肉汤琼脂培养基或其他药典认可的培养基）。

（四）器材、设备

浮游菌采样器、真空抽气泵、恒温培养箱。

（五）参考资料

《中国药典》2010 年版。

《中国药品检验标准操作规范》2005 年版。

四、操作过程

（一）采样计划和采样位置的确定

1. 制定采样计划的关键因素

① 关键区域要比非产品接触区域有较多的监督。

② 对人员活动频繁处要进行较严格的监督。

③ 非肠道使用药瓶装置运作区域,主要为瓶塞碗中瓶塞的装置、药瓶灌装线上瓶子的补充、人员常规操作涉及的瓶子的消毒等,应加以监督。

④ 采样频率由该控制区域的重要性以及药品加工步骤所决定。控制环境中不同区域的采样频率见表8-1。

表8-1 根据环境标准建立的采样频率

采 样 区 域	采样频率
100级洁净室	每次换班
100级洁净室供给区域(例如1万级区域)	每天
另一些供给区域(10万级区域)可能是产品、容器接触区域	每周2次
对无菌操作区域另一些供给区域但非产品接触区域(10万级或级别接触区域)	每周1次
终端灭菌药品:产品接触区域	每周1次
非产品接触区域	2周1次
终端灭菌医用装置:产品接触区域	2周1次
非产品接触区域	3周1次
无菌肠用产品:产品接触区域	2周1次
非产品接触区域	3周1次

⑤ 建立定期的微生物学监督程序。应特别注意对工作人员接触产品可能性增大的区域、无菌产品的无菌操作过程、终端灭菌产品等的定期监督。

2. 确定采样位置的因素

我国对医药工业洁净室和控制区中的浮游菌和沉降菌测试有国家标准(GB/T 16293—1996和GB/T 16294—1996)。在这两个标准测试方法中,制定了测试规则,包括测试状态、测试人员要求、测试时间、采样点数量及布置、最少采样点的数目及采样次数都有明确规定。浮游菌最少采样点数目分为日常监测及环境验证两种情况,见表8-2,沉降法最少采样点数目见表8-3,最少培养皿数见表8-4。

表8-2 浮游菌测试最少采样点数目

面积/m²	洁 净 度 级 别					
	100		10000		1000000	
	验证	监测	验证	监测	验证	监测
<10	2~3	1	2	1	2	—
10~<20	4	2	2	1	2	—
20~<40	8	3	2	1	2	—
40~<100	16	4	4	1	2	—
100~<200	40		10		3	—
200~<400	80		20		6	—
400	160		40		13	—

注:1. 表中的面积,对于100级的单向流洁净室(包括层流工作台),指的是送风口表面积;对于10000级、1000000级的非单向流洁净室,指的是房间面积。

2. 日常监测的采样点数目由生产工艺的关键操作点来确定。

3. 对每个100级洁净操作区域,可在离药物敞开口处30cm处设测点,每班一次。

4. 对每个10000级洁净工作区域可在工作面处设测点,每班一次。

在满足最少测点数的同时,还应满足最少培养皿数,见表8-4。

采样量根据日常检测及环境验证确定,每次最小采样量,见表8-5。

表 8-3　沉降法最少采样点数目

面积/m²	洁 净 度 级 别		
	100	10000	1000000
<10	2～3	2	2
10～<20	4	2	2
20～<40	8	2	2
40～<100	16	4	2
100～<200	40	10	3
200～<400	80	20	6
400～<1000	160	40	13
1000～<2000	400	200	32
2000	800	200	63

注：表中的面积，对于单向流洁净室，是指送风面面积；对于非单向流洁净室，是指房间的面积。

表 8-4　最少培养皿数

洁净度级别	所需 90mm 培养皿数（以沉降 0.5h 计）
100	14
10000	2
1000000	2

表 8-5　最小采样量

洁净度级别	采样量/（L/次）	
	日常监测	环境验证
100 级	600	1000
10000 级	400	500
100000 级	50	100

　　洁净区采样点布置要考虑工作区测点位置离地 0.8～1.5m。送风口测点位置离送风面 30cm 左右。可在关键设备或关键工作活动范围处增加测点（见图 8-1）

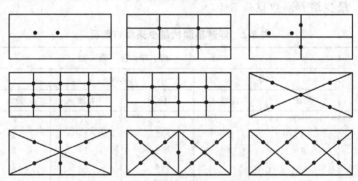

图 8-1　洁净区采样点布置图

● 为采样点

（二）洁净厂房（室）环境中微生物数测定的方法和设备

1. 常见的几种空气采样设备

（1）撞击式空气微生物采样器　安德森（Andersen）采样器较为典型［见图 8-2(a)］，它是由 6 个撞击器组合成一体，每一级实际是一个单级撞击器（圆盘），圆盘下放琼脂平皿，每圆盘间有密封胶圈，再通过 3 个弹簧卡子把圆盘牢固地连在一起。每个圆盘上有 400 个成环行排列、逐层减小、尺寸精确的小孔，标准采样流量为 1ft³/min（28.3L/min）。当含有微生物粒子的气流进入最上层的采样口后，由于气流的逐层增高，不同大小的微生物粒子按空气动力学特征分别撞击在相应的琼脂表面上。捕获在各级上的粒子大小范围是由该级孔眼的气流速度和上一级的粒子截阻率而决定的。捕获粒子范围：第一级>7.0μm、第二级4.7～7.0μm、第三级3.3～4.7μm、第四级2.1～3.3μm、第五级1.1～2.1μm、第六级0.65～1.1μm。

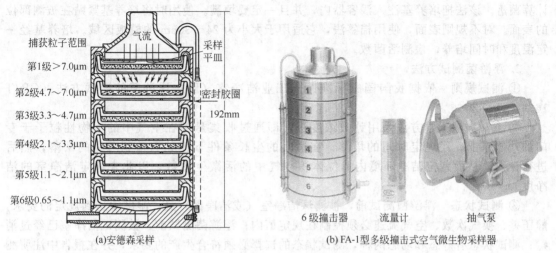

图 8-2　撞击式空气微生物采样器

（2）离心式空气微生物采样器　离心式空气微生物采样器（见图8-3）采用螺旋桨或涡轮吸引空气进入仪器，是连续、强制采样，它几乎不受外界因素的影响，性能稳定，加上该仪器基于冲击原理，能定量地收集空气中的微生物，还能采到物体表面上的微生物，是代替平皿沉降法的理想仪器。该产品具有体积小、重量轻（500g）、噪声低、捕获率高、性能稳定、操作简单、便于携带、应用范围广泛等优点，在使用方面有6条突出特点：①不同环境交替采样，不会造成交叉污染，即两次采样之间不必更换、消毒涡壳和叶轮；②不仅能采到空气中的，还能采到固、液体表面上的微生物；③采样方向灵活，可以任意方向采样；④交、直流两用（用1号电池4节，也可用6V稳压电源）；⑤噪声低，采样无干扰；⑥采样时间短（最短0.5min）。

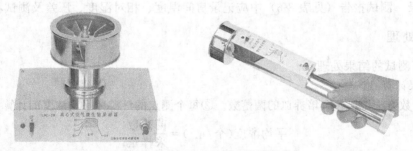

图 8-3　离心式空气微生物采样器

（3）狭缝式采样器　狭缝式采样器由附加的真空抽气泵抽气，通过采样器的缝隙式平板，将采集的空气喷射并撞击到缓慢旋转的平板培养基表面上，附着的活微生物粒子经培养后形成菌落，予以计数。

2. 表面取样法

（1）沉降法（科赫法）　此法是把经过灭菌的琼脂培养基作为捕集用具搁置一定时间，捕集落在上面的微生物粒子，然后进行培养，计算其形成菌落。沉降法最大的特点是能直接测出落下菌引起的污染，不需专门的设备和电源。在某个范围内测量，可测出一定范围内的污染过程，优于其他任何一种悬浮粒子浓度测定设备。在灵敏度方面，Slater 用实验证实，以 14cm 直径平板架法（含 14cm 平板的 4 层架）放置 4h，可达测试 1cfu/m³ 净化度要求。14cm 平板架的测试灵敏度为 30L/min 微粒测定仪的一半，但明显优于 9cm 平板法。

（2）扁盒法 这是将琼脂培养基紧压在检测表面上，使微生物黏附在培养基上，经培养计算菌落。该法把培养基注入浅容器内，并且一定要填满。使用时将培养基紧贴在被测部位的表面。对不规则表面，使用棉签法，它适用于大小为 24～30cm 的模板区域。培养基经一定温度和时间培养，检测活菌数。

3. 浮游菌测试方法

① 测试规则 依据我国国家标准医药工业洁净室（区）浮游菌的测试方法（GB/T 16293—1996）

② 测试方法 本方法采用计数浓度法，即通过收集悬浮在空气中的生物性粒子于专门的培养基上，经规定时间的培养，在适宜的生长条件下让其繁殖到可见的菌落，然后进行计数，从而判定洁净环境内单位体积空气中的活微生物数，以此来评定洁净室的洁净度。

③ 测试状态 浮游菌测试前，被测试洁净室（或洁净区）温、湿度须达到规定的要求，静压差、换气次数、空气流速必须控制在规定值内；浮游菌测试前，被测试洁净室已经过消毒；测试状态有静态和动态两种，测试状态的选择必须符合生产的要求，并在报告中注明测试状态。

④ 测试人员 测试人员必须穿戴符合环境级别的工作服；静态测试时，室内测试人员不得多于 2 个。

⑤ 测试时间 对单向流，如 100 级净化房间及层流工作台，测试应在净化空调系统正常运行不少于 10min 开始；对非单向流，如 10000 级、100000 级以上的净化房间，测试应在净化空调系统正常运行不少于 30min 后开始。

⑥ 采样次数 每个取样点一般取样一次。

⑦ 采样注意事项 对于单向流或送风口，采样器采样口应正对气流方向；对于非单向流，采样管口向上；布置采样点时，至少应离开尘粒较集中的回风口 1m 以上；采样时，测试人员应站在采样口的下风侧。

⑧ 记录 测试报告（见表 8-6）中应记录房间温度、相对湿度、压差及测试状态。

五、结果处理

浮游菌测试的结果处理。

1. 结果计算

①用计数方法得出各个培养皿的菌落数。②每个测点的浮游菌平均浓度的计算见式(8-1)。

$$平均浓度（个/m^3）=\frac{菌落数}{采样量} \tag{8-1}$$

【例 1】 某测点采样量为 400L，菌落数为 1，则
平均浓度=1/0.4=2.5 个/m³。

【例 2】 某测点采样量为 2m³，菌落数为 3，则
平均浓度=3/2=1.5 个/m³。

2. 结果评定

用浮游菌平均浓度判断洁净室（区）空气中的微生物；①每个测点的浮游菌平均浓度必须低于所选定的评定标准中关于细菌浓度的界限；②若某测点的浮游菌平均浓度超过评定标准，则必须对此区域先行消毒，然后重新采样两次，两次测试结果必须合格。

浮游菌测试结果报告见表8-6。

表8-6　浮游菌测试报告

浮游菌测试报告

测试单位＿＿＿＿＿＿＿＿＿＿　测试日期＿＿＿＿＿＿＿＿　生产批号＿＿＿＿＿＿＿＿＿＿＿

测试依据＿＿＿＿＿＿＿＿＿＿　测试区域（房间或层流工作台）＿＿＿＿＿＿＿＿＿＿＿＿

洁净度级别＿＿＿＿＿＿＿　面积＿＿＿＿＿＿＿ m^2　测试状态＿＿＿＿＿＿＿＿＿

温度＿＿＿＿＿＿＿℃　相对湿度＿＿＿＿＿＿＿％ 静压差＿＿＿＿＿＿＿＿Pa

采样器名称＿＿＿＿＿＿　型号＿＿＿＿＿＿＿＿培养基名称＿＿＿＿＿＿＿＿＿

项　目	送风口			工作区			
采样点编号 No.							
采样速率/(L/min)							
采样量/m³							
开始时间							
菌落数/cfu							
平均浓度/(cfu/m³)							

最高浓度＿＿＿＿＿＿＿＿＿＿＿＿＿ cfu/m³　最低浓度＿＿＿＿＿＿＿＿＿ cfu/m³

评定标准＿＿＿＿＿＿＿＿＿＿＿＿＿　结论＿＿＿＿＿＿＿＿＿＿＿＿＿＿

测试人＿＿＿＿＿＿＿＿　结果报告人＿＿＿＿＿＿＿　批准人＿＿＿＿＿＿＿＿

日　期＿＿＿＿＿＿＿＿　日　期＿＿＿＿＿＿＿＿　日　期＿＿＿＿＿＿＿＿

六、可变范围

沉降菌的测试方法如下。

1. 测试规则

依据我国国家标准医药工业洁净室（区）沉降菌的测试方法（GB/T 16294—1996）。

2. 测试状态、测试人员、测试时间

同浮游菌测试。

3. 采样点布置

采样点的位置可以同悬浮粒子测试点。①工作区采样点的位置离地 0.8～1.5m（略高于工作面）；②可在关键设备或关键工作活动范围处增加采样点。

4. 记录

测试报告（见表8-7）中应记录房间温度、相对湿度、压差及测试状态。

5. 结果计算

①用计数方法得出各个培养皿的菌落数；②平均菌落数的计算，见式（8-2）。

$$平均菌落数\ M=\frac{M_1+M_2+\cdots+M_n}{n} \qquad (8-2)$$

式中，M 表示平均菌落数；M_1 表示 1 号培养皿菌落数；M_2 表示 2 号培养皿菌落数；M_n 表示 n 号培养皿菌落数；n 表示培养皿总数。

6. 结果评定

用平均菌落数判断洁净室空气中的微生物。①洁净室内的平均菌落数必须低于所选定的评定标准；②若某洁净室内的平均菌落数超过评定标准，则必须对此区域先进行消毒，然后重新采样两次，两次测试结果均须合格。

表 8-7　沉降菌测试报告

沉降菌测试报告

编　　　号 _____　　测试单位 _____
测 试 依 据 _____　　测试状态 _____
环 境 温 度 _____℃　相对湿度 _____%　静压差 _____Pa
培养基批号 _____　　培养温度 _____
检 测 日 期 _____　　报告日期 _____

菌落数　　　　　平皿　　区域	1	2	3	4	平均数	级别	备注

评定标准 _____　　结论 _____
检验者 _____　　复核者 _____

七、基础知识

《药品生产质量管理规范》（GMP）是国际通行的药品生产质量管理形式，是对药品生产全过程的全面质量管理和控制，是药品生产和质量管理的基本准则。在药品生产企业实施GMP 的三要素中，要求产品暴露的操作区域（无菌室）的空气洁净级别要符合工艺规定。在药品生产中，要求从操作环境中去除微生物，防止微生物在调配、分装过程中进入最终成品。因此，生产环境等的微生物数量监测，便成为确保产品控制微生物污染的重要环节。尤其是对不能采用终端灭菌处理的蛋白类产品、不含防腐剂产品，合理控制生产环境变得更为重要。

（一）空气洁净度标准

在制药工业的生产环境中，一般认为微粒少的洁净室，微生物含量也较少。因此，制药工业为减少微生物污染，各工序、各品种采用了不同的洁净级别。国内外有代表性的通用空气洁净度级别有三种制度。

1. 英制（粒/ft³）

美国联邦标准 209，于 1963 年颁发，现已被 1992 年颁发的 209E 取代（见表 8-8）。联邦标准 209E 目前是国际上最通行最著名的洁净室标准，许多国家的洁净度分级基本参照这一标准。

2. 公制（粒/L）

国外采用公制级别中，以原苏联、澳大利亚的标准为代表（见表 8-9）。

3. 国际公制（粒/m³）

采用国际公制的有世界卫生组织、欧盟（原称欧共体）、德国、日本、英国和中国。

世界卫生组织（WHO）及欧共体（EEC）标准分四级：A 级、B 级、C 级和 D 级（见表 8-10）。

表 8-8　209E 的空气洁净度级别

级别名称		级别限值									
		0.1μm		0.2μm		0.3μm		0.5μm		0.5μm	
		容积单位		容积单位		容积单位		容积单位		容积单位	
国际单位	英制单位	(m³)	(ft³)	(m³)	(ft³)	(m³)	(ft³)	(m³)	(ft³)	(m³)	(ft³)
M1		350	9.91	75.7	2.14	30.9	0.875	10.0	0.283	—	—
M1.5	1	1240	35.0	265	7.5	106	3.0	35.3	1.00	—	—
M2		3500	99.1	757	21.4	309	8.75	100	2.83	—	—
M2.5	10	12400	350	2650	75.0	1060	30.0	353	10.0	—	—
M3		35000	991	7570	214	3090	8.75	1000	28.3	—	—
M3.5	100	—	—	26500	750	10600	300	3530	100	—	—
M4		—	—	75700	2140	30900	875	1000	283	—	—
M4.5	1000	—	—	—	—	—	—	35300	1000	247	7.00
M5		—	—	—	—	—	—	100000	2830	618	17.5
M5.5	10000	—	—	—	—	—	—	353000	10000	2470	70.0
M6		—	—	—	—	—	—	1000000	28300	6180	175
M6.5	100000	—	—	—	—	—	—	3530000	100000	24700	700
M7		—	—	—	—	—	—	10000000	283000	61800	1750

表 8-9　澳大利亚标准分为三级

空气洁净度级别	最大浓度	
	粒径/μm	浓度/(粒/L)
3.5 级	≥0.5	3.5
350 级	≥0.5	350
3500 级	≥0.5	3500

表 8-10　WHO 标准及 EEC 标准

名　称	空气洁净度级别	>0.5μm 微粒/(个/m³)	>5μm 微粒/(个/m³)	浮游菌(个/m³)
世界卫生组织(WHO) 及欧共体(EEC)	(A)100	≤3500	0	<1
	(B)100	≤3500	0	<5
	(C)1 万	≤35 万	<2000	<100
	(D)10 万	≤350 万	<20000	<500

4. 我国的级别标准

我国药品生产洁净室（区）的空气洁净度标准由（国家食品药品监督管理局于 1999 年 8 月 1 日发布实施见表 8-11）。

表 8-11　中国药品生产洁净室（区）的空气洁净度标准

洁净度级别	尘埃最大允许数/(个/m²)		微生物最大允许数	
	≥0.5μm	≥5μm	浮游菌/(个/m³)	沉降菌[个/(Ⅲ·30min)]
100	3500	0	5	1
10000	350000	2000	100	3
100000	3500000	20000	500	10
300000	10500000	61800	NA	15

上述 3 种计量体制中，以采用国际公制的 "粒/m³" 最有通用性，但在计量监测仪器方面，还需用如下换算：英制的粒/ft³×35；公制的粒/L×1000。

（二）洁净环境中微生物学警告水平和行动水平的建立

许多制药厂在实行 GMP 中，依据经验资料积累，对洁净环境中微生物污染监督参数使用两个水平，即警告水平和行动水平。

警告水平是依据于各个净化厂房（室）或生产步骤得到的经验和资料，一个合适的数值是 95％置信值。警告水平的意义是生产中净化厂房（室）和生产步骤情况发生变化，但还未造成直接影响时发出警告。超过警告水平限度要及时监督调查，找出微生物数量增加的原因，但不必进行校正工作。许多厂商在本厂 GMP 中制定的警告水平可分为两级，并且不同设备的警告水平也可不同。

行动水平是批准产品的发放水平。超过此限度表示用这样生产步骤生产的药品微生物质量不能得到保证，超过水平必须立即调查，并进行校正。行动水平对于不同的设备及不同生产厂的控制环境都应该是相同的，这样就可以保证控制环境的一致性。

现代医药和医用仪器行业，特别是洁净厂房（室）的建造质量标准中，一般都采用 100级、1 万级、10 万级、30 万级的分类法。虽然空气洁净度标准分级法与洁净厂房控制环境中的微生物水平并没有发现直接的联系，但医药行业很多年来使用和这些分级相应的微生物水平作为一种标准来执行。

（三）模拟生产操作步骤微生物学评估

为获得在生产线正常运转时的微生物状况，通常采用培养基灌封实验进行模拟生产操作，即利用培养基代替产品，检测运转时微生物的污染状况。培养基灌封实验经 3 次模拟运转合格，该洁净室或控制环境的生产线微生物状况就算合格。

培养基灌封实验的过程，应与实际生产的操作程序一致。为了增加安全性，还要使用"错误情况"条件，如频繁停止运转、或较快运转、过滤器调换等。

培养基灌封实验的评估不需对每个产品进行测试，但必须对每个生产线进行测试，容器的形状和产品的形状一样，生产速度使用极限速度。培养基灌封实验必须是在无菌生产批结束时立即进行，以期证明批生产中无菌保证条件的状况。

通常使用大豆消化酪素肉汤作为灌封运转试验的培养基。以最佳标示菌在100cfu（细菌集落)/单元水平以下进行灵敏度验证或用在监控检测中分离鉴别的菌种来验证灵敏度。随后，培养基无菌操作，灌封容器在 20～25℃及 30～35℃培养，每个温度培养 7 天，检查微生物的生长情况。当污染微生物与检测可能污染源同样时，显微镜观察生长有效。

当生产或培养基灌封运转时，污染出现不是一个偶然的事件。因此，污染不服从泊松Poisson 分布，在洁净室中最关键的污染源是人员。它与生产线的干扰和无菌手工操作的步骤有关。污染率取决于无菌操作区操作者的操作活动。在人员受限制进入的屏障生产体系和高自动生产体系，偶然的微生物污染很少会在培养基灌封运转中造成污染。

（四）微生物环境控制程序设计及影响执行程序的关键因素

1. 微生物环境控制程序设计

药品生产企业应建立对洁净环境中微生物监督的程序，以便及时发现不利因素，采取有效的改正措施。荷兰的 RIVM 使用环境监督微生物程序（见表 8-12）。

2. 影响控制程序的因素

（1）对不同的设施与环境应有相应的控制程序　例如对检出和计数污染微生物的培养基的选择，通常使用大豆消化酪素培养基，但有时还需补充和添加一些成分来克服和减少在监督环境中使用抗生素或消毒剂带来的影响。在操作期间也必须检出和定量酵母、曲霉，监督程序将包括最初对在设备中存在的特性微生物菌丛的检出，筛选各类培养基。霉菌培养基也推荐使用如沙保、改良沙保或抑制霉菌琼脂，一般不经常进行对专性厌氧菌的检测。

表 8-12　在 RIVM 微生物学环境监督程序

静止期：所谓静止期是洁净室内无人以后 20min，在所有洁净室中静止期间检查以下参数

空气总微粒浓度
空气微生物数 cfu
表面菌落数 cfu

以下方法中检测以下参数：

空气总微粒浓度

仪器	激光微粒计数器，MetOne M217
培养基	不适用
样品点数	按洁净室大小和验证结果，代表性 2 点①
频率	静止期监督频率(略)
取样时间	1ft³ 连续取样最小量 7 次
测定开始	直接进行(第一个 20min 记数，在可置信限计算中不考虑)
参数评价	在洁净室中所有取样点 ≥0.5μm/cfu 微粒可置信限度

空气微生物数 cfu：

仪器	RCS 空气取样器
培养基	TSA(培养基 18)
样品点数	按洁净室大小和监测结果，代表性 2 点
频率	静止期监督频率(略)
取样时间	8min
测定开始	无菌室停止工作后 20min
参数评价在洁净室中所有取样点，每 8min 取样每次菌落数的平均数	

表面菌落数：

仪器	RODAC 接触琼脂(直径 48mm)
培养基	TSA
样品点数	按洁净室大小和验证结果，代表性 2 点(平面是：地面、桌面、LAF 柜面)
频率	静止期监督频率
取样时间	不适用
测量开始	人员进入以前，消毒以后在干燥地板上

工作期：是指全部程序正在运转，在这阶段中进行以下参数检查

空气总微粒浓度
沉降菌落数 cfu
在手套指端菌落数 cfu

以下方法中检测以下参数：

空气总微粒浓度

仪器	激光微粒计数器
培养基	不适用
样品点数	按洁净室大小、验证结果和关键点数量
频率	每个程序进行时
取样时间	在全程序连续取样
测定开始	在直接进入时②
参数评价	在程序进行时每测定点的微粒数

沉降菌落数 cfu：

仪器	具有营养琼脂平板(直径 90mm)
培养基	TSA
样品点数	按洁净室大小、验证结果和关键点数
频率	每程序运行时
取样时间	在全部程序运行时连续进行，但对每一个平板放置不大于 4h，因可能干裂，若程序运行大雨 4h，必须更换新的平板
测量开始	直接在关键操作开始
测量结束	直接在关键操作结束
参数评价	每取样点 30min 每个平板 cfu 数

在手套指端菌落数 cfu：

仪器	具有营养琼脂平板(直径 90mm)
培养基	血琼脂
样品点数	每个操作者，在一个平板中"操作手"全部手指
频率	在每个程序运行时至少两次
取样时间	不适用
测量开始	关键操作以后直接进行
测量结束	不适用
参数评价	每工作人员每 5 个指尖 cfu 数

　　① 如静止期仅测定了净化室的状态，不具有样品点数和房间大小之间的直接关系。为此代表性使用 2 个取样点，这些取样点是在观察较多位置验证研究结果以后选择的。因此所有净化室空气微粒数和菌落数较均匀，该方法证明是可行的。在验证研究中 RODAC 接触琼脂对每个平面选择位置，是污染最敏感的或在消毒中易忽略的位置。

　　② 在刚启动时，因为空气骚动，必须注意程序开始的时间。

（2）培养的时间和温度　典型培养温度在（22.5±2.5）℃和（32.5±2.5）℃，培养时间48～72h，时间和温度取决于占优势微生物菌丛或典型培养基的选择。

（3）培养基灭菌方法　灭菌周期必须验证，培养基的无菌性及促生长性必须在使用前或使用的同时加以测试。培养基的无菌性，用相当数量的平板或试管在适宜的温度和时间培养来检测。培养基的促生长性检测可参照《中国药典》附录无菌检查项下部分列表的微生物。此外，从控制环境分离各个微生物菌丛，将也被用于培养基生长促进性实验，当接种少于100cfu挑战菌种，培养基可以提供生长。

（4）其他　一个适当环境控制程序也应包括适当的环境取样方法、取样位置的验证，对技术人员进行专门的培训。取样器取样装置在任何方式中应不干扰无菌区域。充分远离产品，以便取样技术、取样装置、操作人员手臂产生的涡流不影响接近生产线或区域单向空气层流。

（五）取样或微生物定量使用培养基和稀释液类型

用于洁净室和控制环境取样或微生物定量的培养基的类型有液体或固体的，选择哪一种取决于使用的检测方法和仪器设备，通常用于一般性检测的固体培养基是大豆消化酪素培养基。对改良培养基，其效果必须经过验证，商品干燥培养基同样也必须对其效果经过验证。

（六）洁净环境污染微生物的鉴别

用于监控洁净状态的采样检测，除了活菌计数外，也包括了对微生物的鉴别。从鉴别污染微生物可了解洁净室清洁、消毒步骤的有效性，特别是对消毒剂有效性评估有所帮助。微生物鉴别的结果也对调查污染源有用。

应重点监测洁净室关键区的微生物污染情况。

无论是用手工还是半手工，微生物自动鉴别系统、鉴别方法必须经过验证，并用标准指示微生物验证。

八、法规依据

中华人民共和国国家标准《医药工业洁净室（区）浮游菌的测试方法》（GB/T 16293—1996）

（一）范围

本标准规定了医药工业洁净室和洁净区中浮游菌测试条件、测试方法。

本标准适用于医药工业洁净室和洁净区，无菌室或无菌区域（包括洁净工作台）的浮游菌的测定和环境的验证。

（二）引用标准

下列标准包含的条文，通过在本标准中引用而构成为本标准的条文。本标准出版时，所示版本均为有效。所有标准都会被修订，使用本标准的各方应探讨使用下列标准最新版本的可能性。

YY/T 0188.6—1995　药品检验操作规程　第6部分：药品生物测定法

（三）定义

本标准采用下列定义。

1. 洁净室（区）clean room（area）　对尘粒及微生物污染规定需进行环境控制的房间或区域。其建筑结构、装备及其使用均具有减少对该区域内污染源的介入、产生和滞留的功能。

2. 洁净工作台 cleaning work station　一种工作台或者与之类似的一个封闭挡工作区。其特点是自身能够供给经过过滤的空气或气体，如垂直层流罩、水平层流罩、垂直层流洁净工作台、水平层流洁净工作台、自净器等。

3. 菌落 colony forming units 细菌培养后，由一个或几个细菌繁殖而形成的一细菌集落，简称CFU。通常用个数表示。

4. 浮游菌 airborne microbe 用本标准提及的方法收集悬浮在空气中的活微生物粒子，通过专门的培养基，在适宜的生长条件下繁殖到可见的菌落数。

5. 浮游菌浓度 airborne microbe concentration 单位体积空气中含浮游菌菌落数的多少，以计数浓度表示，单位是个/m³ 或个/L。

6. 悬浮粒子 airborne particles 可悬浮在空气中的尺寸一般在 $0.001\mu m \sim 1000\mu m$ 之间的固体、流体或两者的混合物质，包括生物性粒子和非生物性粒子。

7. 洁净度 cleanliness 洁净环境内单位体积空气中含大于或等于某一粒径的悬浮粒子的允许统计数。

8. 单向流 unidirectional air flow （曾称为层流 laminar flow)沿着平行流线，以单一通路以一定流速向单一方向流动的气流。

9. 非单向流 nonunidirectional air flow （曾称为乱流 turbulent flow)具有多个通路循环特性或气流方向不平行的，不满足单向流定义的气流。

10. 静态测试 ar-rest test 洁净室（区）净化空气调节系统已处于正常运行状态，工艺设备已安装，洁净室（区）内没有生产人员的情况下进行的测试。

11. 动态测试 operational test 洁净室（区）已处于正常生产状态下进行的测试。

（四）测试方法

1. 方法提要 本方法采用计数浓度法，即通过收集悬游在空气中生物性粒子于专门的培养基，经若干时间，在适宜的生长条件下其繁殖到可见的菌落进行计数，从而判定洁净环境内单位体积空气中的活微生物数，以此来评定洁净室（区）的洁净度。

2. 所用的仪器、设备和培养基

（1）浮游菌采样器；

（2）真空抽气泵；

（3）培养皿；

（4）培养基；

（5）恒温培养箱。

3. 浮游菌采样器 浮游菌采样器宜采用撞击法机理的采样器，一般采用狭缝式采样器或离心式采样器。

（1）采用的浮游菌采样器必须要有流量计和定时器。

（2）狭缝式采样器的原理 狭缝式采样器由附加的真空抽气泵抽气，通过采样器的缝隙式平板，将采集的空气喷射并撞击到缓慢旋转的平板培养基表面上，附着的活微生物粒子经培养后形成菌落，予以计数。

（3）离心式采样器的原理 离心式采样器由于内部风机的高速旋转，气流从采样器前部吸入从后部流出，在离心力的作用下，空气中的活微生物粒子有足够的时间撞击到专用的固形培养条上，经培养后形成菌落，予以计数。

（4）狭缝式采样器的使用要点 应严格按仪器说明书的要求进行操作。①校验：采样器必须按仪器的检定周期，定期对仪器作检定，以保证测试数据的可靠性。校验的项目有：定时器、转盘和转速、流量计；②每次测试前应按说明书上的规定，先接通电源，启动真空抽气泵，然后调节流量计及定时器；③空气采样量根据需要选定。已知采样器的流量（L/min），设定采样时间（min），两者相乘即采样量（L）。④注意事项：a. 采样口必须用便于消毒及化学性能稳定的材料制造；b. 采样管严禁渗漏，内壁应光滑；c. 采样管的长度应根据测点的高度定，尽量减少弯曲。

4. 真空抽气泵

（1）真空抽气泵的排气量应与采样器匹配。

（2）宜采用无油真空抽气泵，必要时可在排气口安装气体过滤器。

（3）真空抽气泵安装的位置必须适当，一般装在采样器下面。

5. 培养皿

（1）狭缝式采样器一般采用 $\phi150mm\times15mm$、$\phi90mm\times15mm$、$\phi65mm\times15mm$ 三种规格的硼硅酸玻璃培养皿。可根据所选用采样器选择合适的培养皿。

（2）离心式采样器采用专用的固形培养条。

6. 培养基

普通肉汤琼脂培养基或其他药典认可的培养基。其配制见附录A（标准的附录）。

7. 恒温培养箱

必须定期对培养箱的温度计进行检定。

8. 测试步骤

（1）测试前仪器、培养皿表面必须严格消毒。①采样器进入被测房间前先用消毒房间的消毒剂灭菌，用于100级洁净室的采样器宜一直放在被测房间内；②用消毒剂擦净培养皿的外表面；③采样前，先用消毒剂消毒采样器的顶盖、转盘以及罩子的内外面，采样结束，再用消毒剂轻轻喷射罩子的内壁和转盘；④采样口及采样管，使用前必须高温灭菌。如用消毒剂对采样管的外壁及内壁进行消毒时，应将管中的残留液倒掉并晾干；⑤采样者应穿戴与被测洁净区域相应的工作服，在转盘上放入或调换培养皿前，双手用消毒剂消毒。

（2）狭缝式采样器的采样程序。①仪器经消毒后先不放入培养皿，开动真空泵抽气，使仪器中的残余消毒剂蒸发，时间不少于5min，并调好流量、转盘转速；②关闭真空泵，放入培养皿，盖上盖子后调节采样器缝隙高度；③置采样口于采样点后，依次开启采样器、真空泵、转动定时器，根据采样量设定采样时间。

（3）培养。①全部采样结束后，将培养皿倒置于恒温培养箱中培养；②在30℃～35℃培养箱中培养，时间不少于48h；③每批培养基应有对照试验，检验培养基本身是否污染。可每批选定3只培养皿作对照培养。

（4）菌落计数。①用肉眼直接计数、标记或在菌落计数器上点计，然后用5～10倍放大镜检查，有否遗漏；②若平板上有2个或2个以上的菌落重叠，可分辨时仍以2个或2个以上菌落数。

（5）注意事项。①使用前应仔细检查每个培养皿的质量，培养基及培养皿有变质、破损或污染的不能使用；②采取一切措施防止采样管的污染和其他人为对样本的污染；③对培养基、培养条件及其他参数作详细的记录；④由于细菌种类繁多，差别甚大，计数时一般用透射光于培养皿背面或正面仔细观察，不要漏计培养皿边缘生长的菌落，并须注意细菌菌落或培养基沉淀物的区别，必要时用显微镜鉴别。

（五）测试规则

1. 测试状态

（1）浮游菌测试前，被测试洁净室（或洁净区）温、湿度须达到规定的要求，静压差、换气次数、空气流速必须控制在规定值内。

（2）浮游菌测试前，被测试洁净室（或洁净区）已经过消毒。

（3）测试状态有静态和动态两种，测试状态的选择必须符合生产的要求，并在报告中注明测试状态。

2. 测试人员

（1）测试人员必须穿戴符合环境级别的工作服。

（2）静态测试时，室内测试人员不得多于 2 人。

3. 测试时间

（1）对单向流，如 100 级净化房间及层流工作台，测试应在净化空调系统正常运行不少于 10min 后开始。

（2）对非单向流，如 10000 级、100000 级以上的净化房间，测试应在净化空调系统正常运行不少于 30min 后开始。

4. 浮游菌浓度计算

（1）采样点数量及其布置。①最少采样点数目：浮游菌测试的最少采样点数目分为日常监测及环境验证两种情况，见表 1；②采样点位置：采样点位置可以同悬浮粒子测试点。a. 工作区测点位置离地 0.8m～1.5m 左右（略高于工作面）；b. 送风口测点位置离开送风面 30cm 左右；c. 可在关键设备或关键工作活动范围处增加测点。采样点布置的规则见附录 B（标准的附录）。

表 1　最少采样点数目

面积/m²	洁净度级别					
	100		10000		1000000	
	验证	监测	验证	监测	验证	监测
<10	2～3	1	2	1	2	—
10～<20	4	2	2	1	2	—
20～<40	8	3	2	1	2	—
40～<100	16	4	4	1	2	—
100～<200	40	—	10		3	
200～<400	80	—	20		6	
400	160	—	40		13	

注：1. 表 1 中的面积，对于 100 级的单向流洁净室（包括层流工作台），指的是送风口表面积，对于 10000 级、100000 级的非单向流洁净室，指的是房间面积。

2. 日常监测的采样点数目由生产工艺的关键操作点来确定。

（2）**最小采样量**

采样量根据日常检测及环境验证定，每次最小采样量见表 2。

表 2　最小采样量

洁净度级别	采样量/(L/次)	
	日常监测	环境验证
100 级	600	1000
10000 级	400	500
100000 级	50	100

（3）**采样次数**

每个采样点一般采样一次。

（4）采样注意事项：①对于单向流或送风口，采样器采样管口朝向应正对气流方向；对于非单向流，采样管口向上；②布置采样点时，至少应离开尘粒较集中的回风口 1m 以上；③采样时，测试人员应站在采样口的下风侧。

5. 记录

测试报告中应记录房间温度、相对湿度、压差及测试状态。测试报告的编写见附录 C（标准的附录）。

6. 结果计算

（1）用计数方法得出各个培养皿的菌落数。

（2）每个测点的浮游菌平均浓度的计算，见式(1)。

$$平均浓度（个/m^3）=\frac{菌落数}{采样量} \tag{1}$$

例1：某测点采样量为 400L，菌落数为 1，则：

$$平均浓度=\frac{1}{0.4}=2.5 \ 个/m^3$$

例2：某测点采样量为 2m^3，菌落数为 3，则：

$$平均浓度=\frac{3}{2}=1.5 \ 个/m^3$$

7. 结果评定

用浮游菌平均浓度判断洁净室（区）空气中的微生物。

（1）每个测点的浮游菌平均浓度必须低于所选定的评定标准中关于细菌浓度的界限。

（2）若某测点的浮游菌平均浓度超过评定标准，则必须对此区域先行消毒，然后重新采样两次，两次测试结果必须合格。

附录 A（标准的附录）培养基的准备及灭菌

A1 培养基的准备

培养基可以外购或自行配制。自行配制方法见 YY/T0188.6 第 6 章无菌检查部分中关于此类培养基的配备和操作步骤。其他符合药典灵敏度要求的培养基亦可以自行配制。

A2 培养基平皿的制备

A2.1 将培养皿置于 121℃ 湿热灭菌 20min 或 180℃ 干热灭菌 2h。

A2.2 将培养基加热熔化，冷却至 45℃ 时，在无菌操作要求下将培养基注入培养皿。

注入量：φ65mm 培养皿约 10mL；φ90mm 培养皿约 20mL。

A3 细菌的培养

待琼脂凝固后，将培养基平皿倒置于 30℃～35℃ 的恒温培养箱中培养 48h，若培养基平皿上确无菌落生长，即可供采样用。

注：培养基平皿宜在 20℃～8℃ 的环境中放置。

附录 B（标准的附录）采样点布置

洁净室和洁净区采样点的布置力求均匀，避免采样点在某局部区域过于集中，某局部区域过于稀疏。下列采样点布置的图示可作参考。

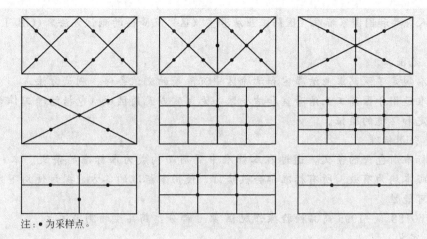

注：●为采样点。

图 B1

附录 C（标准的附录）浮游菌测试报告

测试单位＿＿＿＿＿＿＿＿＿＿　　测试日期＿＿＿＿＿＿＿＿＿＿　　生产批号＿＿＿＿＿＿＿＿＿＿

测试依据＿＿＿＿＿＿＿＿＿＿　　测试区域（房间或层流工作台）

洁净度级别＿＿＿＿＿＿＿＿＿　　面积＿＿＿＿＿＿＿＿m²　　测试状态＿＿＿＿＿＿＿＿＿＿

温度＿＿＿＿＿＿＿＿℃　　相对湿度＿＿＿＿＿＿＿%　　静压差＿＿＿＿＿＿＿＿＿Pa

采样器名称＿＿＿＿＿＿＿＿＿　　型号＿＿＿＿＿＿＿＿＿＿　　培养基名称＿＿＿＿＿＿＿＿

项 目	送风口			工作区		
采样点编号 No.						
采样速率(L/min)						
采样量(m³)						
开始时间						
菌落数(CFU)						
平均浓度/(CFU/m³)						

最高浓度＿＿＿＿＿＿＿＿＿CFU/m³　最低浓度＿＿＿＿＿＿＿＿＿CFU/m³

评定标准＿＿＿＿＿＿＿＿＿＿＿＿　结论＿＿＿＿＿＿＿＿＿＿＿＿＿

测试人＿＿＿＿＿＿＿　结果报告人＿＿＿＿＿＿＿　批准人＿＿＿＿＿＿＿

日期＿＿＿＿＿＿＿　日期＿＿＿＿＿＿＿　日期＿＿＿＿＿＿＿

附录 D（提示的附录）国内外有关浮游菌测定的标准

表 D1　国内外有关浮游菌测定的标准

洁净度级别	美国 NASA 标准 NHB5340-2	世界卫生组织（WHO）GMP 及欧洲共同体（EC）GMP	中国卫生部 GMP（1992 年修订）
	生物性粒子最大允许数/m³	微生物最大允许数/m³	活微生物数/m³
100	3.5	5	≤5
10000	17.6	100	≤100
100000	88.4	500	≤500

中华人民共和国国家标准《医药工业洁净室（区）沉降菌的测试方法》（GB/T 16294—1996）

（一）范围

本标准规定了医药工业洁净室和洁净区中沉降菌的测试条件、测试方法。

本标准适用于医药工业洁净室和洁净区，无菌室或无菌区域（包括洁净工作台）的沉降菌的测定和环境的验证。

（二）引用标准

下列标准所包含的条文，通过在本标准中引用而构成为本标准的条文。本标准出版时，所示版本均为有效。所有标准都会被修订，使用本标准的各方应探讨使用下列标准最新版本的可能性。

YY/T0188.6—1995 药品检验操作规程 第6部分：药品生物测定法

（三）定义

本标准采用下列定义。

1. 洁净室（区）clean room（area） 对尘粒及微生物污染规定需进行环境控制的房间或区域。其建筑结构、装备及其使用均具有减少对该区域内污染源的介入、产生和滞留的功能。

2. 洁净工作台 cleaning work station 一种工作台或者与之类似的一个封闭挡工作区。其特点是自身能够供给经过过滤的空气或气体，如垂直层流罩、水平层流罩、垂直层流洁净工作台、水平层流洁净工作台、自净器等。

3. 洁净度 cleanliness 洁净环境内单位体积空气中含大于或等于某一粒径的悬浮粒子的允许统计数。

4. 菌落 colony forming units 细菌培养后，由一个或几个细菌繁殖而形成的一细菌集落，简称CFU。通常用个数表示。

5. 沉降菌 settling microbe 用本标准提及的方法收集到的活微生物粒子，通过专用的培养基，在适宜的生长条件下繁殖到可见的菌落数。

6. 悬浮粒子 airborne particles 可悬浮在空气中的尺寸一般在 $0.001 \sim 1000 \mu m$ 之间的固体、流体或两者的混合物质，包括生物性粒子和非生物性粒子。

7. 单向流 unidirectional air flow （曾称为层流 laminar flow)沿着平行流线，以单一通路以一定流速向单一方向流动的气流。

8. 非单向流 nonunidirectional air flow （曾称为乱流 turbulent flow)具有多个通路循环特性或气流方向不平行的，不满足单向流定义的气流。

9. 静态测试 ar-rest test 洁净室（区）净化空气调节系统已处于正常运行状态，工艺设备已安装，洁净室（区）内没有生产人员的情况下进行的测试。

10. 动态测试 operational test 洁净室（区）已处于正常生产状态下进行的测试。

（四）测试方法

1. 方法概述

本测试方法采用沉降法，即通过自然沉降原理收集在空气中的生物粒子于培养基平皿，经若干时间，在适宜的条件下让其繁殖到可见的菌落进行计数，以平板培养皿中的菌落数来判定洁净环境内的活微生物数，并以此来评定洁净室的洁净度。

2. 所用的仪器和设备

（1）高压消毒锅 使用时应严格按照仪器说明书操作。

（2）恒温培养箱 必须定期对培养箱的温度计进行检定。

(3) 培养皿　一般采用 $\phi 90\text{mm} \times 15\text{mm}$ 的硼硅酸玻璃培养皿。

(4) 培养基　普通肉汤琼脂培养基或其他药典认可的培养基。其配制方法见附录 A（标准的附录）。

3. 测试步骤

(1) 采样方法　将已制备好的培养皿按 5、4、1、2 的要求放置，打开培养皿盖，使培养基表面暴露 0.5h，再将培养皿盖盖上后倒置。

(2) 培养　①全部采样结束后，将培养皿倒置于恒温培养箱中培养；②在 30℃～35℃培养箱中培养，时间不少于 48h；③每批培养基应有对照试验，检验培养基本身是否污染。可每批选定 3 只培养皿作对照培养。

(3) 菌落计数　①用肉眼直接计数、标记或在菌落计数器上点计，然后用 5～10 倍放大镜检查，有否遗漏；②若平板上有 2 个或 2 个以上的菌落重叠，可分辨时仍以 2 个或 2 个以上菌落数。

4. 注意事项

(1) 测试用具要作灭菌处理，以确保测试的可靠性、正确性。

(2) 采取一切措施防止人为对样本的污染。

(3) 对培养基、培养条件及其他参数作详细的记录。

(4) 由于细菌种类繁多，差别甚大，计数时一般用透射光于培养皿背面或正面仔细观察，不要漏计培养皿边缘生长的菌落，并须注意细菌菌落与培养基沉淀物的区别，必要时用显微镜鉴别。

(5) 采样前应仔细检查每个培养皿的质量，如发现变质、破损或污染的应剔除。

(五) 测试规则

1. 测试状态

(1) 沉降菌测试前，被测试洁净室（区）的温湿度须达到规定的要求，静压差、换气次数、空气流速必须控制在规定值内。

(2) 沉降菌测试前，被测试洁净室（区）已经过消毒。

(3) 测试状态有静态或动态两种，测试状态的选择必须符合生产的要求，并在报告中注明测试状态。

2. 测试人员

(1) 测试人员必须穿戴符合环境洁净度级别的工作服。

(2) 静态测试时，室内测试人员不得多于二人。

3. 测试时间

(1) 对单向流，如 100 级净化房间及层流工作台，测试应在净化空调系统正常运行不少于 10min 后开始。

(2) 对非单向流，如 10000 级、100000 级以上的净化房间，测试应在净化空调系统正常运行不少于 30min 后开始。

4. 沉降菌计数

采样点数目及其布置①最少采样点数目：沉降法的最少采样点数可按表 1 确定，在满足最少测点数的同时，还宜满足最少培养皿数，见表 2；②采样点的布置：采样点的位置可以同悬浮粒子测试点。a. 工作区采样点的位置离地 0.8m～1.5m 左右（略高于工作面）；b. 可在关键设备或关键工作活动范围处增加采样点。采样点位置的详细规则见附录 B（标准的附录）。

表1　最少采样点数目

面积/m²	洁净度级别		
	100	10000	1000000
<10	2~3	2	2
10~<20	4	2	2
20~<40	8	2	2
40~<100	16	4	2
100~<200	40	10	3
200~<400	80	20	6
400~<1000	160	40	13
1000~<2000	400	200	32
2000	800	200	63

注：表中的面积，对于单向流洁净室，是指送风面面积。对于非单向流洁净室是指房间的面积。

表2　最少培养皿

洁净度级别	所需 φ90mm 培养皿数（以沉降 0.5h 计）
100	14
10000	2
1000000	2

5. 记录

测试报告中应记录房间温度、相对湿度、压差及测试状态。

测试报告的编写见附录 C（标准的附录）。

6. 结果计算

(1) 用计数方法得出各个培养皿的菌落数。

(2) 平均菌落数的计算，见式（1）。

$$平均菌落数 \overline{M} = (M_1 + M_2 + \cdots M_n)/n \tag{1}$$

式中，$\overline{M}$ 为平均菌落数；M_1 为 1 号培养皿菌落数；M_2 为 2 号培养皿菌落数；M_n 为 n 号培养皿菌落数；n 为培养皿总数。

7. 结果评定

用平均菌落数判断洁净室（区）空气中的微生物。

(1) 洁净室（区）内的平均菌落数必须低于所选定的评定标准。

(2) 若某洁净室（区）内的平均菌落数超过评定标准，则必须对此区域先进行消毒，然后重新采样两次，测试结果均须合格。

附录 A　（标准的附录）培养基的准备及灭菌

A1　培养基的准备

培养基可以外购或自行配制。自行配制方法见 YY/T0188.6—1995 第 6 章无菌检查部分中关于此类培养基的配方和操作步骤。其他符合药典灵敏度要求的培养基亦可以自行配制。

A2　培养基平皿的制备

A2.1　将 φ90mm 的培养皿置于 121℃ 湿热灭菌 20min 或 180℃ 干热灭菌 2h。

A2.2 将培养基加热溶化，冷至45℃时，在无菌操作要求下将培养基注入培养皿，每皿约15mL。

A2.3 待琼脂凝固后，将培养基平皿倒置于30℃～35℃恒温培养箱中培养48h，若培养基平皿上确无菌落生长，即可供采样用。

注：制备好的培养基平皿宜在2℃～8℃的环境中存放。

附录B （标准的附录）采样点布置

洁净室和洁净区采样点的布置力求均匀，避免采样点在某局部区域过于集中，某局部区域过于稀疏。下列采样点布置的图示可作参考。

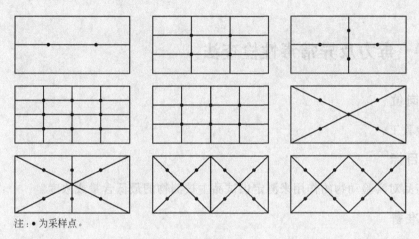

注：•为采样点。

图 B1

附录C （标准的附录）沉降菌测试报告

编　　号_____　　测试单位_____
测试依据_____　　测试状态_____
环境温度_____℃　　相对湿度_____％静压差_____Pa
培养基批号_____　　培养温度_____
检测日期_____　　报告日期_____

菌落数　　　平皿　　　区域	1	2	3	4	平均数	级别	备注

评定标准_____　　结论_____
检验者_____　　复核者_____

附录 D （提示的附录）国内外有关沉降菌测定的标准

表 D1　国内外有关沉降菌测定的标准

洁净度级别	美国 NASA 标准 NHB5340-2 个/(ϕ90mm·1h)	日本制药协会 个/(ϕ90mm·1h)	中国化学制药工业协会 个/(ϕ90mm·0.5h)
100	0.49	1	≤1
10 000	2.45	5	≤3
100 000	12.2	20	≤10

模块九　毒力及异常毒性检查法

一、检验岗位

药物检验工。

二、工作目标

通过药品对实验动物的作用来测定供试品中被测物的最低含量或浓度。

三、操作准备

(一) 职业形象

药品检验人员，对检验工作要尽职尽守，不得有丝毫疏忽。进入无菌室，需在缓冲间更换消毒好的工作服、工作帽及工作鞋。操作应严格按照无菌操作规定进行，将已灭菌检验用品按无菌操作技术移至无菌操作室。操作前，要对手、检验药品表面进行消毒。

(二) 职场环境

药品毒力及异常毒性检查必须在无菌室进行，无菌室应保持清洁整齐，定期进行消毒、洁净度检查，细菌数应控制在 10 个以下，发现不符合要求时，应立即彻底消毒灭菌。

操作前应开启紫外杀菌装置和空气过滤装置至少 30min。关闭后，因有残余射线，不能马上进入。

(三) 检测材料

1. 异常毒性检查法

(1) 试剂　75%酒精、注射用水、氯化钠注射液或其他溶剂。

(2) 实验动物　采用昆明种小白鼠，它对外来刺激极为敏感，对各种毒素和病原体具有易感性，反应极为灵敏。实验用小白鼠须健康无伤，毛色光滑，眼睛红亮，活泼，体重17～20g，其来源、饲养条件、品种、性别均应相同。雌者不得有孕。复试时，用 18～19g 小白鼠。试验动物在称重前，自然饱腹。做过本实验的动物不得重复使用。

2. 葡萄糖酸锑钠毒力检查法

(1) 试剂　氯化钠注射液，注射用水，75%酒精等。

(2) 实验动物　葡萄糖酸锑钠毒力检查的试验动物为小鼠。小鼠应健康合格，无伤，毛色光滑，眼睛红亮，活泼，须在同一条件下饲养。同品系，同性别，雌性无孕。体重 17～20g，每批供试品初试 5 只，复试 10 只。做过试验的小鼠不得重复使用。

（四）器材、设备

1. 异常毒性检查法

（1）压力蒸汽灭菌器，与供试液接触的所有器具均应高压灭菌（115℃，30min）。

（2）天平 供试品称量用天平（精度0.01g或0.1mg），试剂称量用天平（精度0.1g或1mg）小鼠称重用天平（精度0.1g）。

（3）小鼠固定器和支架、注射器（1ml以下，精度0.01ml）、大称量瓶、吸管、移液管、小烧杯、胃管灌注针头。

2. 葡萄糖酸锑钠毒力检查法

分析天平（万分之一）、托盘天平、计时器（或秒表）、电热干燥箱；吸管（1ml、2ml、5ml、10ml）、试管（22mm×190mm）、注射器（1ml）、注射针头（4、5号），玻璃小瓶（8ml、12ml、25ml）、洗耳球、75％酒精棉、煮锅、试管架、大镊子、有机玻璃罩、鼠盒等。

吸管、试管、小瓶先用水冲洗后，在清洁剂溶液中浸泡30min以上，取出后用水冲洗干净，再用蒸馏水冲洗3遍，放入电热干燥箱120℃烘干。

注射器及针头，用水冲洗干净后，用蒸馏水冲洗3遍，放入煮锅用蒸馏水煮沸15min。

（五）参考资料

《中国药典》2010年版。

《中国药品检验标准操作规范》2005年版。

四、操作过程

（一）药品的预处理（即供试液的制备）

1. 异常毒性检查法

（1）原料药 精密称取适量，置适宜容器中，按规定浓度加精密量取的一定量的溶剂，搅拌使溶解。

（2）注射液的稀释 用75％酒精棉球消毒安瓿颈部或瓶塞，精密量取一定量药液，按规定浓度，加精密量取的一定量溶剂，混匀。

除另有规定外，一般用氯化钠注射液作为溶剂制成供试品溶液，供试液制备后，应立即使用，最长不得超过24h。

2. 葡萄糖酸锑钠毒力检查法

（1）标准品溶液的配制 精密称取葡萄酸锑钠标准品适量，按含锑量计算，加适量温水，搅拌使之溶解，加热（约70℃、15min），补足水至一定量，于50℃恒温条件下加温30min（避免水分蒸发），放冷至室温。用符合规定的小鼠按每1g体重自尾静脉注入0.02ml标准品溶液。调节标准品浓度，使注射后的小鼠在15min内约有半数死亡。使小鼠的死亡率在20％～80％之间的浓度即为适宜的试验浓度。

（2）供试品溶液的配制 供试品为粉末，按标准品溶液的配制方法配制。供试品为注射液，用水稀释，于50℃恒温条件下加温30min（避免水分蒸发），放冷至室温，供试品的浓度应为标准品浓度的80％。

（二）操作方法

1. 异常毒性检查法

除另有规定外，取小鼠5只，按该药品项下规定的给药途径，每只小鼠给予供试液0.5ml，给药途径分为以下几种。

（1）静脉注射 将小鼠放入固定器中，使尾巴暴露在外，用75％酒精擦拭鼠尾注射部位。尾静脉注入供试品溶液，注射速度为4～5s，如注射部位发白且推入药液时有阻力，表示针头未插入静脉内,应重插。如药液有损失,应另取小鼠注射。注射完毕后,拔出针头,在注射部位止血后,取出小鼠,放鼠盒中,观察即时反应,并作记录。

(2)腹腔注射 一手握小鼠,用拇指和食指捏住小鼠颈背部,用无名指及小指固定其后肢及尾,腹部向上。用75%的酒精擦拭小鼠腹部注射部位。针头由小白鼠腹部左侧皮下注入,并使针头在皮下平行通过腹部中线后,进入右侧腹腔部位,切勿使针头向上,以防针头刺伤内脏而死亡。腹腔注入供试品溶液,注射完毕后,拔出针头,放鼠盒中,观察即时反应,并作记录。

(3)皮下注射 握小鼠,同腹腔注射法,用75%酒精擦拭小鼠腹部注射部位。于腹部左侧皮下刺入,并使针头在皮下平行通过腹部中线后,皮下注入供试品溶液,可见注射部位皮下出现白色泡状隆起。注射完毕后,拔出针头,放鼠盒中,观察即时反应,并作记录。

(4)口服给药 握小鼠,同腹腔注射法,注射器接上胃管灌注针头,缓缓插入小鼠口腔,使其顺利进入食道,缓慢注入供试品溶液,如进针遇到阻力,应退出重插,不能强行插入,以免刺破食管或误入气管,使动物死亡。给药完毕后,拔出针头,放鼠盒中,观察即时反应,并作记录。

注射完毕后,除观察小鼠的即时反应,应在4h、24h、48h观察和记录动物的一般状态、毒性表现和死亡数量,具体见表9-1。

表 9-1 试验动物反应观察指标

程　　度	症　　状
无	未见毒性反应
轻	轻度症状,但无运动减少、呼吸困难或腹部刺激
中	腹部刺激,呼吸困难,运动减少,眼睑下垂,腹泻
重	衰竭,发绀震颤,严重腹部刺激、眼睑下垂、呼吸困难
死亡	注射后死亡

2. 葡萄糖酸锑钠毒力检查法

取健康无伤、体重17～25g的小鼠40只或20只。每次试验各小鼠间体重相差不得超过3g。将小鼠随机分为两组,每组20只或10只,一组为标准品,另一组为供试品组。按小鼠体重每1g自尾静脉注入0.02ml标准品溶液或供试品溶液,每只小鼠应在4～5s内均匀注射完毕。注射完后立即观察15min,记录各组小鼠死亡数。

五、结果处理

1. 异常毒性检查法

《中国药典》2010年版规定:除另有规定外,全部小鼠在给药后48h内不得死亡;如有死亡时,应另取体重18～19g的小鼠10只复试,全部小鼠在48h内不得死亡。

给药后,在规定时间内不引起可能死亡的任何反应不属于异常毒性检查范围,不作为判断结果的依据。

2. 葡萄糖酸锑钠毒力检查法

用40只小鼠检查时,若供试品组小鼠死亡数较标准品组小鼠死亡数少或两组小鼠死亡数相同,即可认为供试品的毒力符合规定;若供试品组的小鼠死亡数较标准品组小鼠死亡数多,则认为供试品的毒力不符合规定。

用20只小鼠检查时,若供试品组小鼠死亡数较标准品组小鼠死亡数少2只或2只以上,则可认为供试品的毒力符合规定;若供试品组小鼠死亡数较标准品组小鼠死亡数多2只或2只以上,即可认为供试品的毒力不符合规定;若两组小鼠死亡数相同或仅相差1只,须另取小鼠

20 只重新试验，将前后两次试验结果合并计算，按上述使用 40 只小鼠的判断方法处理结果。

六、可变范围

① 剂量按含锑量计算。葡萄糖酸锑钠含水量较高，在称量标准品或供试品先进溶液配制时，均需除去水分后再计算其含锑量。如第四次国家标准品的水分含量为 14.24%，锑含量（干燥品）为 32.83%。当称量标准品 2.670g 时，其含锑量只有 0.752g [2.670×(1−0.1424)×0.3283]，配制溶液时应按此值计算。若标准品已将所含水分算在内，标明其含锑量，则可直接计算，使用时应注意。

② 标准品的剂量，以注射后 15min 内小白鼠死亡率在 50% 左右为宜。一般来说，使半数小鼠死亡的标准品剂量约为 1000mg/kg（SU＋），以每 1g 小白鼠注入 0.02ml 标准品溶液计算，标准品溶液应配成每 1ml 含 50mg 五价锑的溶液。

③ 葡萄糖酸锑钠溶解后，因 pH 值不稳定，其毒力较高。故毒力检查要在溶液 pH 值和毒力都稳定后进行。室温放置可使溶液 pH 值和毒力趋于稳定，但所需时间较长，故本实验采用加温法配制溶液。

④ 注射速度不同，小鼠的死亡量也不相同。因此，在试验时要保持匀速注射给药，且一次实验中每只小白鼠的注射时间要尽量一致。

七、基础知识

（一）药品的有害物质检查

为了保证用药安全，一种新药或一种新制剂，以及一些毒性较大的药品和生化制品，在临床使用前，必须经过异常毒性实验检查，其目的是检查生产工艺中是否含有目标产品以外的有毒杂质。当药物中有害杂质含量达到影响疗效甚至对人体健康产生毒害时，必须进行严格控制和检查。在生产贮藏过程中对有害杂质作追踪考察，及时采取措施预防或去除，不但有利于保证药品使用的安全性，也有利于提高生产工艺的稳定性。

（二）限度实验

限度实验是指通过药品对实验动物的作用来测定出药品中测试物的最低含量或浓度的方法。该测试物并不一定要定量测出其准确值，只是确定其是否超过限度。主要适用于药物的毒性成分及有害物质的检测。

（三）葡萄糖酸锑钠的概况

葡萄糖酸锑钠为抗黑热病药（黑热病是由杜氏利什曼原虫所引起，通过白蛉叮咬传播的一种慢性寄生虫病）。用药后，贫血、肝脾肿大等症状迅速减轻，体内原虫消失迅速，有资料显示，用药六天后，体内的原虫消失率达 99% 左右。一般认为五价锑亦不能直接杀死原虫，可能是五价锑在体内还原为三价锑后抑制原虫的活动和繁殖，最后由网状内皮系统消灭。

葡萄糖酸锑钠以及其他五价锑剂的毒性均较三价锑剂低。由于葡萄糖酸锑钠为组成不定的化合物，若生产条件略有改变，产品的毒性就会大不相同，因此药典规定各批产品均须进行毒力检查，用限度实验来控制产品质量。

葡萄糖酸锑钠为五价锑与葡萄糖酸的复合钠盐，是一种白色或微显淡黄色的无定形粉末，溶于水，易溶于热水，水溶液显右旋性，不溶于乙醇或乙醚。按干燥品计算，葡萄糖酸锑钠含锑量应为 30.0%～34.0%。《中国药典》2010 年版规定，每一批葡萄糖酸锑钠及葡萄糖酸锑钠注射液在出厂前均须进行毒力测定，即将标准品与供试品分别注入小白鼠体内，通过比较二组小白鼠的死亡数量来判断供试品毒力是否符合规定。只有通过毒力测定合格的药品才能出厂。

八、法规依据

《中国药典》2010 年版（二部）附录 98、121 页。

附录 Ⅺ C 异常毒性检查法

本法系给予小鼠一定剂量的供试品溶液，在规定时间内观察小鼠出现的死亡情况，以判定供试品是否符合规定的一种方法。

供试用的小鼠应健康合格，体重 17～20g，在试验前及试验的观察期内，均应按正常饲养条件饲养。做过本试验的小鼠不得重复使用。

供试品溶液的制备 除另有规定外，用氯化钠注射液按各品种项下规定的浓度制成供试品溶液。

检查法 除另有规定外，取上述小鼠 5 只，按各品种项下规定的给药途径，每只小鼠分别给予供试品溶液 0.5ml。给药途径分为以下几种。

静脉注射 将供试品溶液注入小鼠尾静脉，应在 4～5 秒内匀速注射完毕。规定缓慢注射的品种可延长至 30 秒。

腹腔注射 将供试品溶液注入小鼠腹腔。

皮下注射 将供试品溶液注入小鼠腹部或背部两侧皮下。

口服给药 将供试品溶液通过适宜的导管，灌入小鼠胃中。

结果判断 除另有规定外，全部小鼠在给药后 48 小时内不得有死亡；如有死亡时，应另取体重 18～19g 的小鼠 10 只复试，全部小鼠在 48 小时内不得有死亡。

附录 Ⅻ L 葡萄糖酸锑钠毒力检查法

本法系比较葡萄糖酸锑钠标准品（S）与供试品（T）引致小鼠死亡的数量，以判定供试品毒力是否符合规定。

标准品溶液的制备 精密称取葡萄糖酸锑钠标准品适量，按含锑量计算，加适量温水，搅拌使溶解，加热（约 70℃，15 分钟），补足水至一定量，于 50℃ 恒温条件下 30 分钟（避免水分蒸发），放冷至室温。用下述规格的小鼠按每 1g 体重自尾静脉注入 0.02ml 标准品溶液，调节浓度，应能使约半数的小鼠死亡，死亡率 20% 至 80% 之间即为适宜浓度。

供试品溶液的制备 如为粉末，按标准品溶液的制备方法制备。如为注射液，用水稀释，于 50℃ 恒温条件下温浴 30 分钟（避免水分蒸发），放冷至室温，供试品溶液的浓度，应为标准品溶液浓度的 83%。

检查法 取健康合格、体重 17～25g 的小鼠 40 只或 20 只，每次试验各鼠间体重相差不得超过 3g，按体重随机等分为两组，每组 20 只或 10 只，一组为标准品组，一组为供试品组，分别按小鼠体重每 1g 自尾静脉注入 0.02ml 标准品溶液或供试品溶液，每只应在 4～5 秒钟内匀速注射完毕。立即观察 15 分钟，记录小鼠死亡数。

结果判断 用 40 只小鼠检查时，若供试品组小鼠死亡数较标准品组小鼠死亡数少或两组小鼠死亡数相同，则判定供试品的毒力符合规定；若供试品组的小鼠死亡数较标准品组小鼠死亡数多，则判供试品的毒力不符合规定。

用 20 只小鼠检查时，若供试品组小鼠死亡数较标准品组小鼠死亡数少 2 只或 2 只以上，则判定供试品的毒力符合规定；若供试品组小鼠死亡数较标准品组小鼠死亡数多 2 只或 2 只以上，则判定供试品的毒力不符合规定；若两组小鼠死亡数相同或仅相差 1 只，须另取小鼠 20 只重新试验，将前后两次试验结果合并计算，按上述使用 40 只小鼠的结果判断方法判断结果。

模块十　热原及细菌内毒素检查

一、检验岗位

药物检验工。

二、工作目标

掌握家兔升温法检查热原和鲎试剂法检查细菌内毒素的操作方法。

三、操作准备

（一）职业形象

药品检验人员必须于缓冲间更换消毒过的工作服、工作帽及工作鞋再进入无菌室，操作中少说话，不喧哗，以保持环境的无菌状态。将所需已灭菌或已消毒的用品按无菌操作技术要求移至无菌操作室。操作前，先用酒精棉球擦拭手，再用酒精棉球对供试品瓶、盒、袋等的开口处周围进行消毒，待干后用无菌的手术剪刀将供试品瓶、盒、袋启封。作为药品检验人员，对检验工作要衷于职守，不得有丝毫马虎。

（二）职场环境

常用 2％石炭酸水溶液擦拭工作台、门、窗、桌、椅及地面，然后用 3％石炭酸水溶液喷雾消毒空气，最后紫外灯杀菌 30min。定期检查室内空气无菌状况，细菌数应控制在 10 个以下，发现不符合要求时，应立即彻底消毒灭菌。

热原及细菌内毒素检查须在无菌室进行，无菌室应保持清洁整齐，室内仅存放最必需的检验用具，无菌室的仪器用具必须固定放置，不可随意挪动。

（三）检测材料

1. 家兔升温法

（1）用具的准备

① 用具的清洗　玻璃用具用自来水冲洗浮尘后，放入去污剂溶液中浸泡 30min 以上，取出后用自来水冲洗干净，再用蒸馏水冲洗 3 遍。注射针头用自来水冲洗后，在 2％碳酸氢钠溶液中煮沸 15min 后，用自来水冲洗干净再用蒸馏水冲洗 3 遍。

② 用具的除热原　将清洗干净的注射器、称量瓶、玻璃小瓶、注射针头等置金属盒（或锡箔纸）内，将吸管置金属筒（或锡箔纸）内，放入电热干燥箱内，升温至 250℃，保温 0.5h。或升温至 200℃，保温 1h。或升温至 180℃，保温 2h。

③ 肛门温度计的校正　将肛温计和标准温度计一起放入恒温水浴锅中（控温精度达 0.05℃），肛温计入水 6cm，标准温度计全浸或分浸，15min 后，取出温度计看二者差别，在 38.0℃、38.5℃、39.0℃、39.5℃、40.0℃、40.5℃ 各处逐步检验。如果温差大于 0.15℃ 或取出水浴后，水银有回缩现象的肛温计，均不能用。如用测温仪则按使用说明操作。

（2）家兔的挑选

① 选择健康无伤，体重为 1.7～3.0kg 的家兔，雌兔应未孕。预测体温前 7 日用同一饲料饲养，在此期间，家兔无体重减轻、精神、食欲、排泄等异常现象。

② 选择：试前 3～7 日内预测体温，每 30min 一次，共 8 次，体温在 38～39.6℃ 之间，高低温差小于 0.4℃ 的家兔可用。

上次用于检查为阴性的家兔，休息二日可用，不需选择。升温达 0.6℃ 的家兔，仍按上法挑选，升温均值小于 0.8℃ 者，休息二周可用，但要挑选；均温大于等于 0.8℃ 的家兔不再使用。

③ 规定：每一批家兔使用不超过 10 次，二次检测间隔时间超过三周，应重新挑选。

（3）检查前的准备　检查前 1～2 天内，供试家兔应在与实验室相同温度的饲养室饲养，二者温差不大于 5℃。实验室室温在 17～25℃（以防家兔降温），实验全过程，室温差小于 3℃。此外实验室要安静。实验前参加试验的家兔停食 1h 以上。

2. 细菌内毒素检查法（凝胶限量法）

试剂

① 鲎试剂　试验中所用鲎试剂，必须具有国家颁发的批准文号。在进行干扰试验或供试品检查前，所在实验室要进行灵敏度复核。

② 细菌内毒素检查用水（BET 水）　细菌内毒素检查中，所用检查用水应为与灵敏度为 0.03EU/ml 或更高灵敏度的鲎试剂在 37℃±1℃ 条件下 24h 不产生凝集反应的灭菌注射用水。

③ 清洁液（硫酸重铬酸钾）。

（四）器材、设备

1. 家兔升温法

分析天平（万分之一）、热原测试仪、电热干燥箱（带自动控温装置，最高温度应达 300℃）、超净工作台、恒温水浴（38℃）；时钟、煮锅、金属饭盒、金属吸管筒、台秤、兔固定器、肛门温度计或测温仪、注射器（2ml、5ml、10ml、20ml、30ml）、注射针头（6号、7号）、吸管（1ml、2ml、5ml、10ml）、称量瓶（30mm×60mm）和广口瓶（100ml、250ml）；75%酒精棉、甘油（或凡士林）、2%碳酸氢钠溶液、注射用水、氯化钠注射液。

2. 细菌内毒素检查法（凝胶限量法）

分析天平（万分之一）、托盘天平、计时器（或秒表）、电热干燥箱；吸管（1ml、2ml、5ml、10ml）、试管（22mm×190mm）、注射器（1ml）、注射针头（4号、5号），玻璃小瓶（8、12、25ml）、洗耳球、75%酒精棉、煮锅、试管架、大镊子、有机玻璃罩、鼠盒等。

吸管、试管、小瓶先用水冲洗后，在清洁剂溶液中浸泡 30min 以上，取出后用水冲洗干净，再用蒸馏水冲洗 3 遍，放入电热干燥箱中 120℃ 烘干。

注射器及针头，用水冲洗干净后，用蒸馏水冲洗 3 遍，放入煮锅用蒸馏水煮沸 15min。

（五）参考资料

《中国药品检验标准操作规范》2005 年版。

《中国药典》2010 年版。

四、操作过程

（一）药品的预处理即供试液的制备

1. 家兔升温法

（1）如供试品为原料药，则精密称定适量，根据其效价或含量计算加水量，稀释至所需浓度。

（2）如供试品为制剂，按标示量计算加水量，稀释至所需浓度。

（3）如供试品溶液注射剂量≥3ml/kg，应在注射前预热至 38℃。

（4）供试品溶液的制备，应在超净工作台上进行；除另有规定外，试验用水均指灭菌注射用水。

2. 细菌内毒素检查法（凝胶限量法）

（1）标准品溶液的配制　细菌内毒素标准品的稀释方法如下。

① 国家标准品的效价比较高，所以，稀释的步骤也比较多，1EU/ml 以前的浓度应 10 倍稀释，1EU/ml 以后的浓度，应 2 倍稀释制成 2.0λ、1.0λ、0.5λ、0.25λ（λ 为鲎试剂灵敏度标示值）等浓度。第一步稀释要在溶解后混旋 15min，以后每稀释一步均混旋 30s。

② 工作标准品效价相对较低，稀释方法同国家标准品。

（2）供试品的稀释　供试品为原料药，精密称定适量，按效价或含量计算出加水量，用 BET 水稀释成所需要的浓度；供试品为制剂，按标示量计算出加水量，用 BET 水稀释成所需要的浓度。

供试品为粉末，按标准品溶液的配制方法配制。供试品为注射液，用水稀释，于 50℃ 恒温条件下加温 30min（避免水分蒸发），放冷至室温，供试品的浓度应为标准品浓度的 80%。

（二）操作方法

1. 家兔升温法

（1）家兔体温的测量

① 家兔的固定　左手抓住家兔的双耳，右手托住家兔的尾部，从饲养笼放到台秤上称重，并把体重记在兔卡上，而后放入固定器中固定。

② 探头固定　轻轻提起兔尾，把蘸有甘油（或凡士林）的测温仪探头轻轻插入肛门约 6cm 深，再把兔尾和探头固定在一起，避免探头脱落，直到试验完毕。

③ 体温预测　家兔置于固定器中至少休息 1h 后，开始测量第 1 次体温，隔 30min 测第 2 次体温。两次体温相差不超过 0.2℃ 为符合要求，并以两次体温的平均值作为该兔的正常体温。当日使用的家兔体温应在 38.0～39.6℃ 范围内，且所有家兔体温之差不得超过 1℃。测量温度的方式有两种，一种使用热原测温仪，按操作程序即可；另一种用肛门温度计，测温时插入肛门的时间不少于 1.5min。

（2）供试品溶液的注射　经测定，家兔体温符合要求后 15min 内，进行耳静脉注射。每批供试品注射家兔的数量为初试 3 只，复试 5 只。

注射前先用 75% 酒精棉擦耳朵边缘，用小镊子将除热原的注射器和针头套好，按规定剂量抽取供试品溶液，由耳静脉徐徐注入。注射完后用手捏紧针眼处数秒，以助止血。

（3）注射后家兔体温的测量　注射后，每隔 30min 测量体温 1 次，共测 6 次。以 6 次中体温最高 1 次减去注射前的正常体温，即为该兔体温的升高度数。

2. 细菌内毒素检查法（凝胶限量法）

供试品溶液的检查：内毒素凝胶法检查设 5 支反应管，先用 0.1ml BET 水溶解鲎试剂（规格为 0.1ml/支），再加 0.1ml 供试品溶液。其中样品反应管（S 管）2 支，阳性对照管（PC 管）1 支，阴性对照管（NC 管）1 支，样品的阳性对照管（PPC 管）1 支。待各反应管加上相应溶液后，放入恒温器 37℃±1℃ 保温 60min±2min。

五、结果处理

1. 家兔升温法

（1）供试品热原检查合格　初试 3 只家兔中，升温均小于 0.6℃，总升温数小于 1.4℃；或复试 5 只家兔中，体温升高大于等于 0.6℃ 者不超过 1 只，且初、复试 8 只家兔的升温总数小于等于 3.5℃ 时，均可判断供试品热原检查合格。

（2）供试品热原检查不合格　初试 3 只家兔中，体温升高大于等于 0.6℃ 超过 1 只，或复试的 5 只家兔中，升温大于等于 0.6℃的家兔超过 1 只，或初、复试 8 只家兔的升温总数大于 3.5℃时，均判断供试品热原检查不合格。

（3）供试品热原检查复试　在初试 3 只家兔中，有一只家兔体温升高 0.6℃或 0.6℃以上时或者在初试 3 只家兔中，虽升温均在 0.6℃以下，但 3 只兔升温总和达 1.4℃或 1.4℃以上时，都不能直接判断供试品热原检查合格或不合格，应另取 5 只经过挑选的家兔复试。

关于降温的原因探讨：

（1）造成降温的原因　根据热原检查的原理，一般供试品如含热原达一定量，会使家兔体温升高。但在日常检查时，时常遇到大幅降温（超过 0.6℃）的情况。这主要有以下几种原因所致：①家兔体质不好，由于季节变换等原因，造成家兔身体状况不佳；②在注射大剂量供试品时，没有进行预热 38℃处理；③测温过程中，肛门大量出血。

（2）对于降温的处理　体温降低小于等于 0.4℃时，视为体温正常波动，以 0 计算；降温大于等于 0.6℃以上时，应找出原因，另取 3 只兔重做；降温在 0.45～0.55℃之间，3 只中仅有 1 只，以 0 计算，2 只或 2 只以上时，应找出原因重做。

2. 细菌内毒素检查法（凝胶限量法）

① 将反应管从恒温器中轻轻取出后，缓慢倒转 180°，管内凝胶不变形，不从管壁滑落者为阳性（＋），凝胶不能保持完整，并从管壁滑落者为阴性（－）。

② 阳性对照管为阳性，阴性对照管为阴性，供试品阳性对照管为阳性，本次试验成立。

③ 供试品 2 支均为阴性，表明供试品中的内毒素含量小于规定的内毒素限值，判为符合规定。如 2 支均为阳性，应判为不符合规定。

④ 若 2 支供试品管中，1 支为阳性，应按上述方法另取 4 支反应管复试，4 管中有 1 支为阳性，即判为不符合规定。

⑤ 若 PC 管为阴性（－），或 NC 管为阳性（＋），或 PPC 为阴性（－），试验无效。细菌内毒素检查记录见表 10-1。

表 10-1　细菌内毒素检查记录表

记录编号：

检品名称		送检单位	
检品批号		检品规格	
送检日期		检品的细菌内毒素限值	
检品的 MVD		检品溶液浓度	
检验依据	《中国药典》2010 年版（二部）附录ⅪE		

检查反应结果						
项目	内毒素浓度 /(EU/ml)	检品阳性对照	阳性对照	阴性对照	检 品	
鲎试剂溶液/ml		0.1	0.1	0.1	0.1	0.1
检品溶液/ml					0.1	0.1
检品阳性对照溶液/ml	2λ	0.1				
细菌内毒素溶液/ml	2λ		0.1			
BET 水/ml				0.1		
反应结果						
结论						

检验人：　　　　　　复核人：　　　　　　报告日期：

六、可变范围

(一) 家兔升温法

① 热原试验室内外应保持安静,避免强烈直射的日光或灯光及其他刺激。室温应在 17~25℃,且在全部试验过程中,室温变化不得大于 3℃。

② 稀释供试品时,应仔细观察外包装是否有损坏或冷爆处,如有应剔除。

③ 注射时,有的供试品要注意速度应缓慢,如三磷酸腺苷二钠(ATP)等,否则,易造成家兔死亡。

④ 注射时,1 批供试品使用 1 支注射器,不得混用,以免造成交叉污染。

⑤ 试验过程中,要及时填写兔卡及原始记录。

(二) 细菌内毒素检查法

1. 凝胶限量法

药品细菌内毒素检查法,是一项操作简便、快速、标准化程度高,应用成本低廉的新技术,又是一项生物学反应复杂的体外检测方法。由于影响因素较多,因此在实际工作中应注意如下几个问题:

(1) 实验前应复核鲎试剂产品的灵敏度和自身凝集时间,因为鲎试剂本身灵敏度的改变或质量不符合要求,能影响实验结果。

(2) 细菌内毒素工作品效价误差或效价不稳定,会影响实验结果。建议选用中国药品生物制品检定所提供的细菌内毒素标准品,必要时或有条件者应标定细菌内毒素标准品的效价。

(3) BET 用水:最好选用鲎试剂生产厂家配备的细菌内毒素检查用水。因为:BET 用水是一种特殊的水,它不仅要求细菌内毒素限值<0.03EU/ml,而且要求有严格的 pH 值范围(6.8~8.0),不能用注射用水替代使用。

(4) 实验操作的误差:操作顺序和熟练程度尤为重要。实验顺序如下所示:

制备内毒素标准溶液→稀释检品→溶解鲎试剂→摆放试管→加样或加试剂→封口恒温→观察结果并记录

(5) 实验器具的洁净度影响:一般用硫酸清洁液浸泡 4h,用自来水冲洗干净,再用新鲜蒸馏水冲洗三道,并干热(250℃)恒温 1.5h 即可。实验用玻璃器具必须是严格无菌无热原的,一般不使用一次性塑料制品。

(6) 实验条件:实验室要求洁净,无尘埃空气流通;若在空调室内进行试验,应备有一台超净工作台。

(7) 温度:实验室温度为 25℃±2℃较好,恒温水浴箱温度为 37℃±1℃为宜。

(8) 样品本身干扰,对含有多糖类药品,应选用特异性鲎试剂或普通鲎试剂加 G 因子抑制剂使用。对 pH 值较低的样品应调节 pH 值。

2. 凝胶半定量试验

本方法系通过确定终点浓度来量化供试品中内毒素的含量。所用仪器、用具、试剂及操作方法基本与凝胶限量法相同。

按表 10-2 中要求制备溶液 A、B、C 和 D,保温 60min±2min 后观察结果。若阴性对照溶液 D 的所有平行管为阴性,供试品阳性对照 B 的所有平行管为阳性,溶液 C 的终点浓度的几何平均值在 $0.5\lambda \sim 2\lambda$ 之间,试验有效。

溶液 A 中每一系列平行管的终点稀释倍数乘以 λ,为每个系列的终点浓度,所有平行管终点浓度的几何平均值即为供试品溶液的内毒素浓度(按"灵敏度的复核"中的公式)。如

表 10-2　凝胶半定量试验溶液的制备

编号	内毒素浓度/配制内毒素的溶液	稀释用液	稀释倍数	所含内毒素的浓度	平行管数
A	无/供试品溶液	检查用水	1	—	2
			2	—	2
			4	—	2
			8	—	2
B	2λ/供试品溶液		1	2λ	2
C	2λ/检查用水	检查用水	1	2λ	2
			2	1λ	2
			4	0.5λ	2
			8	0.25λ	2
D	无/检查用水	—	—	—	2

注：A 为没有超过 MVD 并且通过干扰试验的供试品溶液。用检查用水进行 2 倍系列稀释，从通过干扰试验的稀释倍数开始再稀释至 1 倍、2 倍、4 倍和 8 倍，但随后的稀释也不得超过 MVD；B 为含 2λ 浓度标准内毒素的溶液 A（供试品阳性对照）；C 为含 2λ、1λ、0.5λ 和 0.25λ 浓度标准内毒素的检查用水系列；D 为阴性对照。

果试验的是供试品的稀释液，则计算原始溶液内毒素浓度时要将结果乘上稀释倍数。

如试验中供试品溶液的结果都为阴性，应记为内毒素浓度小于 λ（如果检验的是稀释过的供试品，则记录为小于 λ 乘以该供试品的最低稀释倍数）。如果结果都为阳性，应记为内毒素的浓度大于或等于最大的稀释倍数乘以 λ。

若内毒素浓度小于规定的限值，判供试品符合规定。若内毒素浓度大于规定的限值，判供试品不符合规定。

3. 光度测定法

光度测定法分为浊度法和显色基质法。

浊度法系利用检测鲎试剂与内毒素反应过程过程中浊度变化而测定内毒素含量的方法。根据检测原理，可以分为终点浊度法和动态浊度法。终点浊度法是依据反应混合物中的内毒素浓度和其在孵育终止时的浊度（吸光度和透光率）之间的量化关系来测定内毒素含量的方法。动态浊度法是检测反应混合物的浊度到达某一预先设定的吸光度所需要的反应时间，或是检测浊度增加速度的方法。

显色基质法系利用检测鲎试剂与内毒素反应过程中产生的凝固酶，使特殊底物显色释放出的有色团的多少而测定内毒素含量的方法。根据检测原理，分为终点显色法和动态显色法。终点显色法是依据反应混合物中的内毒素浓度和其在孵育终止时释放出的有色团的量之间的量化关系来测定内毒素含量的方法。动态显色法是检测反应混合物的色度到达某一预先设定的吸光度所需要的反应时间，或是检测色度增长速度的方法。

光度测定试验应在特定的仪器中进行，温度一般为 37℃±1℃。

为保证浊度和显色试验的有效性，应预先进行标准曲线的可靠性试验以及供试品溶液的干扰试验。当试验环境中发生了任何可能影响检测结果的改变时，试验的有效性应重新检测。

（1）标准曲线的可靠性试验

① 标准曲线的制备　用标准内毒素配成溶液并制成至少 3 个浓度的稀释液（稀释度不得大于 10），最低浓度不得低于所用鲎试剂的标示检测限。每一稀释步骤的混匀时间同凝胶法，每一浓度至少做 3 支平行管。同时要求做 2 支阴性对照。当阴性对照在设定的时间内不发生反应，将全部数据进行线性回归分析。根据线性回归分析，标准曲线的相关系数（r）的绝对值应该大于或等于 0.980，试验方有效。否则须重新试验。

② 干扰试验　选择标准线中点或一个靠近中点的内毒素浓度。按表 10-3 制备溶液 A、

B、C 和 D。供试品和鲎试剂的加样量、供试品和鲎试剂的比例以及保温时间等，参照所用仪器和试剂的有关说明进行。每种溶液至少做 2 个平行管。

表 10-3 光度测定法干扰试验的制备

编号	内毒素浓度	配制内毒素的溶液	平行管数
A	无	供试品溶液	不少于 2 个
B	标准曲线的中点(或附近点)的浓度(设为 λ_m)	供试品溶液	不少于 2 个
C	至少 3 个浓度(最低一点设定为 λ)	检查用水	每一浓度不少于 2 个
D	无	检查用水	不少于 2 个

注：A 为稀释倍数未超过 MVD 的供试品溶液；B 为加入标准曲线中点或靠近中点的一个已知内毒素浓度的，且与溶液 A 有相同稀释倍数的供试品溶液；C 为如"标准曲线的可靠性试验"项下描述的，用于制备标准曲线的标准内毒素溶液；D 为阴性对照。

按所得线性回归方程分别计算供试品溶液和含标准内毒素的供试品溶液的内毒素含量 C_t 和 C_s，再按下式计算该试验条件下的回收率（R）。

$$R=(C_s-C_t)/\lambda_m\times100\%$$

当内毒素的回收率在 50％～200％之间时，则认为在该试验条件下供试品溶液不存在干扰作用；当内毒素的回收率不在指定的范围时，须按"凝胶法干扰试验"中的方法去除干扰因素，并要重复干扰试验来验证处理的有效性。

（2）检查法　按"光度法的干扰试验"中的操作步骤进行检测。

使用溶液 C 生成的标准曲线来计算溶液 A 的每一平行管的内毒素浓度。

试验必须符合以下三个条件方为有效：

① 系列溶液 C 的结果要符合"光度技术预试验"下"标准曲线的可靠性试验"中的要求。

② 用溶液 B 中的内毒素浓度减去溶液 A 中的内毒素浓度后，计算出的内毒素的回收率应在 50％～200％的范围内。

③ 溶液 D（阴性对照）在规定的反应时间内未检测出内毒素。

若供试品溶液所在平行管的平均内毒素浓度乘以稀释倍数和浓度后，小于规定的内毒素限值，判供试品符合规定。若大于规定的内毒素限值，判供试品不符合规定。

七、基础知识

医院临床在使用药品注射剂时，常有发冷、寒战、发热、头痛、恶心、呕吐、肤色灰白、休克、严重时导致死亡等现象发生，这种症状称为热原反应。为提高药品质量和用药安全，人们对热原进行了广泛的研究，直到 1923 年 Seibert 提出了用家兔检测热原的方法。1942 年美国药典首先将家兔热原检查项收入药典成为法定方法，《中国药典》1953 年版开始收载该方法，随后的世界各国药典都以动物热原检查法作为药品质量监测的方法之一。

细菌内毒素（Enolotoxin），是 G^- 菌细胞壁外层上的特有结构，内毒素为外源性致热原，它可激活中性粒细胞等，使之释放出一种内源性热原质，作用于体温调节中枢，引起发热。内毒素的主要化学成分为脂多糖中的类脂 A。现在人们普遍认为热原质的主要成分就是细菌内毒素，所以许多原来规定要进行热原检查的药品制剂，现在只要检查细菌内毒素是否超标就可以了。

（一）热原的来源

热原质是由微生物产生，对热稳定，能引起机体发热的一类物质。它注射后 15min 到 8h 内发生发冷，寒战，发热，然后大汗。有时有恶心，呕吐，头痛，腰及四肢关节痛，肤色灰白，重者可发生休克。

热原质普遍存在于自来水、天然水和其他不洁水中。许多药物易存在热原，如葡萄糖、乳酸钠、氯化钠、水解蛋白、枸橼酸钠、血液制品、右旋糖肝等生物系列化制品及适于微生物生长的药品。

（二）热原的化学性质

引起发热的物质很多，有内毒素、病毒、细菌及其他微生物，这些物质进入血液后被单核细胞、巨噬细胞吞噬而产生内源性致热原（内热原），其作用于下丘脑体温调节中枢，使机体体温上升。由于病毒、细菌及其他微生物在制药过程中易被灭菌等破坏或清除，故药物中的热原一般认为主要是细菌的内毒素。

1. 热原质的性质

热原质具有以下性质。

（1）耐热性　100℃不分解，120℃、4h破坏98%，180℃、2h或250℃、30min可被破坏。

（2）滤过性　≤0.05μm，能通过滤菌器，但不能通过半透膜及石棉板。

（3）溶解性　能溶于水，本身不挥发，但能随水蒸气雾滴进入蒸馏水中，故重蒸馏水不含热原。

（4）稳定性　可被强酸、强碱及氧化剂破坏。

（5）抗原性　多糖体部分有抗原性，但动物多次接触，会产生耐受性。故家兔法检查规定了使用次数、间隔时间等。

2. 热原的消除方法

热原可用以下方法消除。

（1）吸附法　活性炭，用量0.1%～0.5%，加热70℃保温一段时间更好。

（2）蒸馏法　热原不挥发留下。

（3）热破坏法　180℃干烤2h或250℃干烤30min可将热原除去。

（4）滤过法　以石棉板为滤材的施氏滤器过滤，可除去液体中的热原。

（5）强酸强碱处理法　如装注射器的容器，用前用强酸浸泡。

20世纪70年代，美国从鲎的变形细胞溶解物中提取制成了鲎试剂，创建了检测微量内毒素的检测技术。美国药典第20版（U.S.P. XX版）收载了用鲎试剂检查注射用水及放射性药品内毒素污染情况的方法，使用鲎试剂检查细菌内毒素的方法正式成为法定方法，原规定的热原检查项逐步被细菌内毒素检查项所取代。目前美国药典2000年版中，用鲎试剂来检查制剂中内毒素限量的药物品种已达586种（不包括2000年版以后的增补本）。相比之下我国就落后了许多，我国于1978年开始研究鲎试验法，1988年10月经卫生部批准在全国试行作为检查注射用水等五种注射液热原检查的初试方法。在1995年版的《中国药典》中正式规定13个品种只检查细菌内毒素而不再检查热原。

（三）内毒素

细菌内毒素是革兰阴性菌细胞壁上的一种脂多糖（lipoply saccharide）和微量蛋白（protein）的复合物，它的特殊性不是细菌或细菌的代谢产物，而是细菌死亡或解体后才释放出来的一种具有内毒素生物活性的物质。它是微生物在生长繁殖过程中合成的，必须在微生物死亡、细胞崩解后才能释放出来的毒素，是 G^- 菌的脂多糖，故革兰阴性菌易产生。

1. 细菌内毒素的化学性质

大多数革兰阴性菌细胞壁上的脂多糖即内毒素。其上具有磷酸根基团，表面带负电荷，和细胞壁牢固结合，常于细胞裂解后才释放出来。脂多糖中的类脂A是它的毒性和热原性部分。类脂 A 的毒性主要在于以酶键相连的脂肪酸，脂肪酸如被水解，类脂 A 即失去毒性，脂多糖也随之失去毒性。

2. 细菌内毒素的致病性

各种细菌的类脂 A 的化学成分结构相似，对机体的病理生理效应基本相同。主要作用如下：

（1）致热作用　人对内毒素的致热作用比较敏感，极少量内毒素（$0.001\mu g$）注入人体，即可引起发热。内毒素的致热作用，主要是作为外源性热原质作用于白细胞，使白细胞释放内源性热原质，作用下丘脑发热中枢而致热。也有实验认为内毒素可直接作用发热中枢，使体温调节功能紊乱而引起发热；

（2）微循环障碍和感染性休克内毒素可激活血管活性物质（5-羟色胺、组胺、激肽），引起小血管收缩和舒张功能紊乱，从而导致微循环障碍，严重时发生感染性休克；

（3）播散性血管内凝血（DIC）　由于内毒素可活化凝血因子Ⅻ，并能使血小板凝聚，促使凝血酶生成，引起毛细血管内广泛的血小板凝集和纤维蛋白沉积，形成播散性血管内凝血，以致微循环障碍。另一方面，由于 DIC 的发生消耗了大量凝血因子，而且内毒素又可激活纤维蛋白溶酶原，使已凝固的纤维蛋白溶解，因而发生继发性出血，引起组织细胞坏死。如脑膜炎球菌严重感染的病人，皮肤黏膜出现瘀斑以及内脏出血，多为 DIC 所致。

鲎是一种海洋的无脊椎动物，出现于古生代的泥盆纪，距今约有 3 亿年。目前世界上有 3 属 4 种：美洲鲎、东方鲎、南方鲎、园尾鲎。1956 年 Bang 首先发现给美洲鲎注入革兰阴性细菌后引起了全身性血液凝固，1968 年 Liven、Bang 等初步阐明这种血液凝固是由于革兰阴性细菌的内毒素激活了鲎血变形细胞溶解物的酶，从而使可溶性蛋白变成了凝胶。此试验的敏感性极高，溶液中内毒素的浓度达到 0.01ng/ml 时就可产生阳性结果。

鲎试剂与细菌内毒素产生凝胶反应的机理是鲎的血变形细胞中含有两种物质：凝固酶原及凝固蛋白原。凝固酶原遇内毒素激活可转化成具有活性的凝固酶，在该凝固酶的作用下，凝固蛋白原可以转变成凝固蛋白，凝固蛋白通过交联酶的作用，可以互相聚合形成牢固的凝胶。此过程可用简式表示如下：

$$凝固酶原 \xrightarrow{\text{细菌内毒素激活}} 凝固酶$$

$$凝固蛋白原 \xrightarrow[\text{酶解}\downarrow\text{作用}]{} 凝固蛋白$$

$$\text{交联酶的}\downarrow\text{聚合作用}$$
$$凝胶$$

八、法规依据

《中国药典》2010 年版（二部）附录 99 页。

附录 Ⅺ D　热原检查法

本法系将一定剂量的供试品，静脉注入家兔体内，在规定时间内，观察家兔体温升高的情况，以判定供试品中所含热原的限度是否符合规定。

供试用家兔　供试用的家兔应健康合格，体重 1.7kg 以上，雌兔应无孕。预测体温前 7 日即应用同一饲料饲养，在此期间内，体重应不减轻，精神、食欲、排泄等不得有异常现象。未曾用于热原检查的家兔；或供试品判定为符合规定，但组内升温达 0.6℃的家兔；或 3 周内未曾使用的家兔，均应在检查供试品前 3～7 日内预测体温，进行挑选。挑选试验的条件与检查供试品时相同，仅不注射药液，每隔 30 分钟测量体温 1 次，共测 8 次，8 次体温均在 38.0～39.6℃的范围内，且最高与最低体温相差不超过 0.4℃的家兔，方可供热原检查用。用于热原检查后的家兔，如供试品判定为符合规定，至少应休息48小时方可再供热原检查用，其中温度达0.6℃的家兔应休息2周以上。如供试品判定为不符合规定，则组内全部家兔不再使用。

试验前的准备 在做热原检查前1~2日，供试用家兔应尽可能处于同一温度的环境中，实验室和饲养室的温度相差不得大于3℃，且应控制在17~25℃，在试验全部过程中，实验室温度变化不得大于3℃，应防止动物骚动并避免噪音干扰。家兔在试验前至少1小时开始停止给食，并置于宽松适宜的装置中，直至试验完毕。测量家兔体温应使用精密度为±0.1℃的测温装置。测温探头或肛温计插入肛门的深度和时间各兔应相同，深度一般约6cm，时间不得少于1.5分钟，每隔30分钟测量体温1次，一般测量2次，两次体温之差不得超过0.2℃，以此两次体温的平均值作为该兔的正常体温。当日使用的家兔，正常体温应在38.0~39.6℃的范围内，且同组各兔间正常体温之差不得超过1℃。

与供试品接触的试验用器皿应无菌、无热原。去除热原通常采用干热法（250℃加热30分钟），也可用其他适宜的方法。

检查法 取适用的家兔3只，测定其正常体温后15分钟以内，自耳静脉缓缓注入规定剂量并温热至约38℃的供试品溶液，然后每隔30分钟按前法测量其体温1次，共测6次，以6次体温中最高的一次减去正常体温，即为该兔体温的升高温度（℃）。如3只家兔中有1只体温升高0.6℃或高于0.6℃，或3只家兔体温升高的总和达1.3℃，应另取5只家兔复试，检查方法同上。

结果判断 在初试的3只家兔中，体温升高均低于0.6℃，并且3只家兔体温升高总和低于1.3℃；或在复试的5只家兔中，体温升高0.6℃或高于0.6℃的家兔不超过1只，并且初试、复试合并8只家兔的体温升高总和为3.5℃或低于3.5℃，均判定供试品的热原检查符合规定。

在初试的3只家兔中，体温升高0.6℃或高于0.6℃的家兔超过1只；或在复试的5只家兔中，体温升高0.6℃或高于0.6℃的家兔超过1只；或在初试、复试合并8只家兔的体温升高总和超过3.5℃，均判定供试品的热原检查不符合规定。

当家兔升温为负值时，均以0℃计。

附录ⅩⅠ E　细菌内毒素检查法

本法系利用鲎试剂来检测或量化由革兰阴性菌产生的细菌内毒素，以判断供试品中细菌内毒素的限量是否符合规定的一种方法。

细菌内毒素检查包括两种方法，即凝胶法和光度测定法，后者包括浊度法和显色基质法。供试品检测时，可使用其中任何一种方法进行试验。当测定结果有争议时，除另有规定外，以凝胶法结果为准。

本试验操作过程应防止微生物和内毒素的污染。

细菌内毒素的量用内毒素单位（EU）表示，1EU与1个内毒素国际单位（IU）相当。

细菌内毒素国家标准品系自大肠埃希菌提取精制而成，用于标定、复核、仲裁鲎试剂灵敏度和标定细菌内毒素工作标准品的效价。

细菌内毒素工作标准品系以细菌内毒素国家标准品为基准标定其效价，用于试验中的鲎试剂灵敏度复核、干扰试验及各种阳性对照。

细菌内毒素检查用水系指内毒素含量小于0.015EU/ml（用于凝胶法）或0.005EU/ml（用于光度测定法）且对内毒素试验无干扰作用的灭菌注射用水。

试验所用的器皿需经处理，以去除可能存在的外源性内毒素。耐热器皿常用干热灭菌法（250℃、30分钟以上）去除，也可采用其他确证不干扰细菌内毒素检查的适宜方法。若使用塑料器械，如微孔板和与微量加样器配套的吸头等，应选用标明无内毒素并且对试验无干扰的器械。

供试品溶液的制备　某些供试品需进行复溶、稀释或在水性溶液中浸提制成供试品溶液。一般要求供试品溶液的 pH 值在 6.0～8.0 的范围内。对于过酸、过碱或本身有缓冲能力的供试品，需调节被测溶液（或其稀释液）的 pH 值，可使用酸、碱溶液或适宜的缓冲液调节 pH 值。酸或碱溶液须用细菌内毒素检查用水在已去除内毒素的容器中配制。缓冲液必须经过验证不含内毒素和干扰因子。

内毒素限值的确定　药品、生物制品的细菌内毒素限值（L）一般按以下公式确定：

$$L = K/M$$

式中，L 为供试品的细菌内毒素限值，一般以 EU/ml、EU/mg 或 EU/U（活性单位）表示；K 为人每千克体重每小时最大可接受的内毒素剂量，以 EU/(kg·h) 表示，注射剂 $K=5$EU/(kg·h)，放射性药品注射剂 $K=2.5$EU/(kg·h)，鞘内用注射剂 $K=0.2$EU/(kg·h)；M 为人用每千克体重每小时的最大供试品剂量，以 ml/(kg·h)、mg/(kg·h) 或 U/(kg·h) 表示，人均体重按 60kg 计算，人体表面积按 1.62m^2 计算。注射时间若不足 1 小时，按 1 小时计算。供试品每平方米体表面积剂量乘以 0.027 即可转换为每千克体重剂量（M）。

按人用剂量计算限值时，如遇特殊情况，可根据生产和临床用药实际情况做必要调整，但需说明理由。

确定最大有效稀释倍数（MVD）　最大有效稀释倍数是指在试验中供试品溶液被允许稀释的最大倍数（1→MVD），在不超过此稀释倍数的浓度下进行内毒素限值的检测。用以下公式来确定 MVD：

$$MVD = cL/\lambda$$

式中，L 为供试品的细菌内毒素限值；c 为供试品溶液的浓度，当 L 以 EU/ml 表示时，则 c 等于 1.0ml/ml，当 L 以 EU/mg 或 EU/U 表示时，c 的单位需为 mg/ml 或 U/ml。如供试品为注射用无菌粉末或原料药，则 MVD 取 1，可计算供试品的最小有效稀释浓度 $c=\lambda/L$；λ 为在凝胶法中鲎试剂的标示灵敏度（EU/ml），或是在光度测定法中所使用的标准曲线上最低的内毒素浓度。

方法 1　凝胶法

凝胶法系通过鲎试剂与内毒素产生凝集反应的原理来检测或半定量内毒素的方法。

鲎试剂灵敏度复核试验　在本检查法规定的条件下，使鲎试剂产生凝集的内毒素的最低浓度即为鲎试剂的标示灵敏度，用 EU/ml 表示。当使用新批号的鲎试剂或试验条件发生了任何可能影响检验结果的改变时，应进行鲎试剂灵敏度复核试验。

根据鲎试剂灵敏度的标示值（λ），将细菌内毒素国家标准品或细菌内毒素工作标准品用细菌内毒素检查用水溶解，在旋涡混合器上混匀 15 分钟，然后制成 2λ、λ、0.5λ 和 0.25λ 四个浓度的内毒素标准溶液，每稀释一步均应在旋涡混合器上混匀 30 秒钟。取分装有 0.1ml 鲎试剂溶液的 10mm×75mm 试管或复溶后的 0.1ml/支规格的鲎试剂原安瓿 18 支，其中 16 管分别加入 0.1ml 不同浓度的内毒素标准溶液，每一个内毒素浓度平行做 4 管；另外 2 管加入 0.1ml 细菌内毒素检查用水作为阴性对照。将试管中溶液轻轻混匀后，封闭管口，垂直放入 37℃±1℃ 的恒温器中，保温 60 分钟±2 分钟。

将试管从恒温器中轻轻取出，缓缓倒转180°，若管内形成凝胶，并且凝胶不变形、不从管壁滑脱者为阳性；未形成凝胶或形成的凝胶不坚实、变形并从管壁滑脱者为阴性。保温和拿取试管过程应避免受到振动造成假阴性结果。

当最大浓度2λ管均为阳性，最低浓度0.25λ管均为阴性，阴性对照管为阴性，试验方为有效。按下式计算反应终点浓度的几何平均值，即为鲎试剂灵敏度的测定值（λ_c）。

$$\lambda_c = \text{antilg}(\sum X/4)$$

式中，X为反应终点浓度的对数值（lg）。反应终点浓度是指系列递减的内毒素浓度中最后一个呈阳性结果的浓度。

当λ_c在0.5λ～2λ（包括0.5λ和2λ）时，方可用于细菌内毒素检查，并以标示灵敏度λ为该批鲎试剂的灵敏度。

干扰试验 按表1制备溶液A、B、C和D，使用的供试品溶液应为未检验出内毒素且不超过最大有效稀释倍数（MVD）的溶液，按鲎试剂灵敏度复核试验项下操作。

只有当溶液A和阴性对照溶液D的所有平行管都为阴性，并且系列溶液C的结果在鲎试剂灵敏度复核范围内时，试验方为有效。按下式计算系列溶液C和B的反应终点浓度的几何平均值（E_s和E_t）。

$$E_s = \text{antilg}(\sum X_s/4)$$
$$E_t = \text{antilg}(\sum X_t/4)$$

式中，X_s、X_t分别为系列溶液C和溶液B的反应终点浓度的对数值（lg）。

当E_s在0.5λ～2λ（包括0.5λ和2λ）及E_t在$0.5E_s$～$2E_s$（包括$0.5E_s$和$2E_s$）时，认为供试品在该浓度下无干扰作用。若供试品溶液在小于MVD的稀释倍数下对试验有干扰，应将供试品溶液进行不超过MVD的进一步稀释，再重复干扰试验。

表1 凝胶法干扰试验溶液的制备

编号	内毒素浓度/被加入内毒素的溶液	稀释用液	稀释倍数	所含内毒素的浓度	平行管数
A	无/供试品溶液	—	—	—	2
B	2λ/供试品溶液	供试品溶液	1	2λ	4
			2	1λ	4
			4	0.5λ	4
			8	0.25λ	4
C	2λ/检查用水	检查用水	1	2λ	4
			2	1λ	4
			4	0.5λ	4
			8	0.25λ	4
D	无/检查用水	—	—	—	2

注：A为供试品溶液；B为干扰试验系列；C为鲎试剂标示灵敏度的对照系列；D为阴性对照。

可通过对供试品进行更大倍数的稀释或通过其他适宜的方法（如过滤、中和、透析或加热处理等）排除干扰。为确保所选择的处理方法能有效地排除干扰且不会使内毒素失去活性，要使用预先添加了标准内毒素再经过处理的供试品溶液进行干扰试验。

当进行新药的内毒素检查试验前，或无内毒素检查项的品种建立内毒素检查法时，须进行干扰试验。

当鲎试剂、供试品的处方、生产工艺改变或试验环境中发生了任何有可能影响试验结果的变化时，须重新进行干扰试验。

检查法

(1) 凝胶限度试验

按表 2 制备溶液 A、B、C 和 D。使用稀释倍数为 MVD 并且已经排除干扰的供试品溶液来制备溶液 A 和 B。按鲎试剂灵敏度复核试验项下操作。

表 2　凝胶限度试验溶液的制备

编　号	内毒素浓度/被加入内毒素的溶液	平行管数
A	无/供试品溶液	2
B	2λ/供试品溶液	2
C	2λ/检查用水	2
D	无/检查用水	2

注：A 为供试品溶液；B 为供试品阳性对照；C 为阳性对照；D 为阴性对照。

结果判断　保温 60 分钟±2 分钟后观察结果。若阴性对照溶液 D 的平行管均为阴性，供试品阳性对照溶液 B 的平行管均为阳性，阳性对照溶液 C 的平行管均为阳性，试验有效。

若溶液 A 的两个平行管均为阴性，判供试品符合规定；若溶液 A 的两个平行管均为阳性，判供试品不符合规定。若溶液 A 的两个平行管中的一管为阳性，另一管为阴性，需进行复试。复试时，溶液 A 需做 4 支平行管，若所有平行管均为阴性，判供试品符合规定；否则判供试品不符合规定。

（2）凝胶半定量试验

本方法系通过确定反应终点浓度来量化供试品中内毒素的含量。按表 3 制备溶液 A、B、C 和 D。按鲎试剂灵敏度复核试验项下操作。

结果判断　若阴性对照溶液 D 的平行管均为阴性，供试品阳性对照溶液 B 的平行管均为阳性，系列溶液 C 的反应终点浓度的几何平均值在 0.5λ～2λ 之间，试验有效。

系列溶液 A 中每一系列平行管的终点稀释倍数乘以 λ，为每个系列的反应终点浓度，所有平行管反应终点浓度的几何平均值即为供试品溶液的内毒素浓度〔按公式 $c_E=antilg(\sum X/2)$〕。如果检验时采用的是供试品的稀释液，则计算原始溶液内毒素浓度时要将结果乘以稀释倍数。

如试验中供试品溶液的所有平行管均为阴性，应记为内毒素浓度小于 λ（如果检验的是稀释过的供试品，则记为小于 λ 乘以供试品进行半定量试验的初始稀释倍数）。如果供试品溶液的所有平行管均为阳性，应记为内毒素的浓度大于或等于最大的稀释倍数乘以 λ。

若内毒素浓度小于规定的限值，判定供试品符合规定。若内毒素浓度大于或等于规定的限值，判定供试品不符合规定。

表 3　凝胶半定量试验溶液的制备

编号	内毒素浓度/被加入内毒素的溶液	稀释用液	稀释倍数	所含内毒素的浓度	平行管数
A	无/供试品溶液	检查用水	1 2 4 8	— — — —	2 2 2 2
B	2λ/供试品溶液		1	2λ	2
C	2λ/检查用水	检查用水	1 2 4 8	2λ 1λ 0.5λ 0.25λ	2 2 2 2
D	无/检查用水	—			2

注：A 为不超过 MVD 并且通过干扰试验的供试品溶液。从通过干扰试验的稀释倍数开始用检查水稀释至 1 倍、2 倍、4 倍和 8 倍，最后的稀释倍数不得超过 MVD。

B 为 2λ 浓度标准内毒素的溶液 A（供试品阳性对照）。

C 为鲎试剂标示灵敏度的对照系列。

D 为阴性对照。

方法 2 光度测定法

光度测定法分为浊度法和显色基质法。

浊度法系利用检测鲎试剂与内毒素反应过程中的浊度变化而测定内毒素含量的方法。根据检测原理，可分为终点浊度法和动态浊度法。终点浊度法是依据反应混合物中的内毒素浓度和其在孵育终止时的浊度（吸光度或透光率）之间存在着量化关系来测定内毒素含量的方法。动态浊度法是检测反应混合物的浊度到达某一预先设定的吸光度所需要的反应时间，或是检测浊度增加速度的方法。

显色基质法系利用检测鲎试剂与内毒素反应过程中产生的凝固酶使特定底物释放出呈色团的多少而测定内毒素含量的方法。根据检测原理，分为终点显色法和动态显色法。终点显色法是依据反应混合物中内毒素浓度和其在孵育终止时释放出的呈色团的量之间存在的量化关系来测定内毒素含量的方法。动态显色法是检测反应混合物的色度达到某一预先设定的吸光度所需要的反应时间，或检测色度增长速度的方法。

光度测定试验应在特定的仪器中进行，温度一般为 $37℃±1℃$。

供试品和鲎试剂的加样量、供试品和鲎试剂的比例以及保温时间等，参照所用仪器和试剂的有关说明进行。

为保证浊度和显色试验的有效性，应预先进行标准曲线的可靠性试验以及供试品的干扰试验。

标准曲线的可靠性试验 当使用新批号的鲎试剂或试验条件有任何可能会影响检验结果的改变时，需进行标准曲线的可靠性试验。

用标准内毒素制成溶液，制成至少 3 个浓度的稀释液（相邻浓度间稀释倍数不得大于10），最低浓度不得低于所用鲎试剂的标示检测限。每一稀释步骤的混匀时间同凝胶法，每一浓度至少做 3 支平行管。同时要求做 2 支阴性对照。当阴性对照的反应时间大于标准曲线最低浓度的反应时间，将全部数据进行线性回归分析。

根据线性回归分析，标准曲线的相关系数（r）的绝对值应大于或等于 0.980，试验方为有效。否则须重新试验。

干扰试验 选择标准曲线中点或一个靠近中点的内毒素浓度（设为 λ_m），作为供试品干扰试验中添加的内毒素浓度。按表 4 制备溶液 A、B、C 和 D。

表 4 光度测定法干扰试验溶液的制备

编号	内毒素浓度	被加入内毒素的溶液	平行管数
A	无	供试品溶液	至少 2 个
B	标准曲线的中点(或附近点)的浓度(设为 λ_m)	供试品溶液	至少 2 个
C	至少 3 个浓度(最低一点设定为 λ)	检查用水	每一浓度至少 2 个
D	无	检查用水	至少 2 个

注：A 为稀释倍数不超过 MVD 的供试品溶液。
B 为加入了标准曲线中点或靠近中点的一个已知浓度内毒素的，且与溶液 A 有相同稀释倍数的供试品溶液。
C 为如"标准曲线的可靠性试验"项下描述的，用于制备标准曲线的标准内毒素溶液。
D 为阴性对照。

按所得线性回归方程分别计算出供试品溶液和含标准内毒素的供试品溶液的内毒素含量 c_t 和 c_s，再按下式计算该试验条件下的回收率（R）。

$$R=(c_s-c_t)/\lambda_m×100\%$$

当内毒素的回收率在 $50\%～200\%$ 之间，则认为在此试验条件下供试品溶液不存在干扰作用。

当内毒素的回收率不在指定的范围内，须按"凝胶法干扰试验"中的方法去除干扰因素，并重复干扰试验来验证处理的有效性。

当凡试剂、供试品的来源、处方、生产工艺改变或试验环境中发生了任何有可能影响试验结果的变化时，须重新进行干扰试验。

检查法

按"光度测定法的干扰试验"中的操作步骤进行检测。

使用系列溶液 C 生成的标准曲线来计算溶液 A 的每一个平行管的内毒素浓度。

试验必须符合以下三个条件方为有效：

(1) 系列溶液 C 的结果要符合"标准曲线的可靠性试验"中的要求；

(2) 用溶液 B 中的内毒素浓度减去溶液 A 中的内毒素浓度后，计算出的内毒素的回收率要在 50％～200％ 的范围内；

(3) 溶液 D 的反应时间应大于标准曲线最低浓度的反应时间。

结果判断 若供试品溶液所有平行管的平均内毒素浓度乘以稀释倍数后，小于规定的内毒素限值，判定供试品符合规定。若大于或等于规定的内毒素限值，判定供试品不符合规定。

注：本检查法中，"管"的意思包括其他任何反应容器，如微孔板中的孔。

模块十一　升、降压物质检查

一、检验岗位

药物检验工。

二、工作目标

通过检测药品中有害物质中升、降压物质，控制药品质量。

三、操作准备

（一）职业形象

首先要从思想上认识不合格药品的严重危害，在进行药品升、降物质检查时，要严格执行无菌操作，按要求更换无菌工作服，对所需检验用品进行消毒。

（二）职场环境

升、降压等有害物质的检验必须在无菌室进行，无菌室除需保持清洁整齐外，要定期用 2％石炭酸水溶液进行彻底消毒，在操作前应开启紫外灯和空气过滤装置至少半小时，定期检查无菌室的空气洁净度状况。环境洁净度不应低于 10000 级，局部操作洁净度为 100 级。

（三）检测材料

垂体后叶标准品、10％戊巴比妥钠溶液（临用时用注射用水新鲜配制）、注射用水、氯化钠注射液、乌拉坦溶液、肝素钠（12500U/2ml），0.5μg/ml 的磷酸组胺对照品溶液（临用时新鲜配制）。

（四）器材、设备

自动平衡记录仪（或多道生理仪）、分析天平（十万分之一）、电冰箱。

直形剪刀、弯形剪刀、止血钳、镊子、眼科直形小镊子、弯头小镊子、弯头小剪刀、手术缝合针、注射器（1ml、2ml、5ml、10ml）、注射针头（5 号、9 号）、A 类吸管（1ml、2ml、10ml）、具塞试管（25ml、50ml）、烧杯（100ml）、双向活塞管、量杯（1000ml）、脱脂棉、纱布、线绳、乳胶管、动静脉插管、手术缝合线等。

玻璃器具用自来水冲洗后，放入去污剂中浸泡 30min 以上，用自来水冲干净，再用蒸馏水冲洗 3 遍，晾干备用；手术用具用自来水清洗干净后，用纱布擦干即可。

实验动物：升压物质检查用大鼠，应为健康无伤、体重 300g 以上的成年雄鼠。

降压物质检查用猫，应毛色光滑，眼睛有神，无病症，鼻孔无黏液，肛门清洁干燥，皮下无肿块，动作敏捷，体重 2.0kg 以上，雌雄均可，雌者无孕。

（五）参考资料

《中国药典》2010 年版。

《中国药品检验标准操作规范》2005 年版。

四、操作过程

（一）检定用溶液

1. 组胺对照品溶液的配制

用十万分之一天平精密称取磷酸组胺对照品 25mg 左右，按组胺计算加注射用水溶解，使成浓度为 1.0mg/ml 的溶液，分装于小瓶中，4～8℃避光贮存，如无沉淀析出，可在 3 个月内使用。临用前，用氯化钠注射液稀释成 0.5μg/ml 的溶液。

2. 降压物质供试品溶液的配制

按各药品标准项下规定的剂量，用氯化钠注射液配成适当浓度的供试品溶液。如供试品为原料药，则精密称定适量，按效价或含量计算加水量。如供试品为制剂，按标示量计算加水量，稀释至适当浓度。

3. 升压物质标准品溶液的配制

照缩宫素生物检定法标准品溶液的配制法（见缩宫素生物检定法），按垂体后叶标准品升压素单位计算，配成浓度为 1 单位/ml 的溶液，分装于适宜的容器内，4～8℃贮存，如无沉淀析出，可在 3 个月内使用。临用前，精密吸取标准品溶液适量，用氯化钠注射液配成每 1ml 中含 0.1 单位的稀释液。

4. 升压物质供试品溶液的配制

按《中国药典》2010 年版正文规定的限量，配成适当浓度的供试品溶液；试验时，供试品溶液与标准品稀释液的注入体积应相等。

（二）降压物质检查法

1. 手术前的准备

① 将静脉插管用乳胶管与灌满氯化钠注射液的双向活塞装置连接好，并排除气泡。

② 将动脉插管用三通与灌有 1/2 氯化钠注射液的制压瓶和信号转换装置连接好，排除气泡，制压瓶保持一定压力。

③ 准备好自动平衡记录仪（或多道生理仪）。

④ 接通电源，开启记录仪，检查运行是否正常。

2. 猫的麻醉

① 把猫放入布袋内称重。

② 按体重计算麻醉剂（戊巴比妥钠）剂量（40～45mg/kg）。

③ 用 10％戊巴比妥钠溶液按 1ml/kg 进行腹腔注射。

④ 将麻醉好的猫，仰卧于手术台上并固定好。

3. 动脉、静脉的分离与插管

（1）股静脉的分离与插管　用弯形剪刀剪干净手术部位的毛，用镊子将近膝部、股内侧的皮肤剪开，分离出一侧股静脉，剪一小口，插入静脉插管，扎紧并固定于猫腿上。推入一定量的氯化钠注射液，如其畅通无漏水即可。

（2）动脉的分离与插管　用手术弯形剪刀剪去颈部毛，再用镊子将咽部皮肤提起，用剪刀沿中线自甲状软骨下方剪至胸骨上缘，在胸锁乳突肌与颈阔肌之间分离出一侧颈动脉后，再把与动脉相连的神经分开，剪口插入动脉管，扎紧并固定好，将动脉插管与记录仪之间的螺旋夹打开，打开记录仪观察走纸，检查结扎是否严密，走纸不下滑即可。

（3）血压记录　往动脉插管注入 0.3～0.5ml 肝素钠溶液，缓慢打开动脉夹，记录血压。

4. 供试品的检查

（1）灵敏度测定　打开动脉夹后，观察猫的血压，待血压稳定后，从股静脉注入第一组组胺对照品，分别按每公斤体重 0.05μg、0.10μg、0.15μg 三个剂量注射，每次注入后均以 5～6ml 氯化钠注射液送入。相邻两针间隔应一致（不少于 3～5min），并应在前一针反应恢复后再进行下一针注射，如此重复 2～3 组。如果 0.10μg/kg 的剂量所致血压下降均超过 2.67kPa，同时相应各剂量所致反应的平均值有差别，则认为该猫的灵敏度符合规定。

（2）供试品溶液测定　待猫的血压恢复稳定后，开始供试品的测定，依次注射组胺对照品（d_S）0.1μg/kg 和供试品溶液（d_T）（调节两者溶液的浓度，使注入的体积一致）。4 针的顺序为 d_S、d_T、d_T、d_S。然后以第一针与第三针，第二针与第四针所致的反应分别比较。

（三）升压物质检查法

1. 手术前的准备

同降压物质检查法的手术前的准备。

2. 大鼠的麻醉

① 大鼠称重。

② 按体重计算麻醉剂（乌拉坦）剂量（1g/kg）。

③ 腹腔注射麻醉剂乌拉坦。

④ 将麻醉好的大鼠，仰卧于手术台上并固定好。

3. 动、静脉的分离与插管

（1）股静脉的分离与插管　用弯形剪刀剪干净手术部位的毛，用镊子将近膝部、股内侧的皮肤剪开，分离出一侧股静脉，剪一小口，插入静脉插管，扎紧并固定于大鼠腿上，供注射药液用，按体重每 100g 注入肝素溶液 50～100 单位，如其畅通无漏液即可。

（2）动脉的分离与插管　用弯形剪刀剪去颈部毛，再用镊子将咽部皮肤提起，用剪刀沿中线自甲状软骨下方剪至胸骨上缘，在胸锁乳突肌与颈阔肌之间分离出一侧颈动脉后，再把与动脉相连的神经分开，剪口插入动脉管，扎紧并固定好，将动脉插管与记录仪之间的螺旋夹打开，打开记录仪观察走纸，检查结扎是否严密，走纸不下滑即可。

（3）血压记录　往动脉插管注入 0.3～0.5ml 肝素钠溶液。全部手术完毕后，将测压计的读数调节到与动物血压相当的高度，开启动脉夹，记录血压。

4. 供试品的检查

（1）灵敏度测定　打开动脉夹后，缓缓注入适宜的交感神经阻断药（如甲磺酸酚妥拉明，按大鼠每 100g 体重注入 0.1mg，隔 5～10min 用相同剂量再注射一次），待血压稳定后，即可进行药液注射。各次注射速度应基本相同，并于注射后立即注入氯化钠注射液 0.5ml，相邻两次注射的间隔时间应基本相同（一般为 5～10min），每次注射应在前一次反应恢复稳定以后进行。选定高低两剂量的垂体后叶标准品稀释液（ml），高低剂量之比约为 1∶0.6，低剂量应能使大鼠血压升高 1.33～3.55kPa，将高低剂量轮流重复注入 2～3 次，如高剂量所致反应的平均值大于低剂量所致反应的平均值，可认为该动物的灵敏度符合规定。

（2）供试品溶液测定　在上述高低剂量范围内选定标准品稀释液的剂量（d_S），供试品溶液按正文中规定的剂量（d_T），照下列次序注射一组 4 个剂量：d_S、d_T、d_T、d_S，然后以第一剂量与第三剂量、第二剂量与第四剂量所致的反应分别比较。

五、结果处理

1. 降压物质结果判断

（1）如 d_T 所致反应均小于 d_S 所致反应值的一半，则判为供试品的降压物质检查符合规定。

（2）如果 d_T 所致的反应超过 d_S 所致反应的一半，则按上述顺序再注射 4 针，并按相同方法分别比较。如 d_T 所致反应均不大于 d_S 所致反应值，则仍判为供试品的降压物质检查符合规定。

（3）如果 d_T 所致反应值均大于 d_S 所致反应值，则判为供试品的降压物质检查不符合规定。

（4）否则，应另取一只猫复试。如复试结果仍有 d_T 所致反应值大于 d_S 所致反应值，即判为供试品降压物质检查不符合规定。

2. 升压物质结果判断

（1）如果 d_T 所致的反应值均不大于 d_S 所致反应值的一半，即认为供试品的升压物质检查符合规定。否则应按上述次序继续注射一组 4 个剂量，并按相同方法分别比较两组内各对 d_S、d_T 所致的反应值。

（2）如果 d_T 所致的反应值均不大于 d_S 所致的反应值，仍认为供试品的升压物质检查符合规定。

（3）如 d_T 所致的反应值均大于 d_S 所致的反应值，即认为供试品的升压物质检查不符合规定；否则应另取动物复试。

（4）如果复试的结果仍有 d_T 所致的反应值大于 d_S 所致的反应值，即认为供试品的升压物质检查不符合规定。升、降压物质的实验记录见表 11-1。

表 11-1　检验报告单

动　物	来　源		性　别		体　重
标准品溶液浓度		供试品溶液浓度			
结果（降低血压高度）	d_S	d_T		d_T	d_S
结论					
动　物	来　源		性　别		体　重
标准品溶液浓度		供试品溶液浓度			
结果（升高血压高度）	d_S	d_T		d_T	d_S
结论					

检验人：　　　　　　　　　　　　　　　　　　　　　　　复核人：
日期：　　年　　月　　日　　　　　　　　　　　　　　日期：　　年　　月　　日

六、基础知识

降压物质系指某些药品中含有能导致降血压的杂质，包括组胺、类组胺或其他导致血压降低的物质。

升压物质是指从动物垂体后叶中提取或用化学方法合成的缩宫素（催产素）中所含的能引起血管收缩、血压升高的物质。

以动物脏器或组织为原料的生化药品或由微生物发酵提取的抗生素产品易形成组胺。组胺的药理作用之一为直接兴奋组胺受体——H1，使血管扩张，毛细血管渗透性增强，血压下降及血管以外其他平滑肌收缩。注入人体内后可导致面部潮红、脉搏加速和血压下降等不良反应。因此，从生产工艺上应采取有效措施减少降压物质的含量及污染，在药品检查中进行降压物质检查并控制其限度。

《中国药典》2010年版用比较组胺对照品（S）与供试品（T）引起麻醉猫（或狗）血压下降的程度，以判定供试品中所含降压物质的限度是否符合规定。

大剂量升压物质对所有的血管平滑肌都有直接的收缩作用，特别是对毛细血管和小动脉作用更加明显，可导致皮肤和胃肠道的血液循环显著减少、冠状血管收缩、肺动脉压升高等不良反应。此外，提取或合成的缩宫素中含有升压物质，还可影响缩宫素发挥引产、催产作用。因此，从生产工艺上应采取有效措施减少升压物质的含量及污染，在药品检查中进行升压物质检查并控制其限度。

《中国药典》2010年版用比较垂体后叶标准品（S）与供试品（T）升高大鼠血压的程度，以判定供试品中所含升压物质的限度是否符合规定。

七、法规依据

《中国药典》2010年版（二部）附录103页。

Ⅺ G　降压物质检查法

本法系比较组胺对照品（S）与供试品（T）引起麻醉猫血压下降的程度，以判定供试品中所含降压物质的限度是否符合规定。

对照品溶液的制备　精密称取磷酸组胺对照品适量，按组胺计算，加水溶解使成每1ml中含1.0mg的溶液，分装于适宜的容器内，4～8℃贮存，如验证保持活性符合要求的条件下，可在3个月内使用。

对照品稀释液的制备　临用前，精密量取组胺对照品溶液适量，用氯化钠注射液配成每1ml中含组胺0.5μg的溶液。

供试品溶液的制备　按品种项下规定的限值，且供试品溶液与标准品稀释液的注入体积应相等的要求，制备适当浓度的供试品溶液。

检查法　取健康合格、体重2kg以上的猫，雌者应无孕，用适宜的麻醉剂（如巴比妥类）麻醉后，固定于保温手术台上，分离气管，必要时插入插管以使呼吸畅通，或可进行人工呼吸。在一侧颈动脉插入连接测压计的动脉插管，管内充满适宜的抗凝剂溶液，以记录血压，也可用其他适当仪器记录血压。在一侧股静脉内插入静脉插管，供注射药液用。试验中应注意保持动物体温。全部手术完毕后，将测压计调节到与动物血压相当的高度（一般为13.3～20.0kPa），开启动脉夹，待血压稳定后，方可进行药液注射。各次注射速度应基本相同，每次注射后立即注入一定量的氯化钠注射液，每次注射应在前一次反应恢复稳定以后进行，且相邻两次注射的间隔时间应尽量保持一致。

自静脉依次注入上述对照品稀释液，剂量按动物体重每1kg注射组胺0.05μg、0.1μg及0.15μg，重复2~3次，如0.1μg剂量所致的血压下降值均不小于2.67kPa，同时相应各剂量所致反应的平均值有差别，可认为该动物的灵敏度符合要求。

取对照品稀释液按动物体重每1kg注射组胺0.1μg的剂量（d_S），供试品溶液按品种项下规定的剂量（d_T），照下列次序注射一组4个剂量：d_S、d_T、d_T、d_S。然后以第一与第三、第二与第四剂量所致的反应分别比较；如d_T所致的反应值均不大于d_S所致反应值的一半，则判定供试品的降压物质检查符合规定。否则应按上述次序继续注射一组4个剂量，并按相同方法分别比较两组内各对d_S、d_T剂量所致的反应值；如d_T所致的反应值均不大于d_S所致的反应值，则判定供试品的降压物质检查符合规定；如d_T所致的反应值均大于d_S所致的反应值，则判定供试品的降压物质检查不符合规定；否则应另取动物复试。如复试的结果仍有d_T所致的反应值大于d_S所致的反应值，则判定供试品的降压物质检查不符合规定。

所用动物经灵敏度检查如仍符合规定，可继续用于降压物质检查。

项目二总结

药品安全性至关重要，药品安全，人命关天！药学工作稍有疏忽，就可能导致很严重的后果。本项目以模块为单位，需要同学认真地去学习，不仅要准确，而且要很熟练地掌握。现在一起回顾所学的基础知识和基本技能！

一、必备知识

1. 模块四——无菌检查法

无菌检查是药品卫生学检查中很重要的一项检验。在本模块中，不仅要掌握我国现行的药品卫生标准，药品卫生学检查的重要意义、内容，还需明确无菌检查法的概念、重要意义，常用的无菌检查原理以及现行药典规定无菌检查法等基础知识。

2. 模块五——药品微生物总数检查

微生物总数检查是限度检查的一个基本检查项目。学习总数检查应首先掌握微生物总数检查方法，检查方法的限制条件，检查对环境洁净度的要求，还应学会方法学验证，菌数结果报告等内容。

3. 模块六——控制菌及螨类检查

在微生物总数合格的情况下，不同制剂需要检测的致病菌也不同。学完本模块，要掌握大肠埃希菌、沙门菌、铜绿假单胞菌、金黄色葡萄球菌、梭菌、白色念珠菌等控制菌的形态，培养特征，生化反应，对环境和抗生素的抵抗力及螨类的生活习性、检验方法等基础知识。

4. 模块七——基因工程药物检查

学习本模块，要掌握有关基因工程药物的概念、分类、优点及常见一些基因工程药物等基本知识。

5. 模块八——GMP中的微生物检查

只有药品生产环境合格了，生产出的药品才有可能合格。学习GMP中的微生物检验，大家要掌握《药品生产质量管理规范》中空气洁净度标准、微生物环境控制程序设计及影响执行程序的关键因素等基础知识。

6. 模块九——毒力及异常毒性检查法

葡萄糖酸锑钠用途及性质、异常毒性检查法和葡萄糖酸锑钠毒力检查法是本模块学习的重点。

7. 模块十——热原及细菌内毒素检查

如果注射液中含有热原，会导致很严重的后果，学习热原及细菌内毒素检查，首先要掌握热原和细菌内毒素的来源、化学性质、消除方法、致病性及鲎试剂检查细菌内毒素的原理等基础知识。

8. 模块十一——升、降压物质检查

学完本模块，要掌握升、降压物质基本概念、药理作用和检查方法等基础知识。

二、技术要点

1. 模块四——无菌检查法

学完本模块，要能巩固无菌检查试验用品的清洗、包扎、灭菌技术，无菌操作技术，无菌检查用各种培养基制备技术，培养基的灵敏度检查技术，对照用菌液的制备、接种、培养技术。熟练掌握无菌制剂无菌检查的操作技术，无菌检查结果判断及检验报告的填写方法。

2. 模块五——药品微生物总数检查

各种类型供试品预处理，药品溶液逐步稀释技术，含药平板的制备技术，微生物培养等技术是本模块技术要点。

3. 模块六——控制菌及螨类检查

熟练操作大肠埃希菌、金黄色葡萄球菌、沙门菌、铜绿假单胞菌、梭菌等致病菌增菌培养，分离培养，革兰染色镜检，并对结果进行合理判断。同时要掌握螨类分离检查方法。

4. 模块七——基因工程药物检查

基因工程药物检验的检定原则、理化检定方法、安全检定方法和效力检定方法是本模块的技术要点。

5. 模块八——GMP 中的微生物检查

学会洁净环境中微生物学警告水平和行动水平的建立，会进行模拟生产操作步骤中微生物学评估，鉴别洁净环境污染微生物，确定采样计划和采样位置。熟练掌握环境中微生物数测定方法和设备。

6. 模块九——毒力及异常毒性检查法

熟练进行供试品溶液的配制、试验前准备，小鼠静脉注射、腹腔注射、皮下注射、口服灌肠给药等操作，会处理试验结果。

7. 模块十——热原及细菌内毒素检查

掌握热原检查方法，以及试验动物家兔的挑选、准备操作，试验过程中家兔体温的测量，供试品溶液的注射技术，内毒素检查方法，并会绘制标准曲线，进行结果处理，还应学会分析试验中出现的异常情况。

8. 模块十一——升、降压物质检查

熟练配制供试品和标准品溶液，会对试验动物进行麻醉、简单手术以及正确判断试验结果。

三、职业素养

被微生物污染的药品会直接或间接地危害人类健康，因服用或注射药品引起使用者发热、感染、致癌甚至死亡的现象屡屡出现，有些并不是因为检验人员技术不高造成的，而是没有按要求检测或是根本不检测，再有就是明明检测时发现了问题，但由于某种原因谎填数据，这要求我们药品检验人员不仅要掌握专业技能，更要有很高的职业道德素质。

药品生物有效性检测

药品生物有效性检测项目包括抗生素效价的测定、胰岛素生物检定、几种常见药品的生物活性检定。由于药品质量人命关天，为了培养高素质、高技能型的生物药品检验人员，教材中融入了职业素养等内容。

以上技术内容分属模块十二至模块十四。

模块十二　抗生素效价的测定

模块十三　胰岛素生物检定

模块十四　几种常见药品的生物活性检定

模块十二　抗生素效价的测定

一、检验岗位

药物检验工。

二、工作目标

通过管碟法中二剂量法的操作，学会抗生素效价的微生物检定法。

三、操作准备

（一）职业形象

作为药品检验人员，在抗生素效价的微生物检定时，配制灭菌缓冲液要精确称定，准确定容；配制培养基要做原料预试验筛选并按照使用说明配制，注意 pH 值必须符合规定；菌种复苏、保存与传代要严格按无菌操作要求进行操作；菌悬液的制备要严格按照《中国药典》2010 年版附录中收载的菌悬液的制备方法进行操作；制备双碟应厚薄均匀；放置钢管和滴碟操作要做到稳、准、快。

（二）职场环境

抗生素效价的微生物检定操作间一般为半无菌间，设紫外灯消毒，光线明亮，室温控制在 20～25℃，防止抗生素的污染，操作台可用稳固的水泥台，台面要用玻璃板垫平，用水平仪校准成水平。

（三）检测材料

1. 灭菌缓冲液

用分析纯试剂配制磷酸盐缓冲液。将缓冲液分装于玻璃容器内，冷处保存。配制后缓冲液应澄明。

（1）**磷酸盐缓冲液（pH5.6）**　取磷酸氢二钾 9.07g，加水使成 1000ml，用 1mol/L 氢氧化钠溶液调节 pH 值至 5.6，滤过，在 115℃灭菌 30min。

（2）**磷酸盐缓冲液（pH6.0）**　取磷酸氢二钾 2g 与磷酸二氢钾 8g，加水使成 1000ml，摇匀滤过。经 121℃蒸汽灭菌 30min，备用。

（3）磷酸盐缓冲液（pH7.0）　取磷酸氢二钾 9.39g 与磷酸二氢钾 3.5g，加水使成 1000ml，摇匀滤过。经 121℃蒸汽灭菌 30min，备用。

（4）磷酸盐缓冲液（pH7.8）　取磷酸氢二钾 5.59g 与磷酸二氢钾 0.41g，加水使成 1000ml，摇匀滤过。经 121℃蒸汽灭菌 30min，备用。

（5）磷酸盐缓冲液（pH10.5）　取磷酸氢二钾 35g，加氢氧化钾溶液（10mol/L）2ml，加水使成 1000ml，摇匀滤过。经 121℃蒸汽灭菌 30min 备用。

2. 培养基

《中国药典》2010 年版中抗生素微生物检定法收载了 9 种不同配方的培养基。

培养基原料的质量对抑菌圈边缘清晰度及试验结果的精确度影响较大，因此应对原料做预试验以进行挑选。制成的培养基应透明，不能有沉淀，不能有其他抑菌物的存留及污染。如果有沉淀可在 115℃、20min 融化，趁热用纸浆减压或用适宜方法过滤，调整 pH 值，分装灭菌备用。培养基应在冷处保存。用前培养基融化要完全，不能有硬块。

目前市场上有相同成分的干燥培养基供应，临用时，按照使用说明配制。注意 pH 值必须符合规定，否则要进行校正。分装后，115℃蒸汽灭菌 30min，备用。

3. 检定用菌种

检定用标准菌种，由中国药品生物制品检定所提供，为冷冻干燥品（安瓿），用前需经复苏。

《中国药典》2010 年版（二部）附录 XIA 规定检定菌种有枯草芽孢杆菌 [*Bacillus subtilis* CMCC（B）63 501]、短小芽孢杆菌 [*Bacillus pumilus* CMCC（B）63 202]、金黄色葡萄球菌 [*Staphylococcus aureus* CMCC（B）26 003]、藤黄微球菌 [*Micrococcus luteus* CMCC（B）28 001]、大肠埃希菌 [*Escherichia coli* CMCC（B）44 103]、啤酒酵母菌 [*Saccharomyces cerevisiae* ATCC 9763]、肺炎克雷伯菌 [*Klebosiella Pneumoniae* CMCC（B）46 117] 及支气管炎博德特菌 [*Bordetella Bronchiseptica* CMCC（B）58 403]。

（1）菌种复苏　把冻干菌种管、灭菌 1ml 毛细滴管、双碟、镊子、普通肉汤培养基、营养琼脂培养基斜面数支放入超净工作台。按无菌操作要求进行操作。先用碘酒擦拭冻干菌种管外壁，稍干，再用 75%酒精棉擦拭，放入双碟中待干。点燃酒精灯，将菌种管封口一端在酒精灯上烧红，用灭菌毛细滴管吸取普通肉汤培养基滴在上面，使炸裂。取灭菌镊子，在火焰旁打开炸裂的管口，放入灭菌双碟内，另取一支灭菌毛细滴管在火焰旁吸取普通肉汤培养基少许加入管底部，使冻干菌种块溶解后吸出，分别接种在普通肉汤培养基及营养琼脂培养基斜面上，置 35～37℃培养 22～24h。将毛细滴管和菌种管放入消毒液内。

取出观察菌苔形态，有无杂菌，并做革兰染色镜检，呈典型菌形，转接 3 代后即可使用。如菌形不典型，需进行平板分离单菌落，再进行检查。

（2）菌种保存与传代　将上述菌种斜面作为工作用菌种斜面，置冰箱中保存。

传代所用的培养基应新鲜制备，如培养基斜面已无冷凝水，则不宜使用。标签上应注明菌名及接种日期。

从冰箱中取出的菌种斜面，放置室温下 30min，待温度平衡后再移入超净工作台。

点燃酒精灯，左手握住菌种斜面，将管口靠近火焰，右手拿接种棒后端，将接种环烧红 30s，随后将全部接种棒金属部分在火焰上烧灼，往返通过 3 次。右手用无名指、小指及掌部夹住棉塞，左手将管口在火焰上旋转烧灼，右手再轻轻拔开棉塞，将接种环伸入管内，先在近壁的斜面上靠一下，稍冷却再移至菌苔上，刮取少许菌苔，随即取出接种棒，并将菌种管移至火焰旁。堵上棉塞，左手将菌种管放下，取营养琼脂斜面 1 支，照上述操作打开棉塞，将接种环伸入管内至琼脂斜面的底部，由底向上，将接种环轻贴斜面的表面曲折移动，使细菌划在斜面的表面上。取出接种棒，在火焰旁将培养基管棉塞堵上，然后将接种过细菌的接种棒在火焰上烧灼灭菌。将已接种的细菌管至 35～37℃ 培养 22～24h。取出挑选生长好、无杂菌、呈典型菌落的斜面替换原有菌种斜面作为工作用菌种斜面，并保存在冰箱中。一般 1 个月传代一次。

（3）菌悬液的制备　依据检验所需菌悬液的量，准备若干支。取工作用菌种斜面，接种生产琼脂斜面，按规定条件培养后，按规定洗下菌苔，制成菌悬液供检验用。抑菌圈的边缘是否清晰受试验菌的菌龄影响，因此要保持菌种的新鲜。易变菌株在制备菌悬液前要进行单菌落的分离，选择典型菌落以保持菌悬液中菌群的一致性，使得抑菌圈边缘清晰、整齐。

《中国药典》2010 年版附录中收载了 8 种菌悬液的制备方法。

① 枯草芽孢杆菌（*Bacillus subtilis*）悬液　取枯草芽孢杆菌［CMCC（B）63 501］的营养琼脂斜面培养物，加灭菌水 1～2ml 冲下菌苔，制成悬液，用吸管将此悬液接种于营养琼脂培养基上，均匀摊布，在 35～37℃ 培养 7 天。取菌苔少许涂片，用革兰染色镜检，应有芽孢 85％ 以上。用灭菌水将芽孢洗下，制成芽孢悬液，合并至灭菌大试管内，65℃ 水浴内加热 30min，将菌体杀死，待冷后放冰箱贮藏为浓菌液。

② 短小芽孢杆菌（*Bacillus pumilus*）悬液　取短小芽孢杆菌［CMCC（B）63 202］的营养琼脂斜面培养物，照上述方法制备芽孢悬液。

③ 金黄色葡萄球菌（*Staphylococcus aureus*）悬液　取金黄色葡萄球菌［CMCC（B）26 003］的营养琼脂斜面培养物，用接种环取少许菌苔接种于营养琼脂斜面上，在 35～37℃ 培养 20～22h。临用时，用灭菌水或 0.9％ 灭菌氯化钠溶液将菌苔洗下，制成悬液，冰箱内保存备用。菌液可使用 3 天。

④ 藤黄微球菌（*Micrococcus luteus*）悬液　取藤黄微球菌［CMCC（B）28 001］的营养琼脂斜面培养物，用 1ml 培养基Ⅲ将菌苔洗下，用吸管移至盛有营养琼脂培养基的培养瓶中，将菌液布满培养基表面，放于培养箱中 26～27℃ 培养 24h。用吸管吸取 5ml 培养基Ⅲ将培养基中的菌苔洗下，合并菌液至灭菌大管中，冰箱内保存备用。菌液可使用 1～2 月。

⑤ 大肠埃希菌（*Escherichia coli*）悬液　取大肠埃希菌［CMCC（B）44 103］的营养琼脂斜面培养物，按金黄色葡萄球菌悬液制备方法制备。此悬液仅供当天使用。

⑥ 啤酒酵母菌（*Saccharomyces cerevisiae*）悬液　取啤酒酵母菌（ATCC 9763）的Ⅴ号培养基琼脂斜面培养物，用接种环取少许菌苔接种于Ⅳ号培养基琼脂斜面上。在 32～35℃ 培养 24h，用灭菌水将菌苔洗下，放至含有灭菌玻璃珠的试管中，振摇均匀备用。此悬液最好当日使用。

⑦ 肺炎克雷伯菌（*Klebosiella Pneumoniae*）悬液　取肺炎克雷伯菌［CMCC（B）46 117］的营养琼脂斜面培养物，照金黄色葡萄球菌悬液制备方法制备。

⑧ 支气管炎博德特菌（*Bordetella Bronchiseptica*）悬液　取支气管炎博德特菌［CMCC（B）58 403］的营养琼脂斜面培养物，接种于营养琼脂斜面上，在 32～35℃ 培养 24h。临用时，用灭菌水将菌苔洗下，备用。

（四）器材、设备

（1）双碟　为玻璃或塑料平皿，内径 90mm，高 16～17mm，碟底水平、厚薄均匀无气泡。碟底要做平度检查，可将双碟放在水平台面上，下垫一张白纸，碟内加水 2～3ml，再滴加蓝墨水，蓝色深浅应一致。

用过的双碟要于 121℃ 灭菌 1h 后冷却，刮去培养基，用水冲洗后，用洗衣粉浸泡，再用水及蒸馏水冲洗干净、沥干，置 150～160℃ 干热灭菌 2h 或高压 121℃ 蒸汽灭菌 30min，备用。

（2）陶瓦盖　内径约 103mm，外径 108mm，表面平坦，吸水性强，并应定期清洗干燥。可用洗衣粉洗刷并清洗干净后于 150～160℃ 烘烤 2h，放于干燥处。

（3）钢管　内径 6.0mm±0.1mm，外径 7.8mm±0.1mm，高 10.0mm±0.1mm，每套钢管质量差异不超过±0.05g，管内及两端面光洁平坦，管壁厚薄一致。

用后的钢管先在 1∶1000 新洁尔灭溶液中浸泡 2h 以上，再用小毛刷或粗纱布蘸去污粉擦拭内外壁，用水冲洗，淋干，用蒸馏水冲洗 2 次，加蒸馏水煮沸 30min，放入瓷蒸发皿内经 150～160℃干热灭菌 2h。取出冷却备用。

（4）钢管放置器　定期用 75％酒精棉擦拭，并用 75％酒精棉火焰烧小孔 2min。置钢管的玻璃管要定期干烤灭菌。

（5）玻璃容器　包括滴定管（25ml）、移液管（1ml、2ml、5ml、10ml、25ml）、刻度吸管、容量瓶（25ml、50ml、100ml、250ml、500ml、1000ml）、烧杯（25ml）等。要按"玻璃器皿检定规程"进行标定，要符合一级品标准。用前要用清洁液浸泡、水冲洗、蒸馏水冲洗 3 遍，淋干。滴定管倒立、备用。移液管移取菌悬液后应于 121℃±1℃高压蒸汽灭菌 1h，再按常规清洗干净、淋干备用。

（6）毛细滴管　由内径为 6mm 玻璃管拉成，管口光滑，用前用清洁液浸泡、水冲洗、蒸馏水冲洗 3 遍，置 120℃干燥 3h，套上橡皮帽，备用。

（7）灭菌刻度吸管　用后立即放入 1∶1000 新洁尔灭溶液中消毒，再按玻璃容器常规洗涤后，在吸口处塞入脱脂棉（松动、透气），置 120℃以上干燥灭菌 2h 或 121℃蒸汽灭菌 30min，烘干备用。灭菌刻度吸管用于吸取菌液及培养基。

（8）称量瓶　用后水洗、淋干，放清洁液中浸泡 2h 以上，水洗、蒸馏水冲洗 3 遍，120℃干热 3h，待冷却至 70～60℃时取出，置干燥器中备用。

（9）恒温培养箱　隔水式为宜，隔板用带孔的玻璃板，以便热空气流通。玻璃板应经常检查调整水平。

（10）万分之一天平。

（11）干燥箱（0℃～300℃）。

（12）恒温水浴箱。

（13）显微镜。

（14）抑菌圈测量仪或游标卡尺　测量仪必须按抑菌圈测量仪检验规程检验合格；游标卡尺精度 0.05mm，长度 125mm。

（15）超净工作台。

（16）冰箱。

（17）酒精灯、接种棒等。

（18）水平仪。

（五）参考资料

采用二剂量法对硫酸链霉素效价进行测定、计算和误差分析，测定结果按表 12-1 报告。

四、操作过程

采用二剂量法对硫酸链霉素进行效价测定、计算和误差分析。

精密称取本品适量，加无菌水制成每 1ml 中约含 1000 单位的溶液，照《中国药典》2010 年版（二部）附录ⅪA 抗生素微生物检定测定。1000 链霉素单位相当于 1mg 的 $C_{21}H_{39}N_7O_{13}$。

1. 标准品溶液的制备

标准品效价为 731U/mg。精密称取 46.8mg，加水 34.2ml 稀释制成 1000U/ml 溶液，吸取 1ml 加入 50ml 容量瓶中，加 pH7.8 磷酸盐缓冲液稀释至刻度，制成 20U/ml 溶液，再分别吸取 3.5ml 加入 50ml 容量瓶及 100ml 容量瓶中，制成 1.4U/ml 与 0.7U/ml 溶液，作

表 12-1　硫酸链霉素效价测定结果报告表

剂量	d_{S1}	d_{S2}	d_{T1}	d_{T2}	y_m
1					
2					
3					
4					
5					
6					
7					
8					

y_k	S_1	S_2	T_1	T_2	y_{km}
$F_1=$	$P=0.05$	$F=$	$P>0.05$		
$F_2=$	$P=0.01$	$F=$	$P<0.01$		
$F_3=$	$P=0.05$	$F=$	$P>0.05$		
$F_6=$	$P=0.01$	$F=$			
$F_7=$	$P=0.01$	$F=$			
$m=$	$k=$	$A_T=$	$r=$		
$D=$	$I=$	$t=$	$s^2=$		
$f=$	$M=$	$g=$	$S_M=$		
$R=$	$R_h=$	$R_1=$	$P_T=$		
$P_h=$	$P_1=$	$P_T-f_1=$			

为滴碟用标准品溶液。1000U/ml 溶液可存放于冰箱中使用 1 个月。每次使用前应放至室温，再进行下一步稀释操作。

2. 供试品溶液的制备

供试品估计效价为 740U/mg。精密称取样品 36.2mg，加水 26.8ml 稀释制成 1000U/ml 溶液，吸取 1ml 加入 50ml 容量瓶中，加 pH7.8 磷酸盐缓冲液稀释至刻度，制成 20U/ml 溶液，再分别吸取 3.5ml 加入 50ml 容量瓶及 100ml 容量瓶中，制成 1.4U/ml 与 0.7U/ml 溶液，作为滴碟用供试品溶液。

3. 培养基为Ⅰ号培养基

检菌为枯草芽孢杆菌 [*Bacillus subtilis* CMCC (B) 63 501]。

4. 双碟的制备

将培养基用微波炉融化，保温使温度降为 60℃ 左右，取 8 套双碟，每套加 20ml，作为底层，另外留出 100ml 培养基，于 55~60℃ 保温，30min 底层凝固后，往 100ml 培养基中加菌悬液 0.7ml，摇匀，于每套双碟中分别加 5ml，并迅速摇匀，作为菌层。30min 菌层凝固后，用钢管放置器，每套双碟中放入 4 只小钢管。

5. 滴碟培养

取上述标准品两溶液和供试品两溶液，滴入钢管内。将滴好的双碟移入托盘中，放入 37℃ 恒温室中培养 18h。取出双碟，将钢管倒入消毒液中，盖上玻璃盖，用效价抑菌圈测量仪测量结果。

五、结果处理

硫酸链霉素效价测定结果报告见表 12-2。

表 12-2　硫酸链霉素效价测定结果报告

剂量	d_{S1}	d_{S2}	d_{T1}	d_{T2}	y_m
1	16.70	19.00	16.60	19.00	71.30
2	17.00	19.10	17.00	19.20	72.30
3	16.80	19.00	16.80	19.00	71.60
4	16.70	19.10	16.70	19.00	71.50
5	17.00	19.20	17.00	19.20	72.40
6	16.70	18.80	16.70	18.90	71.10
7	17.00	19.20	16.80	19.20	72.20
8	16.70	19.00	16.70	19.00	71.40
y_k	134.60	152.40	134.30	152.50	573.80
	S_1	S_2	T_1	T_2	y_{km}

$F1=0.3134$	$P=0.05$	$F=4.3320$	$P>0.05$
$F2=10155.2239$	$P=0.01$	$F=8.0460$	$P<0.01$
$F3=1.2537$	$P=0.05$	$F=4.3320$	$P>0.05$
$F6=3385.5970$	$P=0.01$	$F=4.8970$	
$F7=15.7164$	$P=0.01$	$F=3.7235$	
$m=8$	$k=4$	$A_T=740.0000$	$r=2.0000$
$D=1.0000$	$I=0.3010$	$t=2.0800$	$s^2=0.0040$
$f=21$	$M=-0.0017$	$g=0.0004$	$S_M=0.0030$
$R=0.9962$	$R_h=1.0105$	$R_1=0.9820$	$P_T=737.1559$
$P_h=747.7793$	$P_1=726.6810$	$P_T-f_1=1.4311\%$	

上述结果报告中，R 为供试品效价相当于标示值或估计效价的百分数；P_h 为 P_T 的高限，P_1 为 P_T 的低限；P_T-f_1 为 P_t 的可信限率；F_1、F_2、F_3、F_6、F_7 分别为试品间、回归、偏离平行、剂量间和碟间的 F 值，从结果可知，回归非常显著，偏离平行不显著，可靠性测验通过，可信限率为 1.43%，实测效价为 737U/mg。

六、可变范围

二剂量法适用于多种抗生素效价的微生物检定。

七、基础知识

（一）抗生素的效价和单位

抗生素的结构十分繁杂，因此人们通常所说的某种抗生素实际上也是几种相似成分的混合物；而且抗生素具有不稳定性，产品中混杂着分解产物、异构物等；再加上抗生素生产过程中不可避免地混杂一些发酵产生的杂质，这些情况还会随着工艺路线的改进、生产菌种的变异、培养基原料和培养条件的改变而发生相应的变化，所以必须对抗生素的有效成分加以检定。

抗生素的效价是衡量抗生素中有效成分效力的相对标准。抗生素的单位（U）是衡量抗生素有效成分效力的具体尺度。有时抗生素的效价和单位不加以区分，统称为效价单位。不管是用对某种动物产生某种特定程度的药理反应的药量作为效价单位，还是经专家协议人为规定某一质量作为效价单位，凡一经确定，效价单位就不再变更，成为一种公认的计量单位，且原来确定单位的定义不再起作用。

供试品的效价是将供试品和标准品进行比较而确定的。效价为一个国际单位的供试品应与效价为一个国际单位的标准品产生相同的特定生物反应。当供试品与标准品对于某些生物体产生相同的反应时，供试品的效价数即可用标准品的效价数来表示。

（二）抗生素效价单位的表示方法

抗生素的效价单位根据其各自形成和发展的实际情况有不完全相同的含义。一般可分为4种表示方法。

1. 质量单位

以抗生素的生物活性部分（不包括酸根部分）的质量作为效价单位。$1\mu g$ 定为 1U，1mg 即为 1000U，如硫酸链霉素、硫酸卡那霉素、硫酸新霉素、硫酸庆大霉素、盐酸土霉素、乳酸红霉素等大部分抗生素都用质量单位表示。

用这种方法表示抗生素的效价单位时，虽然不同酸根的同一抗生素称重不同，只要单位一样，则表示其有效部分的质量是一样的。

2. 类似质量单位

以纯粹抗生素盐类的质量（包括无生物活性的酸根部分）作为效价单位。$1\mu g$ 定为 1U，1mg 即为 1000U，如四环素、氯霉素等抗生素以此种方式表示效价单位。这是根据国际使用习惯而来的。

3. 质量折算单位

以特定的纯粹抗生素盐的某一质量作为效价单位。如青霉素指定 $0.5988\mu g$ 为 1U。最初是指定在 50ml 肉汤培养基内能够完全抑制金黄色葡萄球菌生长的青霉素的最小量为 1U，后来制得纯品，这一最小量相当于青霉素 G 钠盐 $0.5988\mu g$。据此指定则青霉素 $1\mu g$ 为 1.67U。又如硫酸黏菌素指定 4.87×10^{-5}mg 为 1U，则 1mg 为 20500U。

4. 特定单位

以特定的抗生素样品的某一质量作为效价单位，经国家有关机构认可而定。如特定的一批杆菌肽称重 0.018mg 为 1U，即 1mg＝55U。

（三）抗生素微生物检定法的种类

1. 标准品与供试品

（1）国际标准品与国家标准品　抗生素的标准品是与供试品同质、纯度较高、用来测定抗生素效价的样品。标准品分为国际标准品和国家标准品。经国际协议，每 1mg 标准品中含有一定的单位，其单位称为国际单位。在某些品种第一次定国际单位时，一般其效价单位的含义是由主观决定的，如定为 $1\mu g＝1000U$。以原有的国际标准品的效价单位为基准测得的效价也用国际单位表示。抗生素的国际标准品由世界卫生组织邀请有条件的国家检测机构或药厂协作标定后，由生物检定专家委员会最后通过决定。国际标准品供各国检定国家标准品时作对照用，不用于常规检验。随着技术的发展，制品的纯度不断提高，即单位质量的制品中所含的效价单位不断增加，但新标出的国际标准品的效价单位是根据上一次国际标准品的标示效价标化出来的，因此每一个效价单位的效力在前后两批国际标准品是一样的，供试品若与上一批的国际标准品对比，也应得出相同的效价。实际上新标准品开始生效后，上一批标准品即停止使用。

国家标准品制备后，须与国际标准品的效价单位进行比较，定出效价单位。

我国于 1952 年开始建立国家标准品，由卫生部药品生物制品检定所会同全国有关单位共同进行选样、分装、协作标定、确定效价等，经卫生部审定后，向全国各使用单位分发。对于没有国际标准的我国特有品种，由我国按照一定的原则自定效价单位。标准品应按规定条件保存。

（2）供试品　供试品是供检定其效价的样品，它的活性组分应与标准品基本相同。

2. 抗生素微生物检定法的种类

抗生素微生物检定法是利用抗生素抑制或杀死细菌或真菌的程度作为客观指标来衡量抗

生素中有效成分的效力的一种方法。各国药典均有采用。它比物理学方法或化学方法都更能够确定抗生素的医疗价值，且有较高的灵敏度，所以被各国药典收载为测定抗生素效价的经典方法。

依据试验设计原理的不同，抗生素微生物检定法一般分为管碟法、浊度法和稀释法。《中国药典》2010年版采用管碟法和浊度法。

（1）管碟法　本法系利用抗生素在琼脂培养基内的扩散作用，比较标准品与供试品两者对接种的实验菌产生抑菌圈的大小，以测定供试品效价的一种方法。

在固体培养基尚未凝固前接种试验菌，待冷凝后，将检品用不同的设计方法加在接种有试验菌的培养基上，经一定时间和温度的培养后，由于抗生素向培养基中扩散，凡抑菌浓度所能到达之处，细菌不能生长而呈现出透明的抑菌范围。此范围一般呈圆形，称作抑菌圈。根据抑菌圈的大小可判断细菌和真菌对药物的敏感程度，即进行药敏试验。也可将供试品的抑菌圈与标准品进行比较，计算出供试品的效价。本法为我国药典抗生素微生物检定的第一法。

（2）浊度法　本法系利用抗生素在液体培养基中对实验菌生长的抑制作用，通过测定培养后细菌浊度值的大小，比较标准品与供试品对实验菌生长抑制的程度，以测定供试品效价的一种方法。用透光度测量浊度，浑浊程度越高，光吸收越好，通过的光线也就越小，采用分光光度计来测定吸光度，用二剂量法或三剂量法可计算出供试品的效价。

这种方法准确、快速、不受扩散影响且自动化程度高，各国药典相继收载。《中国药典》2005年版开始收载此法，为抗生素微生物检定的第二法。

（3）稀释法　现在已不用来测定抗生素的效价，而是用它测定抗生素的最低抑菌浓度和最低杀菌浓度。

（四）管碟法

1. 管碟法的概念及类型

抗生素溶液在摊布高度敏感性的特定试验菌的琼脂培养基内扩散，形成含一定浓度抗生素的球形区，抑制了试验菌的繁殖，形成透明的抑菌圈。在一定的浓度范围内，抗生素的对数浓度（剂量）与抑菌圈的面积或直径呈线性关系，采用量反应平行线原理的设计，通过比较在同样条件下已知效价的标准品溶液与未知效价的供试品溶液产生的抑菌圈的大小，计算出供试品的效价。

根据设计原理不同，管碟法分一剂量法（标准曲线法）、二剂量法（2.2法）和三剂量法（3.3法）三种常用方法。其中二剂量法使用最多，本模块将重点介绍二剂量法。

2. 抑菌圈的形成原理

将不锈钢小管放置在摊布特定试验菌的琼脂培养基上，将抗生素溶液注入小管中，抗生素分子随溶液向培养基内呈放射状扩散。同时将培养基置于试验菌生长的适宜条件下，试验菌开始生长。在琼脂培养基中离小管越远的地方抗生素的浓度越低。当抗生素分子扩散到一定时间，在小管周围形成了一个能有效抑制试验菌生长的范围，也就是形成了抑菌圈，抑菌圈的边缘处所含的抗生素浓度恰好是抗生素对试验菌的最低抑制浓度。抗生素的浓度不同，形成的抑菌圈的大小也不同。

3. 管碟法的动力学公式

抗生素溶液在培养基内呈球面扩散，利用分子扩散定律推导出的动力学公式如下：

$$r^2 = 4Dt[\ln M - \ln c - \ln(4\pi DtH)]$$

或

$$\lg M = (1/9.21Dt)r^2 + \lg(4\pi cDtH)$$

式中，D 为扩散系数，mm^2/h；t 为抗生素扩散时间，h；M 为管中抗生素总量，U；r 为管中心到抑菌圈边缘的距离，mm；H 为培养基厚度，mm；c 为最低抑菌浓度，U/mm^3。

由上式可知，$\lg M$ 与 r^2 呈直线关系，即抗生素总量的对数值与抑菌圈半径的平方值呈直线关系，抗生素的量可从抑菌圈的大小来计算。

（五）二剂量法

根据在一定的浓度范围内，抗生素的对数剂量和抑菌圈的直径或面积呈直线关系的原理，二剂量法是将标准品（S）和供试品（T）各稀释成高、低两种剂量，在同一含试验菌的琼脂培养基上进行比较，根据 2 种剂量 4 种溶液所产生的抑菌圈的大小，计算出供试品的效价。

1. 二剂量法的操作方法

整个操作过程要注意操作环境及用具避免抗生素的污染。

（1）检验用溶液的制备

① 标准品溶液的制备　标准品的使用与保存，应遵循标准品使用说明书的规定。从冰箱中取出标准品，与室温平衡后，用天平以减量法精密称取不少于 20mg、一般为 50mg 的标准品（不得反复称取），根据标准品的标示效价单位加入稀释液，制成浓度一般为 1000U/ml 的浓溶液，贮存于冰箱中备用。

临用时依据表 12-3 的规定，取上述 1000U/ml 的标准品浓溶液，用缓冲液稀释成滴碟所用最终高、低两浓度，作为标准品溶液。

表 12-3　抗生素微生物检定试验设计

抗生素类别	试验菌	培养基		灭菌缓冲液 pH 值	抗生素浓度范围 单位/ml	培养条件	
		编号	pH 值			温度/℃	时间/h
链霉素	枯草芽孢杆菌 〔CMCC(B)63 501〕	I	7.8～8.0	7.8	0.6～1.6	35～37	14～16
卡那霉素	枯草芽孢杆菌 〔CMCC(B)63 501〕	I	7.8～8.0	7.8	0.9～4.5	35～37	14～16
阿米卡星	枯草芽孢杆菌 〔CMCC(B)63 501〕	I	7.8～8.0	7.8	0.9～4.5	35～37	14～16
巴龙霉素	枯草芽孢杆菌 〔CMCC(B)63 501〕	I	7.8～8.0	7.8	0.9～4.5	35～37	14～16
核糖霉素	枯草芽孢杆菌 〔CMCC(B)63 501〕	I	7.8～8.0	7.8	2.0～12.0	35～37	14～16
卷曲霉素	枯草芽孢杆菌 〔CMCC(B)63 501〕	I	7.8～8.0	7.8	10.0～40.0	35～37	14～16
磺苄西林	枯草芽孢杆菌 〔CMCC(B)63 501〕	I	6.5～6.6	6.0	5.0～10.0	35～37	14～16
去甲万古霉素	枯草芽孢杆菌 〔CMCC(B)63 501〕	VIII	6.0	6.0	9.0～43.7	35～37	14～16
庆大霉素	短小芽孢杆菌 〔CMCC(B)63 202〕	I	7.8～8.0	7.8	2.0～12.0	35～37	14～16
红霉素	短小芽孢杆菌 〔CMCC(B)63 202〕	I	7.8～8.0	7.8	5.0～20.0	35～37	14～16
新霉素	金黄色葡萄球菌 〔CMCC(B)26 003〕	II	7.8～8.0	7.8③	4.0～25.0	35～37	14～16
四环素	藤黄微球菌 〔CMCC(B)28 001〕	II	6.5～6.6	6.0	10.0～40.0	35～37	14～16
土霉素	藤黄微球菌 〔CMCC(B)28 001〕	II	6.5～6.6	6.0	10.0～40.0	35～37	16～18
金霉素	藤黄微球菌 〔CMCC(B)28 001〕	II	6.5～6.6	6.0	4.0～25.0	35～37	16～18

抗生素类别	试 验 菌	培 养 基		灭菌缓冲液	抗生素浓度范围	培养条件	
		编号	pH 值	pH 值	单位/ml	温度/℃	时间/h
氯霉素	藤黄微球菌 [CMCC(B)28 001]	Ⅱ	6.5～6.6	6.0	30.0～80.03	35～37	16～18
杆菌肽	藤黄微球菌 [CMCC(B)28 001]	Ⅱ	6.5～6.6	6.0	2.0～12.0	35～37	16～18
黏菌素	大肠埃希菌 [CMCC(B)44 103]	Ⅵ	7.2～7.4	6.0	614～2344	35～37	16～18
两性霉素 B[①]	啤酒酵母菌 (ATCC 9763)	Ⅳ	6.0～6.2	10.5	0.5～2.0	35～37	24～36
奈替米星	短小芽孢杆菌 [CMCC(B)63 202]	Ⅰ	7.8～8.0	7.8	5～20	35～37	14～16
西索米星	短小芽孢杆菌 [CMCC(B)63 202]	Ⅰ	7.8～8.0	7.8	5～20	35～37	14～16
阿奇霉素	短小芽孢杆菌 [CMCC(B)63 202]	Ⅰ	7.8～8.0	7.8	0.5～20	35～37	16～18
磷霉素	藤黄微球菌 [CMCC(B)28 001]	Ⅱ	7.8～8.0	7.8	5～20	35～37	18～24
乙酰螺旋霉素[②]	枯草芽孢杆菌 [CMCC(B)63 501]	Ⅱ	8.0～8.2	7.8	5～403	35～37	14～16
妥布霉素	枯草芽孢杆菌 [CMCC(B)63 501]	Ⅰ	7.8～8.0	7.8	1～4	35～37	14～16
罗红霉素	枯草芽孢杆菌 [CMCC(B)63 501]	Ⅱ	7.8～8.0	7.8	5～10	35～37	16～18
克拉霉素	短小芽孢杆菌 [CMCC(B)63 202]	Ⅰ	7.8～8.0	7.8	2.0～8.0	35～37	14～16
大观霉素	肺炎克雷伯菌 [CMCC(B)46 117]	Ⅱ	7.8～8.0	7.0	50～200	35～37	16～18
吉他霉素	枯草芽孢杆菌 [CMCC(B)63 501]	Ⅱ[④]	8.0～8.2	7.8	20～40	35～37	16～18
麦白霉素	枯草芽孢杆菌 [CMCC(B)63 501]	营养琼脂培养基	8.0～8.2	7.8	5～40	35～37	16～18
小诺霉素	枯草芽孢杆菌 [CMCC(B)63 501]	Ⅰ	7.8～8.0	7.8	0.5～2.0	35～37	14～16
多黏菌素 B	大肠埃希菌 [CMCC(B)44 103]	营养琼脂培养基	6.5～6.6	6.0	1000～4000	35～37	16～18
交沙霉素	枯草芽孢杆菌 [CMCC(B)63 501]	Ⅱ	7.8～8.0	7.8	7.5～30	35～37	14～16
丙酸交沙霉素	枯草芽孢杆菌 [CMCC(B)63 501]	Ⅱ	7.8～8.0	7.8	20～80	36～37	14～16
替考拉宁	枯草芽孢杆菌 [CMCC(B)63 501]	Ⅱ	6.5～6.6	6.0	20～40	36～37	14～16
万古霉素	枯草芽孢杆菌 [CMCC(B)63 501]	Ⅷ	6.0	6.0	2.5～12.5	35～37	14～16

① 两性霉素 B 双碟的制备，用菌层 15ml 代替两层。

② 乙酰螺旋霉素。抗Ⅱ检定培养基制备时，调节 pH 值使灭菌后为 8.0～8.2。

③ 含 3%氯化钠。

④ 加 0.3%葡萄糖。

② 供试品溶液的制备　将供试品放于干燥器内至少 30min 后，精密称取供试品适量，用各药品项下规定的溶剂溶解后，根据估计效价单位加入稀释液，制成浓度一般为 1000U/ml 的浓溶液，再按照表 12-3 的规定用缓冲液稀释至与标准品相当的滴碟所用最终高、低两浓度，作为供试品溶液。

　　称取标准品和供试品时，要使用同一天平和砝码；称量样品的容器一般不大于 10g；取样后要立即将称量瓶和被称物盖好，以免吸水；不得将标准品或供试品倒回原容器内。

　　标准品和供试品所用的溶剂量及溶解时间应尽量一致。

　　稀释标准品和供试品时应使用容量瓶，一般分 3 次进行稀释，每步稀释取样量一般不少于 2ml；所用的刻度吸管先要用被量取的溶液流洗 2～3 次，吸取溶液后，用滤纸将外壁多余液体擦去，从 0 刻度开始放溶液。每次加液近容量瓶刻度时，要放置片刻，待瓶壁的液体完全流下，再准确补加至刻度。所用的容量瓶和刻度吸管必须经过标定。稀释标准品和供试品所用的缓冲液应同批、同瓶或同批合并的数瓶缓冲液。

　　标准品和供试品高、低浓度的剂量比一般为 2∶1。高剂量点的抑菌圈直径应为 20～24mm，个别抗生素可为 18～24mm。高剂量与低剂量抑菌圈之差最好不小于 2mm。当有些抗生素差数较小时，可用 4∶1 的高、低剂量比率。所选用的浓度必须在药典规定的试验设计浓度范围内。

　　(2) 制备双碟　在半无菌间或超净工作台上操作。放双碟的台面应用水平仪调水平。

　　① 底层　根据所检品种方法要求及所检的量，按表 12-3 取所需培养基适量，用微波炉融化，室温下检查培养基应均匀、无凝块。将经高压灭菌的双碟平铺排在水平台上，用灭菌大口吸管 (20ml) 吸取已融化、温度为 50～53℃ 的培养基 20ml (留部分加热融化培养基在恒温水浴中留作菌层用)，注入干燥双碟内，使在碟底内均匀摊布，放置水平台上使凝固 (约 30min)，待凝固后更换干燥的陶瓦盖，置于 35～37℃ 培养箱中保温。保温的目的是使底层培养基干燥，易于摊布菌层，且利于菌层水平。

　　② 菌层　另取留在恒温水浴中的培养基适量放冷至 48～50℃ (芽孢可至 60℃)，用灭菌吸管吸取规定的菌悬液加入此培养基中，轻轻充分旋摇 (应避免出现气泡)，使成均匀的菌层培养基。菌悬液的用量应在检验前预试验，二剂量法以标准溶液的高浓度所致的抑菌圈直径在 20～24mm 为合适。用 10ml 灭菌大口吸管，分别吸取 5ml 菌层培养基注入每一已凝固的底层培养基上，并迅速旋摇，务必使其均匀摊布。将双碟置水平台上，盖好陶瓦盖，放置 20～30min，待凝固，备用。

　　制备双碟时注意不要产生大量冷凝水，倒碟的培养基温度不要过高，不要用玻璃盖盖严；陈旧的试验菌培养物会使抑菌圈边缘模糊，因此应选用新鲜的试验菌和培养基。

　　(3) 放置钢管　菌层凝固后，立即通过钢管放置器在每一双碟中以等距离均匀安置不锈钢小管 4 个，用陶瓦盖覆盖备用。从加好菌层到加钢管的时间不应超过 20～30min。要注意使钢管平稳落在培养基上，各个钢管下落的高度应一致。钢管放妥后，应使双碟静置 10min，使钢管在培养基内稍下沉稳定后，再开始滴加抗生素溶液。

　　(4) 滴碟、培养　取上述已制备好的双碟 (每批供试品不少于 4 个，一般取 4～10 个)，用毛细滴管分别取高浓度及低浓度的标准品溶液，滴加在每一双碟上对角的 2 个小钢管中，至钢管口平满。用同法在其余 2 个小钢管中分别滴装相应的高、低两种浓度的供试品溶液。高、低浓度的剂距为 2∶1 或 4∶1。

　　操作时应注意排除毛细管中的空气，标准品与供试品各种浓度各用一个毛细滴管，且每批供试品溶液应予以更换。在滴加之前要用滴加液洗毛细滴管 2～3 次。滴加钢管时应尽量使每个钢管的液位一致，溶液不能滴到钢管外，并尽量缩短滴碟时间。双碟中 4 个小钢管的滴加顺序为 SH→TH→SL→TL，其中，SH 标准品高浓度；SL 标准品低浓度；TH 供试品高浓度；TL 供试品低浓度。

滴加完毕，用陶瓦盖覆盖双碟，将双碟水平地移至双碟托盘内，双碟叠放不可超过 3 个，水平移入培养箱中间位置，35～37℃培养至所需时间（按表 12-3 依试验菌的要求选用）。培养过程中应尽量避免开启培养箱，以减少对培养温度的影响。

（5）测量抑菌圈 将培养好的双碟取出，打开陶瓦盖，将钢管倒入消毒液中，换上玻璃盖，按批号排好。测量前检查：双碟应透明度好，无破损和不透明现象；抑菌圈应圆满，无破圈或圈不完整现象，否则应弃去该双碟。

用游标卡尺或抑菌圈测量仪测量各个抑菌圈的面积（或直径），按照药典规定的生物检定统计法进行可靠性测验及效价计算。如用游标卡尺测量，可将抑菌圈数据输入电脑，用专用的二剂量法的软件程序进行统计学处理。用抑菌圈测量仪测量各个抑菌圈时，自动测量、计算及统计分析可一次完成，并可打印出计算结果。

（6）记录 试验记录应包括抗生素的品种、剂型、规格、标示量、生产厂商、批号、检验目的、检验依据、检验日期、温度、湿度，标准品与供试品的称量、稀释步骤与核对人，抑菌圈测量结果。当用游标卡尺测量抑菌圈时，应将测试数据以框图方式顺双碟数记录清楚，当用抑菌圈测量仪测量时，要将电脑打印测试、计算、统计分析的打印纸贴附于记录上。

（7）供试品测定操作要点

① 原料药品 指大包装或半成品干燥粉末或结晶性粉末，不含辅料。一般测定原料药品的纯度（U/mg）。根据抗生素品种及厂方提供的效价估计效价单位，称取样品，估计效价尽量接近真实效价，如估计效价与真实效价距离较远时，可先做初测试验，然后按初试测验结果来估计效价，再做测定。

一般按干燥品或无水物计算原料药品的效价。先测含水的供试品的效价，再根据供试品的水分或干燥失重的结果折算成干燥品或无水物的效价。

$$干燥品效价 = 湿品效价 / (1 - 供试品干燥失质量分数\%) \tag{12-1}$$

② 制剂

a. 注射用冻干粉末。需测定整瓶效价。取装量差异测量后的内容物，称出适量（50mg以上），放入容量瓶中，按估计效价进行溶解、稀释，测出每 1mg 的单位数，再根据装量差异项下每瓶平均质量计算出整瓶的效价。

b. 水针剂。标示量为每毫升所含效价的单位数。启开安瓿或小瓶塞后，吸取一定量的供试品，将吸管外壁用滤纸擦净，沿着容量瓶口内壁缓缓放入已盛有一定溶剂的容量瓶内，以免抗生素结晶析出，振摇，继续加溶液至刻度，摇匀，再稀释至规定的浓度。

c. 片剂：分为素片、糖衣片和肠衣片。

（a）素片。称取 20 片的总量，求出平均片重，在干燥柜内迅速研细混匀后，精密称出约相当平均 1 片的质量，放至容量瓶中，根据每片的标示量，用规定的溶剂溶解，稀释至容量瓶中。因片剂中含赋形剂较多，如稀释时赋形剂浮于溶液表面，量取体积时应读取赋形剂层下的溶液；如沉淀较多，应待其下沉后量取其悬浮液。有些片剂辅料吸附抗生素，应洗辅料一次，且将洗辅料的溶剂加入容量瓶中。为节约供试品，可与片剂的质量差异检查结合进行。

（b）糖衣片、肠衣片。取规定的供试品数片，在玻璃乳钵中研细，根据标示量和规定的溶剂边研磨边溶解，移入放有小漏斗的容量瓶中，稀释至刻度，摇匀，静置，使赋形剂下沉而抗生素已溶解在溶液中，精密吸取容量瓶中的悬浮液适量，作进一步稀释。

d. 胶囊剂。取质量差异试验后的内容物，混匀，精密称出约相当平均 1 个胶囊的质量，研细，按规定的溶剂溶解并移至容量瓶中，稀释至刻度，摇匀，如供试品中含较多的辅料，照糖衣片项下的方法进行。

e. 颗粒剂或干糖浆。取质量差异试验后的内容物，混匀，精密称出约相当于平均 1 袋的质量，根据每袋的标示量，用规定的溶剂溶解，稀释至容量瓶中，再照片剂操作方法进行。

f. 软膏剂或眼膏剂。将软膏剂或眼膏剂软管的封口切开，擦净管的外壁，置于干燥器内约 1h，将膏剂软管在天平上称重，戴手套取出软管，将膏剂挤入洁净的分液漏斗中，约 2g，再称其膏剂软管的质量，前后称量之差即为分液漏斗内膏剂供试品的质量，用不含过氧化物的乙醚或石油醚溶解膏剂，并且欲提取的抗生素应不溶或微溶于该有机溶剂，以避免抗生素的损失。按规定量加提取溶剂至分液漏斗中，振摇，使基质溶解后，用规定的缓冲液使抗生素被提到水相溶液中，用缓冲溶液提取抗生素 3 次，合并 3 次提取液，置所需的容量瓶中，加缓冲液至刻度，摇匀，再稀释至规定的浓度。

2. 二剂量法的结果计算

本法计算所得效价，如低于估计效价的 90%或高于估计效价的 110%时，则检验结果仅作为初试，应调整供试品的估计效价，予以重试。

计算公式为：

$$P = \lg^{-1}\left[\frac{T_2 + T_1 - S_2 - S_1}{T_2 + S_2 - T_1 - S_1} \times I\right] \times 100\% \tag{12-2}$$

式中，P 为供试品效价相当于标示值或估计效价的百分数；S_2 为标准品高浓度溶液所致抑菌圈直径（面积）的总和；S_1 为标准品低浓度溶液所致抑菌圈直径（面积）的总和；T_2 为供试品高浓度溶液所致抑菌圈直径（面积）的总和；T_1 为供试品低浓度溶液所致抑菌圈直径（面积）的总和；I 为高、低剂量之比的对数值，高、低剂量之比为 2∶1 时，$I = 0.301$；高、低剂量之比为 4∶1 时，$I = 0.602$。

$$P_T = P \times A_T \tag{12-3}$$

式中，P_T 为供试品的效价，U/mg；A_T 为供试品的估计效价，U/mg。

3. 二剂量法的误差分析

由于该试验的设计依据量反应平行线原理，即在试验所用的剂量范围内，对数剂量和反应呈直线关系，供试品和标准品的直线应平行，因此必须依据药典生物检定统计法进行可靠性测验及可信限率的计算，来判断试验结果是否可靠、有效或是否需要复试。

（1）可靠性测验　可靠性测验是运用统计学理论，通过方差分析做 F 测验，判断试验假设是否有效、试验是否可靠，即验证供试品和标准品的对数剂量反应关系是否显著偏离平行偏离直线。当不显著偏离平行偏离直线（在一定的概率水平下），即可靠性测验符合规定时，才能按有关公式计算供试品的效价和可信限。可靠性测验不符合规定时不能计算效价，应重新设计试验。

二剂量法试验结果的可靠性测验的项目如下：

① 试品间期望差别不显著（即期望 $P > 0.05$）该项是检测标准品与供试品结果是否有显著差别。如差别显著，表明对供试品效价估计不正确，将影响试验结果的准确，应重新估计效价进行试验。

② 回归期望差别非常显著（即期望 $P < 0.01$）该项是检测剂量与反应是否呈直线。越显著说明越接近直线。

③ 偏离平行期望差别不显著（即期望 $P > 0.05$）该项是检测标准品与供试品直线是否平行。不显著说明两直线平行。

④ 剂间期望差别显著（即期望 $P < 0.05$）该项是检测不同剂量所致的反应是否有明显的差别，差别显著，可提高检测的灵敏度，如不显著应重新调整剂量试验。

⑤ 碟间期望差别不显著（即期望 $P > 0.05$）该项是检测试验的一组双碟之间误差的大小，误差小可使试验的总误差减小。

（2）可信限（FL）率　可信限率是估计试验的误差范围，标志试验结果的精密度。

$$可信限率 = \left[(P_T \text{ 的高限} - P_T \text{ 的低限})/(P_T \times 2)\right] \times 100\% \tag{12-4}$$

除药典各论另有规定外，本法的可信限率不得大于 5%。如果检定结果不符合规定，可调整供试品的估计效价或调节剂量，重复试验以减小可信限率。

八、法规依据

《中国药典》2010年版（二部）附录93页。

附录ⅪＡ 抗生素微生物检定法

本法系在适宜条件下，根据量反应平行线原理设计，通过检测抗生素对微生物的抑制作用，计算抗生素活性（效价）的方法。

抗生素微生物检定包括两种方法，即管碟法和浊度法。

测定结果经计算所得的效价，如低于估计效价的90%或高于估计效价的110%时，应调整其估计效价，重新试验。

除另有规定外，本法的可信限率不得大于5%。

第一法 管碟法

本法系利用抗生素在琼脂培养基内的扩散作用，比较标准品与供试品两者对接种的试验菌产生抑菌圈的大小，以测定供试品效价的一种方法。

菌悬液的制备

枯草芽孢杆菌（*Bacillus subtilis*）**悬液** 取枯草芽孢杆菌［CMCC（B）63 501］的营养琼脂斜面培养物，接种于盛有营养琼脂培养基的培养瓶中，在35～37℃培养7日，用革兰氏染色法涂片镜检，应有芽孢85%以上。用灭菌水将芽孢洗下，在65℃加热30分钟，备用。

短小芽孢杆菌（*Bacillus pumilus*）**悬液** 取短小芽孢杆菌［CMCC（B）63 202］的营养琼脂斜面培养物，照上述方法制备。

金黄色葡萄球菌（*Staphylococcus aureus*）**悬液** 取金黄色葡萄球菌［CMCC（B）26 003］的营养琼脂斜面培养物，接种于营养琼脂斜面上，在35～37℃培养20～22小时。临用时，用灭菌水或0.9%灭菌氯化钠溶液将菌苔洗下，备用。

藤黄微球菌（*Micrococcus luteus*）**悬液** 取藤黄微球菌［CMCC（B）28 001］的营养琼脂斜面培养物，接种于盛有营养琼脂培养基的培养瓶中，在26～27℃培养24小时，或采用适当方法制备的菌斜面，用培养基Ⅲ或0.9%灭菌氯化钠溶液将菌苔洗下，备用。

大肠埃希菌（*Escherichia coli*）**悬液** 取大肠埃希菌［CMCC（B）44 103］的营养琼脂斜面培养物，接种于营养琼脂斜面上，在35～37℃培养20～22小时。临用时，用灭菌水将菌苔洗下，备用。

啤酒酵母菌（*Saccharomyces cerevisiae*）**悬液** 取啤酒酵母菌［ATCC 9763］的Ⅴ号培养基琼脂斜面培养物，接种于Ⅳ号培养基琼脂斜面上。在32～35℃培养24小时，用灭菌水将菌苔洗下置含有灭菌玻璃珠的试管中，振摇均匀，备用。

肺炎克雷伯菌（*Klebosiella Pneumoniae*）**悬液** 取肺炎克雷伯菌［CMCC（B）46 117］的营养琼脂斜面培养物，接种于营养琼脂斜面上，在35～37℃培养20～22小时。临用时，用无菌水将菌苔洗下，备用。

支气管炎博德特菌（*Bordetella Bronchiseptica*）**悬液** 取支气管炎博德特菌［CMCC（B）58 403］的营养琼脂斜面培养物，接种于营养琼脂斜面上，在32～35℃培养24小时。临用时，用无菌水将菌苔洗下，备用。

标准品溶液的制备 标准品的使用和保存，应照标准品说明书的规定。临用时照表1的规定进行稀释。

标准品的品种、分子式及理论计算值见表2。

供试品溶液的制备 精密称（或量）取供试品适量，用各药品项下规定的溶剂溶解后，再按估计效价或标示量照表1的规定稀释至与标准品相当的浓度。

表 1 抗生素微生物检定试验设计表

抗生素类别	试验菌	培养基		灭菌缓冲液 pH 值	抗生素浓度范围 单位/ml	培养条件	
		编号	pH 值			温度/℃	时间/h
链霉素	枯草芽孢杆菌 [CMCC(B) 63 501]	I	7.8～8.0	7.8	0.6～1.6	35～37	14～16
卡那霉素	枯草芽孢杆菌 [CMCC(B) 63 501]	I	7.8～8.0	7.8	0.9～4.5	35～37	14～16
阿米卡星	枯草芽孢杆菌 [CMCC(B) 63 501]	I	7.8～8.0	7.8	0.9～4.5	35～37	14～16
巴龙霉素	枯草芽孢杆菌 [CMCC(B) 63 501]	I	7.8～8.0	7.8	0.9～4.5	35～37	14～16
核糖霉素	枯草芽孢杆菌 [CMCC(B) 63 501]	I	7.8～8.0	7.8	2.0～12.0	35～37	14～16
卷曲霉素	枯草芽孢杆菌 [CMCC(B) 63 501]	I	7.8～8.0	7.8	10.0～40.0	35～37	14～16
磺苄西林	枯草芽孢杆菌 [CMCC(B) 63 501]	I	6.5～6.6	6.0	5.0～10.0	35～37	14～16
去甲万古霉素	枯草芽孢杆菌 [CMCC(B) 63 501]	VIII	6.0	6.0	9.0～43.7	35～37	14～16
庆大霉素	短小芽孢杆菌 [CMCC(B) 63 202]	I	7.8～8.0	7.8	2.0～12.0	35～37	14～16
红霉素	短小芽孢杆菌 [CMCC(B) 63 202]	I	7.8～8.0	7.8	5.0～20.0	35～37	14～16
新霉素	金黄色葡萄球菌 [CMCC(B) 26 003]	II	7.8～8.0	7.8③	4.0～25.0	35～37	14～16
四环素	藤黄微球菌 [CMCC(B) 28 001]	II	6.5～6.6	6.0	10.0～40.0	35～37	14～16
土霉素	藤黄微球菌 [CMCC(B) 28 001]	II	6.5～6.6	6.0	10.0～40.0	35～37	16～18
金霉素	藤黄微球菌 [CMCC(B) 28 001]	II	6.5～6.6	6.0	4.0～25.0	35～37	16～18
氯霉素	藤黄微球菌 [CMCC(B) 28 001]	II	6.5～6.6	6.0	30.0～80.03	35～37	16～18
杆菌肽	藤黄微球菌 [CMCC(B) 28 001]	II	6.5～6.6	6.0	2.0～12.0	35～37	16～18
黏菌素	大肠埃希菌 [CMCC(B) 44 103]	VI	7.2～7.4	6.0	614～2344	35～37	16～18
两性霉素 B①	啤酒酵母菌 (ATCC 9763)	IV	6.0～6.2	10.5	0.5～2.0	35～37	24～36
奈替米星	短小芽孢杆菌 [CMCC] 63 202]	I	7.8～8.0	7.8	5～20	35～37	14～16

抗生素类别	试验菌	培养基		灭菌缓冲液pH值	抗生素浓度范围单位/ml	培养条件	
		编号	pH 值			温度/℃	时间/h
西索米星	短小芽孢杆菌[CMCC(B) 63 202]	Ⅰ	7.8~8.0	7.8	5~20	35~37	14~16
阿奇霉素	短小芽孢杆菌[CMCC(B) 63 202]	Ⅰ	7.8~8.0	7.8	0.5~20	35~37	16~18
磷霉素	藤黄微球菌[CMCC(B) 28 001]	Ⅱ	7.8~8.0	7.8	5~20	35~37	18~24
乙酰螺旋霉素②	枯草芽孢杆菌[CMCC(B) 63 501]	Ⅱ	8.0~8.2	7.8	5~403	35~37	14~16
妥布霉素	枯草芽孢杆菌[CMCC(B) 63 501]	Ⅰ	7.8~8.0	7.8	1~4	35~37	14~16
罗红霉素	枯草芽孢杆菌[CMCC(B) 63 501]	Ⅱ	7.8~8.0	7.8	5~10	35~37	16~18
克拉霉素	短小芽孢杆菌[CMCC(B) 63 202]	Ⅰ	7.8~8.0	7.8	2.0~8.0	35~37	14~16
大观霉素	肺炎克雷伯菌[CMCC(B) 46 117]	Ⅱ	7.8~8.0	7.0	50~200	35~37	16~18
吉他霉素	枯草芽孢杆菌[CMCC(B) 63 501]	Ⅱ④	8.0~8.2	7.8	20~40	35~37	16~18
麦白霉素	枯草芽孢杆菌[CMCC(B) 63 501]	营养琼脂培养基	8.0~8.2	7.8	5~40	35~37	16~18
小诺霉素	枯草芽孢杆菌[CMCC(B) 63 501]	Ⅰ	7.8~8.0	7.8	0.5~2.0	35~37	14~16
多黏菌素 B	大肠埃希菌[CMCC(B) 44 103]	营养琼脂培养基	6.5~6.6	6.0	1000~4000	35~37	16~18
交沙霉素	枯草芽孢杆菌[CMCC(B) 63 501]	Ⅱ	7.8~8.0	7.8	7.5~30	35~37	14~16
丙酸交沙霉素	枯草芽孢杆菌[CMCC(B) 63 501]	Ⅱ	7.8~8.0	7.8	20~80	36~37	14~16
替考拉宁	枯草芽孢杆菌[CMCC(B) 63 501]	Ⅱ	6.5~6.6	6.0	20~40	36~37	14~16
万古霉素	枯草芽孢杆菌[CMCC(B) 63 501]	Ⅷ	6.0	6.0	2.5~12.5	35~37	14~16

① 两性霉素 B 双碟的制备，用菌层 15ml 代替两层。
② 乙酰螺旋霉素。抗 Ⅱ 检定培养基制备时，调节 pH 值使灭菌后为 8.0~8.2。
③ 含 3%氯化钠。
④ 加 0.3%葡萄糖。

表 2　抗生素标准品品种与理论值

标准品品种	标准品分子式或品名	理论计算值 u/mg	标准品品种	标准品分子式或品名	理论计算值 u/mg
链霉素	$(C_{21}H_{39}N_7O_{12})_2 \cdot 3H_2SO_4$	798.3	红霉素	$C_{37}H_{67}NO_{13}$	1000
卡那霉素	$C_{18}H_{36}N_4O_{11} \cdot H_2SO_4$	831.6	氯霉素	$C_{11}H_{12}Cl_2N_2O_5$	1000
阿米卡星	$C_{22}H_{43}N_5O_{13} \cdot nH_2SO_4 (n=1.8 或 2)$		杆菌肽	杆菌肽锌	
核糖霉素	$C_{17}H_{34}N_4O_{10} \cdot nH_2SO_4 (n<2)$		黏菌素	硫酸黏菌素	
新霉素	硫酸新霉素		去甲万古霉素	$C_{65}H_{73}Cl_2N_9O_{24} \cdot HCl$	975.2
庆大霉素	硫酸庆大霉素		卷曲霉素	硫酸卷曲霉素	
磺苄西林	$C_{16}H_{16}N_2Na_2O_7S$	904.0	两性霉素 B	$C_{47}H_{73}NO_{17}$	1000
四环素	$C_{22}H_{24}N_2O_8 \cdot HCl$	1000	巴龙霉素	$C_{23}H_{45}N_5O_{14} \cdot nH_2SO_4$	
土霉素	$C_{22}H_{24}N_2O_9 \cdot 2H_2O$	927	奈替米星	$(C_{21}H_{41}N_5O_7)_2 \cdot 5H_2SO_4$	660.1
西索米星	$(C_{19}H_{37}N_5O_7)_2 \cdot 5H_2SO_4$	646.3	阿奇霉素	$C_{38}H_{72}N_2O_{12}$	1000
磷霉素	$C_3H_5CaO_4P \cdot H_2O$	711.5	妥布霉素	$C_{18}H_{37}N_5O_9$	1000
乙酰螺旋霉素	乙酰螺旋霉素		罗红霉素	$C_{41}H_{76}N_2O_{15}$	1000
克拉霉素	$C_{38}H_{69}NO_{13}$	1000	吉他霉素	吉他霉素	
大观霉素	$C_{14}H_{24}N_2O_7 \cdot 2HCl \cdot 5H_2O$	670.9	麦白霉素	麦白霉素	
小诺霉素	$C_{20}H_{41}N_5O_7 \cdot 5/2H_2SO_4$	654.3	交沙霉素	$C_{42}H_{69}NO_{15}$	1000
多黏菌素 B	硫酸多黏菌素 B		丙酸交沙霉素	$C_{45}H_{73}NO_{16}$	937
金霉素	$C_{22}H_{23}ClN_2O_8 \cdot HCl$	1000	替考拉宁	$C_{72\sim89}H_{68\sim99}Cl_2N_{8\sim9}O_{28\sim33}$	1000

双碟的制备　取直径约 90mm，高 16～17mm 的平底双碟，分别注入加热融化的培养基（表 1）20ml，使在碟底内均匀摊布，放置水平台面上使凝固，作为底层。另取培养基适量加热融化后，放冷至 48～50℃（芽孢可至 60℃），加入规定的试验菌悬液适量（能得清晰的抑菌圈为度。二剂量法标准品溶液的高浓度所致的抑菌圈直径在 18～22mm，三剂量法标准品溶液的中心浓度所致的抑菌圈直径在 15～18mm），摇匀，在每 1 双碟中分别加入 5ml，使在底层上均匀摊布，作为菌层。放置在水平台上冷却后，在每 1 双碟中以等距离均匀安置不锈钢小管（内径为 6.0mm±0.1mm，高为 10.0mm±0.1mm，外径为 7.8mm±0.1mm）4 个（二剂量法）或 6 个（三剂量法），用陶瓦圆盖覆盖备用。

检定法

二剂量法　取照上述方法制备的双碟不得少于 4 个，在每 1 双碟中对角的 2 个不锈钢小管中分别滴装高浓度及低浓度的标准品溶液，其余 2 个小管中分别滴装相应的高低两种浓度的供试品溶液；高、低浓度的剂距为 2∶1 或 4∶1。在规定条件下培养后，测量各个抑菌圈直径（或面积），照生物检定统计法（附录 XIV）中的（2.2）法进行可靠性测验及效价计算。

三剂量法　取照上述方法制备的双碟不得少于 6 个，在每 1 双碟中间隔的 3 个不锈钢小管中分别滴装高浓度（S_3）、中浓度（S_2）及低浓度（S_1）的标准品溶液，其余 3 个小管中分别滴装相应的高、中、低三种浓度的供试品溶液；高、低浓度的剂距为 1∶0.8。在规定条件下培养后，测量各个抑菌圈的直径（或面积），照生物检定统计法（附录 XIV）中的（3.3）法进行可靠性测验及效价计算。

第二法　浊度法

本法系利用抗生素在液体培养基中对试验菌生长的抑制作用，通过测定培养后细菌浊度值的大小，比较标准品与供试品对试验菌生长抑制的程度，以测定供试品效价的一种方法。

菌悬液制备

金黄色葡萄球菌（*Staphylococcus aureus*）**悬液**　取金黄色葡萄球菌［CMCC (B) 26 003］的营养琼脂斜面培养物，接种于营养琼脂斜面上，在35～37℃培养20～22小时。临用时，用灭菌水或0.9％灭菌氯化钠溶液将菌苔洗下，备用。

大肠埃希菌（*Escherichia coli*）**悬液**　取大肠埃希菌［CMCC (B) 44 103］的营养琼脂斜面培养物，接种于营养琼脂斜面上，在35～37℃培养20～22小时。临用时，用灭菌水将菌苔洗下，备用。

白色念珠菌（*Candida albicans*）**悬液**　取白色念珠菌［CMCC (F) 98001］的改良马丁琼脂斜面的新鲜培养物，接种于10ml培养基Ⅸ中，置35～37℃培养8小时，再用培养基Ⅸ稀释至适宜浓度，备用。

标准品溶液的制备　标准品的使用和保存，应照标准品说明书的规定。临用时照表3的规定进行稀释。

标准品的品种、分子式及理论计算值见表2。

供试品溶液的制备　精密称（或量）取供试品适量，照各品种项下规定进行供试品溶液的配制。

含试验菌液体培养基的制备　临用前，取规定的试验菌悬液适量（35～37℃培养3～4小时后测定的吸收值在0.3～0.7之间，且剂距为2的相邻剂量间的吸光度差值不小于0.1），加入到各规定的液体培养基中，混合，使在试验条件下能得到满意的剂量—反应关系和适宜的测定浊度。

已接种试验菌的液体培养基应立即使用。

检定法

标准曲线法　除另有规定外，取适宜的大小厚度均匀的已灭菌试管，在各品种项下规定的剂量-反应线性范围内，以线性浓度范围的中间值作为中间浓度，标准品溶液选择5个剂量，剂量间的比例应适宜（通常为1∶1.25或更小），供试品根据估计效价或标示量溶液选择中间剂量，每一剂量不少于3个试管。在各试验管内精密加入含试验菌的液体培养基9.0ml，再分别精密加入各浓度的标准品或供试品溶液各1.0ml，立即混匀，按随机区组分配将各管在规定条件下培养至适宜测量的浊度值（通常约为4小时），在线测定或取出立即加入甲醛溶液（1→3）0.5ml以终止微生物生长，在530nm或580nm波长处测定各管的吸光度。同时另取2支试管各加入药品稀释剂1.0ml，再分别加入含试验菌的液体培养基9.0ml，其中一支试管与上述各管同法操作作为细菌生长情况的阳性对照，另一支试管立即加入甲醛溶液0.5ml，混匀，作为吸光度测定的空白液。照标准曲线法进行可靠性检验和效价计算。

抗生素微生物检定法标准曲线的计算及统计学检验

标准曲线法的计算及可靠性检验

1. 标准曲线的计算

将标准品的各浓度lg值及相应的吸光度列成表4。

表 3 抗生素微生物检定浊度法试验设计表

| 抗生素类别 | 试验菌 | 培养基 | | 灭菌缓冲液 pH 值 | 抗生素浓度范围 单位/ml | 培养条件 |
		编号	pH 值			温度/℃
庆大霉素	金黄色葡萄球菌 [CMCC(B) 26 003]	Ⅲ	7.0～7.2	7.8	0.15～1.0	35～37
链霉素	金黄色葡萄球菌 [CMCC(B) 26 003]	Ⅲ	7.0～7.2	7.8	2.4～10.8	35～37
阿米卡星	金黄色葡萄球菌 [CMCC(B) 26 003]	Ⅲ	7.0～7.2	7.8	0.8～2.0	35～37
红霉素	金黄色葡萄球菌 [CMCC(B) 26 003]	Ⅲ	7.0～7.2	7.8	0.1～0.85	35～37
新霉素	金黄色葡萄球菌 [CMCC(B) 26 003]	Ⅲ	7.0～7.2	7.8	0.92～1.50	35～37
四环素	金黄色葡萄球菌 [CMCC(B) 26 003]	Ⅲ	7.0～7.2	6.0	0.05～0.33	35～37
氯霉素	金黄色葡萄球菌 [CMCC(B) 26 003]	Ⅲ	7.0～7.2	7.0	5.5～13.3	35～37
奈替米星	金黄色葡萄球菌 [CMCC(B) 26 003]	Ⅲ	7.0～7.2	7.8	0.1～2.5	35～37
西索米星	金黄色葡萄球菌 [CMCC(B) 26 003]	Ⅲ	7.0～7.2	7.8	0.1～0.25	35～37
阿奇霉素	金黄色葡萄球菌 [CMCC(B) 26 003]	Ⅲ	7.0～7.2	7.8	1.0～5.0	35～37
磷霉素钠	大肠埃希菌 [CMCC(B) 44 103]	Ⅲ	7.0～7.2	7.0	12～42	35～37
磷霉素钙	大肠埃希菌 [CMCC(B) 44 103]	Ⅲ	7.0～7.2	7.0③	12.0～31.0	35～37
磷霉素氨丁三醇	大肠埃希菌 [CMCC(B) 44 103]	Ⅲ	7.0～7.2	7.0	12.0～31.0	35～37
乙酰螺旋霉素	金黄色葡萄球菌 [CMCC(B) 26 003]	Ⅲ	7.0～7.2	7.8	5.0～16.0	35～37
妥布霉素	金黄色葡萄球菌 [CMCC(B) 26 003]	Ⅲ	7.0～7.2	7.8	0.3～1.1	35～37
大观霉素	大肠埃希菌 [CMCC(B) 44 103]	Ⅲ	7.0～7.2	7.0	30.～72	35～37
吉他霉素	金黄色葡萄球菌 [CMCC(B) 26 003]	Ⅲ	7.0～7.2	7.8	0.8～2.4	35～37
麦白霉素	金黄色葡萄球菌 [CMCC(B) 26 003]	Ⅲ	7.0～7.2	7.8	1.2～3.2	35～37
小诺霉素	金黄色葡萄球菌 [CMCC(B) 26 003]	Ⅲ	7.0～7.2	7.8	0.5～1.2	35～37
杆菌肽	金黄色葡萄球菌 [CMCC(B) 26 003]	Ⅲ	7.0～7.2	6.0	0.06～0.30	35～37
交沙霉素	金黄色葡萄球菌 [CMCC(B) 26 003]	Ⅲ	7.0～7.2	5.6	1.0～4.0	35～37
丙酸交沙霉素	金黄色葡萄球菌 [CMCC(B) 26 003]	Ⅲ	7.0～7.2	7.8	0.8～4.8	35～37

表4 抗生素标准品浓度 lg 值与吸光度表

组数	抗生素浓度 lg 值	吸光度
1	x_1	y_1
2	x_2	y_2
3	x_3	y_3
4	x_4	y_4
$\vdots$	$\vdots$	$\vdots$
n	x_n	y_n
平均值	$\overline{x}$	$\overline{y}$

按公式（1）和（2）分别计算标准曲线的直线回归系数（即斜率）b 和截距 a，从而得到相应标准曲线的直线回归方程（3）：

回归系数：
$$b=\frac{\sum(x_i-\overline{x})(y_i-\overline{y})}{\sum(x_i-\overline{x})^2}=\frac{\sum x_iy_i-\overline{x}\sum y_i}{\sum x_i^2-\overline{x}\sum x_i} \tag{1}$$

截距：
$$a=\overline{y}-b\,\overline{x} \tag{2}$$

直线回归方程：
$$Y=bX+a \tag{3}$$

2. 回归系数的显著性测验

判断回归得到的方程是否成立，即 X、Y 是否存在着回归关系，可采用 t 检验。

假设 H_0：$b=0$，在假设 H_0 成立的条件下，按公式（4）~（6）计算 t 值。

估计标准差：S_Y，
$$x=\sqrt{\frac{\sum(y_i-Y)^2}{n-2}} \tag{4}$$

回归系数标准误：
$$S_b=\frac{S_{Y,X}}{\sqrt{\sum(x_i-x)^2}} \tag{5}$$

$$t=\frac{b-0}{S_b} \tag{6}$$

式中　y_i 为标准品的实际吸光度；

Y 为估计吸光度［由标准曲线的直线回归方程（3）计算得到］；

$\overline{y}$ 为标准品实际吸光度的均值；

x_i 为抗生素标准品实际浓度 lg 值；

$\overline{x}$ 为抗生素标准品实际浓度 lg 值的均值。

对于相应自由度（$2n-4$）给定的显著性水平 α（通常 $\alpha=0.05$），查表得 $t_{\alpha/2(n-2)}$，若 $|t|>t_{\alpha/2(n-2)}$，则拒绝 H_0，认为回归效果显著，即 X、Y 具有直线回归关系；若 $|t|\leqslant t_{\alpha/2(n-2)}$，则接受 H_0，认为回归效果不显著，即 X、Y 不具有直线回归关系。

3. 测定结果的计算及可信限率估计

3.1 抗生素浓度 lg 值的计算　当回归系数具有显著意义时，测得供试品吸光度的均值后，根据标准曲线的直线回归方程（3），按方程（7）计算抗生素的浓度 lg 值。

抗生素的浓度 lg 值：
$$X_0=\frac{Y_0-a}{b} \tag{7}$$

3.2 抗生素浓度（或数学转换值）可信限的计算　按公式（4）和（8）计算得到的抗生素浓度 lg 值在 95% 置信水平（$\alpha=0.05$）的可信限。

X_0 的可信限：
$$FL=X_0\pm t_{\alpha/2(n-2)}\cdot\frac{S_{Y,X}}{|b|}\cdot\sqrt{\frac{1}{m}+\frac{1}{n}+\frac{(X_0-\overline{x})^2}{\sum x_i^2-x\sum x_i}} \tag{8}$$

式中　n 为标准品的浓度数乘以平行测定数；

　　　　m 为供试品的平行测定数；

　　　　X_0 为根据线性方程计算得到的抗生素的浓度 lg 值；

　　　　Y_0 为抗生素供试品吸光度的均值。

3.3　可信限率的计算　按公式（9）计算得到的抗生素浓度（或数学转换值）的可信限率。

$$可信限率 \text{FL}\% = \frac{X_0 高限 - X_0 低限}{2X_0} \times 100\% \tag{9}$$

式中，X_0 应以浓度为单位。

其可信限率除另有规定外，应不大于 5%。

3.4　供试品含量的计算　将计算得到的抗生素浓度（将 lg 值转换为浓度）再乘以供试品的稀释度，即得供试品中抗生素的量。

二剂量法或三剂量法　除另有规定外，取大小一致的已灭菌的试管，在各品种项下规定的剂量反应线性范围内，选择适宜的高、（中、）低浓度，分别精密加入各浓度的标准品和供试品溶液各 1.0ml，二剂量的剂距为 2:1 或 4:1，三剂量的剂距为 1:0.8。同标准曲线法操作，每一浓度组不少于 4 个试管，按随机区组分配将各试管在规定条件下培养。照生物检定统计法（附录 XIV）中的（2.2）和（3.3）法进行可靠性测验及效价计算。

培养基及其制备方法

培养基 I

胨	5g	磷酸氢二钾	3g	水	1000ml
牛肉浸出粉	3g	琼脂	15~20g		

除琼脂外，混合上述成分，调节 pH 值使比最终的 pH 值略高 0.2~0.4，加入琼脂，加热溶化后滤过，调节 pH 值使灭菌后为 7.8~8.0 或 6.5~6.6，在 115℃灭菌 30 分钟。

培养基 II

胨	6g	酵母浸出粉	6g	琼脂	15~20g
牛肉浸出粉	1.5g	葡萄糖	1g	水	1000ml

除琼脂和葡萄糖外，混合上述成分，调节 pH 值使比最终的 pH 值略高 0.2~0.4，加入琼脂，加热溶化后滤过，加葡萄糖溶解后，摇匀，调节 pH 值使灭菌后为 7.8~8.0 或 6.5~6.6，在 115℃灭菌 30 分钟。

培养基 III

胨	5g	氯化钠	3.5g	葡萄糖	1g
牛肉浸出粉	1.5g	磷酸氢二钾	3.68g	水	1000ml
酵母浸出粉	3g	磷酸二氢钾	1.32g		

除葡萄糖外，混合上述成分，加热溶化后滤过，加葡萄糖溶解后，摇匀，调节 pH 值使灭菌后为 7.0~7.2，在 115℃灭菌 30 分钟。

培养基 IV

胨	10g	枸橼酸钠	10g	琼脂	20~30g
氯化钠	10g	葡萄糖	10g	水	1000ml

除琼脂和葡萄糖外，混合上述成分，调节 pH 值使比最终的 pH 值略高 0.2~0.4，加入琼脂，在 109℃加热 15 分钟，于 70℃以上保温静置 1 小时后滤过，加葡萄糖溶解后，摇匀，调节 pH 值使灭菌后为 6.0~6.2，在 115℃灭菌 30 分钟。

培养基 V

胨	10g	麦芽糖	40g
琼脂	20～30g	水	1000ml

除琼脂和麦芽糖外，混合上述成分，调节 pH 值使比最终的 pH 值略高 0.2～0.4，加入琼脂，加热溶化后滤过，加麦芽糖溶解后，摇匀，调节 pH 值使灭菌后为 6.0～6.2，在 115℃灭菌 30 分钟。

培养基 VI

胨	8g	氯化钠	45g	葡萄糖	2.5g
牛肉浸出粉	3g	磷酸氢二钾	3.3g	琼脂	15～20g
酵母浸出粉	5g	磷酸二氢钾	1g	水	1000ml

除琼脂和葡萄糖外，混合上述成分，调节 pH 值使比最终的 pH 值略高 0.2～0.4，加入琼脂，加热溶化后滤过，加葡萄糖溶解后，摇匀，调节 pH 值使灭菌后为 7.2～7.4，在 115℃灭菌 30 分钟。

培养基 VII

胨	5g	枸橼酸钠	10g	琼脂	15～20g
牛肉浸出粉	3g	磷酸氢二钾	7g	水	1000ml
磷酸二氢钾	3g				

除琼脂外，混合上述成分，调节 pH 值使比最终的 pH 值略高 0.2～0.4，加入琼脂，加热溶化后滤过，调节 pH 值使灭菌后为 6.5～6.6，在 115℃灭菌 30 分钟。

培养基 VIII

酵母浸出粉	1g	葡萄糖	5g	琼脂	15～20g
硫酸铵	1g	磷酸盐缓冲液（pH6.0）	1000ml		

混合上述成分，加热溶化后滤过，调节 pH 值使灭菌后为 6.5～6.6，在 115℃灭菌 30 分钟。

培养基 IX

蛋白胨	7.5g	牛肉浸出粉	1.0g	葡萄糖	10.0g
酵母膏	2.0g	氯化钠	5.0g	水	1000ml

除葡萄糖外，混合上述成分，加热溶化后滤过，加葡萄糖溶解后，摇匀，调节 pH 值使灭菌后为 6.5，在 115℃灭菌 30 分钟。

营养肉汤培养基

胨	10g	氯化钠	5g	肉浸液❶	1000ml

取胨和氯化钠加入肉浸液内，微温溶解后，调节 pH 值为弱碱性，煮沸，滤清，调节 pH 值使灭菌后为 7.2±0.2，在 115℃灭菌 30 分钟。

营养琼脂培养基

胨	10g	氯化钠	5g
肉浸液❶	1000ml	琼脂	15～20g

除琼脂外，混合上述成分，调节 pH 值使比最终的 pH 值略高 0.2～0.4，加入琼脂，加热溶化后滤过，调节 pH 值使灭菌后为 7.0～7.2，分装，在 115℃灭菌 30 分钟，趁热斜放使凝固成斜面。

---

❶ 肉浸液也可用牛肉浸出粉 3g，加水 1000ml，配成溶液代替。

改良马丁琼脂培养基

胨	5.0g	磷酸氢二钾	1.0g	酵母浸出粉	2.0g
硫酸镁	0.5g	葡萄糖	20.0g	琼脂	15~20g
水	1000ml				

除葡萄糖外，混合上述成分，微温溶解，调节 pH 值约为 6.8，煮沸，加入葡萄糖溶解后，摇匀，滤清，调节 pH 值使灭菌后为 6.4±0.2，分装，在 115℃灭菌 30 分钟，趁热斜放使凝固成斜面。

多黏菌素 B 用培养基

蛋白胨	6.0g	酵母浸膏	3.0g	牛肉浸膏	1.5g
琼脂	15~20g	胰消化酪素	4.0g	葡萄糖	1.0g
水	1000ml				

除琼脂外，混合上述成分，调节 pH 值使比最终的 pH 值略高 0.2~0.4，加入琼脂，加热溶化后滤过，调节 pH 值使灭菌后为 6.5~6.7，在 115℃灭菌 30 分钟。

培养基可以采用相同成分的干燥培养基代替，临用时，照使用说明配制和灭菌，备用。

灭菌缓冲液

磷酸盐缓冲液（pH5.6）　取磷酸氢二钾 9.07g，加水使成 1000ml，用 1mol/L 氢氧化钠溶液调节 pH 值至 5.6，滤过，在 115℃灭菌 30 分钟。

磷酸盐缓冲液（pH6.0）　取磷酸氢二钾 2g 与磷酸二氢钾 8g，加水使成 1000ml，滤过，在 115℃灭菌 30 分钟。

磷酸盐缓冲液（pH7.0）　取磷酸氢二钾 9.39g 与磷酸二氢钾 3.5g，加水使成 1000ml，滤过，在 115℃灭菌 30 分钟。

磷酸盐缓冲液（pH7.8）　取磷酸氢二钾 5.59g 与磷酸二氢钾 0.41g，加水使成 1000ml，滤过，在 115℃灭菌 30 分钟。

磷酸盐缓冲液（pH10.5）　取磷酸氢二钾 35g，加 10mol/L 氢氧化钠溶液 2ml，加水使成 1000ml，滤过，在 115℃灭菌 30 分钟。

模块十三　胰岛素生物检定

一、检验岗位

药物检验工。

二、工作目标

了解生物检定的特点，减少生物差异的方法和措施，生物反应类型及小鼠血糖法检定胰岛素的检定方法、注意事项。

三、操作准备

（一）职业形象

假药、劣药危害极大，药品检验工作人员不得玩忽职守，在进入无菌室前，必须于缓冲间更换无菌工作服。严格按照无菌操作进行，操作中尽量不说话，保持工作环境的洁净。将所需已消毒检验用品按无菌操作技术要求移至无菌操作室。操作前，要对手、样品进行正确消毒。

（二）职场环境

无菌室是进行药品生物检定的主要场所，无菌室不得随意进入，要保持清洁。定期消毒、检测，细菌数应控制在 10 个以下，发现不符合要求时，应立即彻底消毒灭菌。

（三）检测材料

枸橼酸，枸橼酸三钠，氯化钠，无水葡萄糖，过氧化物酶（POD），葡萄糖氧化酶（GOD），二甲基苯胺，4-氨基安替比林（4-AA），三氯醋酸，草酸钾，盐酸。

（四）器材、设备

紫外分光光度计，离心机，恒温水浴箱（37～100℃±0.5℃），pH 计，冰箱。标准品或供试品称量用（精度 0.01mg 或 0.1mg）、试剂称量用（精度 0.1mg 或 1mg）、小鼠称重用（精度 0.1g）。

微量取液器，定量加样器，注射器（1ml 以下，精度 0.01ml），容量瓶，吸管，移液管，小试管，小烧杯，量筒，凝集盘，眼科手术刀，脱脂棉，滤纸，安瓿。

（五）参考资料

《中国药典》2010 年版。

《中国药品检验标准操作规范》2005 年版。

四、操作过程

（一）药品的预处理（即供试液的制备）

（1）0.1mol/L 枸橼酸缓冲液（pH6.6）　精密称取枸橼酸 0.7350g，枸橼酸三钠 13.620g，加水至 500ml 混匀。pH 值范围应在 5.4～7.0。

（2）葡萄糖氧化酶试剂　精密称取 POD 适量，用水溶解使成 3mg/ml 的溶液，置 4～8℃保存备用。取 3mg/ml POD 溶液 0.2ml、GOD120 单位、4-AA 10mg、二甲基苯胺 0.05ml 混合，加枸橼酸缓冲液至 200ml，置 4～8℃保存备用，如显淡红色即不宜使用。

（3）5％三氯醋酸溶液　称取三氯醋酸 5g，加水至 100ml。

（4）1％草酸钾溶液　称取草酸钾 1g，加水至 100ml。

（5）pH2.5 生理盐水　称取氯化钠 4.5g，加水近 500ml，加苯酚 1g，用 3mol /L 盐酸调节 pH 值至 2.5 后，补足水至 500ml。

（6）葡萄糖标准液

① 精密称取无水葡萄糖 200mg，加煮沸放冷的水至 20ml，得 10mg/ml 溶液。

② 精密称取 10mg/ml 溶液 1.5ml，置 50ml 容量瓶中，加水至刻度，混匀，得 30mg/100ml 溶液。

③ 精密称取 10mg/ml 溶液 1.0ml，置 50ml 容量瓶中，加水至刻度，混匀，得 20mg/100ml 溶液。

④ 精密称取 10mg/ml 溶液 0.5ml，置 50ml 容量瓶中，加水至刻度，混匀，得 10mg/100ml 溶液。

⑤ 精密称取 10mg/ml 溶液 0.25ml，置 50ml 容量瓶中，加水至刻度，混匀，得 5mg/100ml 溶液。

上述葡萄糖标准溶液置 4～8℃保存备用，如出现浑浊长菌时，不得使用。

（7）标准品溶液　取胰岛素标准品，放置至室温，割开标准品小管（注意勿使玻璃屑掉入），精密称量置小烧杯中。将称得的毫克数乘以标示单位数，得总单位数。精密加入 pH2.5 生理盐水，配成 20U/ml 的溶液。分装于安瓿中，熔封，置 4～8℃保存备用，如无沉淀析出，以不超 5 天为宜。

（8）**标准品稀释液** 实验当日取标准品溶液放置至室温。割开安瓿，精密量取 1.0ml pH2.5 生理盐水 19.0ml，使成 1.0 U/ml 溶液。取 1.0U/ml 溶液适量，加 pH2.5 生理盐水，配成高、低两个浓度的溶液（d_{S_2}、d_{S_1}），高低剂量比值（r）不大于 1∶0.5，高浓度稀释液一般可配成每 ml 中含 0.06～0.12 单位。调节剂量使低剂量稀释液能引起血糖明显下降，高剂量稀释液不致引起血糖过度降低，高、低剂量间引起的血糖下降有明显差别。

（9）**供试品溶液与稀释液** 按供试品的标示量或估计效价（A_T），照标准品溶液与其稀释液的配制法配成高、低两种浓度的稀释液，其比值（r）应与标准品相等，供试品和标准品高低剂量所致的反应平均值应相近。

（二）实验动物

健康无伤、体重 18～22g、同一来源、出生日期相近的小鼠 40 只，每次实验各鼠间体重相差不超过 3g，实验前按体重分鼠盒放置。

（三）实验操作

1. 准备工作

准备四个实验用鼠盒，分别标明组别。实验当日将小鼠按体重随机分配于各剂量组盒中，每组 10 只，编号，供饲料及饮水。取凝集盘每孔加入相同量的 1‰草酸钾约 2～3 滴，使其自然干燥备用。实验前取小试管 40 支，编号，每支加入 5% 三氯醋酸 0.36ml，另一套 40 支，编号备用。

2. 第一次实验

按 d_{S_1}、d_{S_2}、d_{T_1}、d_{T_2} 组顺序给小鼠皮下注射标准品或供试品溶液 0.2～0.3ml/只，但每只小鼠的注射体积（ml）应相等，计时，每只动物给药间隔一定时间（如 1 只/min），自给药开始移去饲料只供饮水。给药后准确 40min，按给药顺序依次用眼科手术刀刺破小鼠眼内眦静脉丛，使血液自然滴于凝集盘中。用微量取液器精密量取血液 0.06 ml，按编号加入预先盛有 5% 三氯醋酸的小试管中摇匀。取血后的动物迅速用脱脂棉轻压伤口止血。每组动物采血后恢复供给饲料及饮水。

3. 测血糖值

葡萄糖氧化酶法（4-AA 酚显色法），此法具有特异性较高、结果准确、操作简单的特点。操作步骤如下：

（1）将小试管放入离心机中，2500r/min 离心 15min 后取出。

（2）精密量取离心后的上清液 0.20ml，放入相应编号的另一套小试管中。

（3）另取小试管 5 支，编号，分别加入葡萄糖标准备系列溶液 0、5mg/100ml、10mg/100ml、20mg/100ml、30mg/100ml，各管 0.20ml。

（4）将各管分别准确加入葡萄糖氧化酶试剂 2.0ml，混匀。

（5）小管同时放入（37±0.5）℃恒温水浴，保温 30min 取出，放置至室温。

（6）按分光光度法，于 550nm 波长处测定各管的吸光度。

4. 交叉试验

在第一次给药后间隔至少 3h 进行。按 d_{T_2}、d_{T_1}、d_{S_2}、d_{S_1} 顺序依次给药，交叉试验除给药顺序外，操作与第一次实验相同。

五、结果处理

（一）实验结果计算

1. 血糖值计算

（1）由葡萄糖标准曲线各浓度所测吸光度计算回归方程式 $y = A + Bx$ 中的 A、B 值。

（2）通过回归方程式由各管吸光度计算血样相当的血糖值，以每 100ml 血中所含葡萄糖的质量（mg）表示。

（3）各管血糖值乘校正值（按本法取血 0.06ml，加入 0.36ml 5％三氯醋酸中，稀释 7 倍，即校正值为 7），即为各小鼠的血糖值。

2. 将每鼠反应值（y）按表 3-15 格式整理。按量反应平行线测定（2.2）法，双交叉设计处理结果。进行可靠性测验，实验结果成立者，再进行计算 M、R、P_T、S_M、FL、FL％，或由计算机计算。

3. 实验结果中出现的特大、特小等特异反应值，按《中国药典》2010 年版规定判断其是否可以剔除。个别剂量组缺失的数据，如符合该附录的要求，按所规定的方法补足。

（二）结果判断

1. 胰岛素双交叉法的可靠性测验应为回归变异非常明显，偏离平行不显著，否则实验结果不成立。对实验结果不成立者，应做以下检查：

（1）检查实验操作包括溶液配制、操作技术、对实验动物的饲养条件等是否符合本实验的要求。

（2）试品间如偏离平行非常显著，说明测得效价与估计效价相差较大，应调整剂量或估计效价重复试验。

（3）次间×试品间、次间×回归、次间×偏离平行如非常显著，说明该项变异在第一次与第二次实验间有差别，对出现这种情况的检定结果，下结论时应慎重，最好复试。

2. 可信限率（FL％）的判断

《中国药典》2010 年版规定，FL％不得大于 25％。超过者，可做以下处理：

（1）检查动物来源、实验操作、动物的饲养条件等是否符合本实验的要求。

（2）重复实验。

（3）按规定将几次实验结果合并处理，求得合并计算的效价及实验误差，应符合规定。

六、基础知识

药用品胰岛素一般由以下几种方法制得：一是从猪、牛、羊等哺乳动物胰岛中提取；二是由基因工程 DNA 重组技术生产，宿主细胞为大肠杆菌，其临床运用比例正逐渐增加；三是由半合成法合成。

药用品胰岛素的相对分子质量为 6000，含酸性氨基酸较多，等电点为 pH5.3～5.35，在 pH2.5 的酸性溶液中比较稳定，易溶于 80％的乙醇或酸性水溶液中，不溶于乙醚、丙酮等有机溶剂及 pH4.5～7.0 的溶液中，遇强碱、强酸及蛋白酶即被破坏。在体液偏碱性的条件下，易被吸收，若与碱性蛋白（精蛋白或球蛋白）结合后，等电点与体液的 pH 值相近，在皮下注射部位形成沉淀，使作用的时间延长，成为中效、长效制剂。

胰岛素的主要药理作用是降低血糖浓度，大剂量注入可引起惊厥、休克甚至死亡。

（一）生物检定的概述

生物检定适用于结构复杂、理化方法不能测定其含量或理化测定不能反映其临床生物活性的药物。一般用效价（U）单位表示，通常选用一种与供试品成分相同、已知效价的标准品，在相同条件下，比较供试品与标准品所产生的特定生物学反应，通过等反应剂量的换算，测得供试品中活性成分的效价。

由于生物差异性的存在，生物检定结果精密度较差，而且实验操作繁琐，实验条件难以控制。但由于生物检定直接应用药物的生物学作用作为实验反应条件，与药物的活性、药效直接联系在一起，所得结果更能说明问题。

（二）减少生物差异性的方法与措施

生物检定具有一定的实验误差，其主要来源是生物差异性，因此生物检定必须注意控制生物差异，常用的方法有：一是减少生物本身的差异；二是采用适宜的实验设计，以减少生物差异性对实验结果的影响，减少实验误差。控制生物差异必须注意以下几点：

（1）生物来源、饲养条件、品种、性别或培养条件必须均一。

（2）对影响实验误差的条件和因子，在实验设计时尽可能作为因级限制，将选取的因级随机分配至各组。例如体重、性别、窝别和给药次序等都是因子，不同体重是体重因子的级，雌雄是性别因子的级，不同窝的动物是窝别因子的级，给药次序是次序因子的级，在选取级时，按程度划分的级，应选动物较多的临近几级，不要间隔跳跃选级。

（3）按实验设计类型的要求，将限制的因级分组时，必须严格遵守随机的原则。

（三）生物反应类型

生物反应类型有两种：量反应和质反应。

1. 量反应

药物对生物体所引起的反应是可以计算大小的，如器官长度的伸缩、血压血糖的高低、抑菌圈直径的大小等。时反应也属于量反应的范畴，是观察某一种反应出现所需要的时间，如动物生存时间、凝血时间等，为特殊的量反应。

2. 质反应

当一定剂量的药物注入动物体内后，观察某一反应或反应的某一程度出现与否，如死亡与否、惊厥与否，只有质的变化。此类反应只用反应率而不能用量来表示个体的反应程度，如死亡率、阳性率、惊厥率等。

在一定条件下，质反应与量反应可以相互转换。

七、法规依据

《中国药典》2010 年版（二部）附录 119 页。

附录 Ⅻ G　胰岛素生物测定法

本法系比较胰岛素标准品（S）与供试品（T）引起小鼠血糖下降的作用，以测定供试品的效价。

标准品溶液的制备　精密称取胰岛素标准品适量，按标示效价，加入每 100ml 中含有苯酚 0.2g 并用盐酸调节 pH 值为 2.5 的 0.9％氯化钠溶液，使溶解成每 1ml 中含 20 单位的溶液，4～8℃贮存，以不超过 5 天为宜。

标准品稀释液的制备　试验当日，精密量取标准品溶液适量，按高低剂量组（d_{S_2}、d_{S_1}）加 0.9％氯化钠溶液（pH2.5）制成两种浓度的稀释液，高低剂量的比值（r）不得大于 1：0.5。高浓度稀释液一般可制成每 1ml 中含 0.06～0.12 单位，调节剂量使低剂量能引起血糖明显下降，高剂量不致引起血糖过度降低，高低剂量间引起的血糖下降有明显差别。

供试品溶液与稀释液的制备　按供试品的标示量或估计效价（A_T），照标准品溶液与其稀释液的制备法制成高、低两种浓度的稀释液，其比值（r）应与标准品相等，供试品与标准品高低剂量所致的反应平均值应相近。

测定法　取健康合格、同一来源、同一性别、出生日期相近的成年小鼠，体重相差不得超过3g，按体重随机分成4组，每组不少于10只，逐只编号，各组小鼠分别自皮下注入一种浓度的标准品或供试品稀释液，每鼠0.2～0.3ml，但各鼠的注射体积（ml）应相等。注射后40分钟，按给药顺序分别自眼静脉丛采血，用适宜的方法，如葡萄糖氧化酶-过氧化酶法测定血糖值。第一次给药后间隔至少3小时，按双交叉设计，对每组的各鼠进行第二次给药，并测定给药后40分钟的血糖值。照生物检定统计法（附录ⅩⅣ）中量反应平行线测定双交叉设计法计算效价及实验误差。

本法的可信限率（FL%）不得大于25%。

模块十四　几种常见药品的生物活性检定

一、检验岗位

药物检验工。

二、工作目标

掌握肝素、绒促性素、缩宫素的生物检定方法。

三、操作准备

（一）职业形象

药品检验人员在进入无菌室前，必须于缓冲间更换消毒过的工作服、工作帽及工作鞋。操作应严格按照无菌操作规定进行，操作中少说话，不喧哗，以保持环境的无菌状态。作为药品检验人员，应当明确不合格药品的危害，不得有丝毫马虎。将所需已灭菌或消毒的用品按无菌操作技术要求移至无菌操作室。用酒精棉球擦拭手，再用酒精棉球对供试品瓶、盒、袋等的开口处周围进行消毒。

（二）职场环境

无菌室杀菌前，应将所有物品置于操作部位（待检物例外），然后打开紫外灯和空气过滤装置30min，时间一到，关闭紫外灯待用。关闭紫外灯后不得马上进入无菌间，因射线还有残余，对皮肤和角膜有损伤。操作间应安装空气除菌过滤层流装置。环境洁净度不应低于10000级，局部洁净度为100级（或放置同等级净化工作台）。操作间或净化工作台的洁净空气应保持对环境形成正压，不低于4.9Pa。

检验操作须在无菌室进行，无菌室应保持清洁整齐，室内仅存放最必需的检验用具，无菌室的仪器用具必须固定放置，不可随意挪动。

（三）检测材料

局部麻醉剂（如1%普鲁卡因）、氯化钠、羧甲基纤维素钠（CMC-Na）、氯化钾、氯化钙、葡萄糖、碳酸氢钠、冰醋酸。

实验动物：家兔，健康无伤，体重2.5kg以上（雌雄均可，雌者无孕），2～3只/组。小鼠，健康无伤，出生17～23天，体重9～13g，同一来源雌性小鼠，一次实验所用幼小鼠的出生天数相差不得超过3天，体重相差不得超过3g。大鼠，健康无伤的成年雌性大鼠，断乳后即与雄鼠隔离，出生后不超过3个月，体重160～240g，1～3只/组。

（四）器材、设备

分析天平、压板测凝器或测凝棒、托盘天平、显微镜、电冰箱、恒温水浴箱、描记及记录装置、供气装置、兔固定板、直形剪刀、弯形剪刀、眼科剪、止血钳、镊子、眼科直形小镊子、弯头小镊子、动脉夹、手术缝合针、注射器（1ml，精度0.01ml）、取血用针头（12号针头尖端磨钝）、吸管、容量瓶、移液管、烧杯、带塞玻璃小瓶、小试管（0.8cm×3.8cm或1.0cm×7.5cm，有1ml刻度）若干支、试管架、不锈钢或玻璃搅棒、计时器、安瓿、脱脂棉、纱布、线绳、滤纸、小鼠手术板、大鼠固定板、小研磨器、大烧瓶、量筒、带塞锥形瓶、硬质大试管附空心玻璃球（盖管口用）、电炉、水浴锅、测量尺、涂片用具、小漏斗、缝针线。

玻璃器具用自来水冲洗后，放入去污剂中浸泡30min以上，用自来水冲干净，再用蒸馏水冲洗3遍，晾干备用；手术用具用自来水清洗干净后，用纱布擦干即可。

（五）参考资料

《中国药典》2010年版。

《中国药品检验标准操作规范》2005年版。

四、操作过程

（一）检定用溶液及配制

1. 0.9%氯化钠溶液

称取氯化钠（《中国药典》规格）适量，以灭菌蒸馏水溶解，稀释成0.9%的溶液，过滤除去细毛等杂物后备用。

2. 1%普鲁卡因溶液

称取普鲁卡因粉末适量，用0.9%氯化钠溶解成1%溶液。

3. 0.5%羧甲基纤维素钠溶液

称取羧甲基纤维素钠适量，量取一定量的水置烧杯中，将羧甲基纤维素钠分散在烧杯的水面上，于4~8℃中放置过夜，使其自然湿润，于次日补加水使成0.5%溶液，搅拌均匀。

4. 子宫肌蓄养液

试验当日，取氯化钠9g、氯化钾0.42g、氯化钙（按无水物计算）0.06g与葡萄糖0.5g，加水700ml使溶解，另取碳酸氢钠0.5g，加水约200ml溶解后，缓缓倾注于前一溶液中，随加随搅拌，最后加水适量使成1000ml。

5. 0.25%醋酸溶液

量取冰醋酸适量，加水配成0.25%醋酸溶液。

6. 肝素标准品溶液

精密称取肝素标准品适量，按标示效价（将称得的毫克数乘以标示单位数，得总单位数）加灭菌水溶解，使成每1ml含100单位的溶液，分装于适宜的容器中，4~8℃贮存，如无沉淀析出，可在3个月内使用。

7. 肝素标准品稀释液

试验当日，精密量取标准品溶液1.0ml，置小玻璃瓶中，加pH2.5、0.9%氯化钠溶液9.0ml混匀，得10U/ml肝素标准品稀释液。按高、中、低剂量组（d_{S_3}、d_{S_2}、d_{S_1}）用0.9%氯化钠溶液配成三种浓度的稀释液，相邻两浓度的比值（r）应相等；调节剂量使低剂量组各管的平均凝结时间较不加肝素对照管组明显延长。高剂量组各管的平均凝结时间，用新鲜兔血者，以不超过60min为宜，其稀释液一般可配成每1ml中含肝素2~5单位，r为1：0.7左右；用血浆者，以不超过30min为宜，其稀释液一般可配成每1ml中含肝素0.5~1.5单位，r为1：0.85左右。

8. 肝素供试品溶液与稀释液

按供试品的标示量或估计效价（A_T），按照标准品溶液与稀释液的配制法配成高、中、低（d_{T_3}、d_{T_2}、d_{T_1}）三种浓度的稀释液。相邻两浓度的比值（r）应与标准品相等，供试品与标准品各剂量组的凝结时间应相近。

9. 绒促性素标准品溶液

试验当日，按绒促性素标准品的标示效价加 0.9％氯化钠溶液配成每 1ml 中含 10 单位的溶液，使其充分溶解。

10. 绒促性素标准品稀释液

用 0.5％羧甲基纤维素钠溶液，按高、中、低剂量组（d_{S_3}、d_{S_2}、d_{S_1}）配成三种浓度的稀释液，相邻两浓度的比值（r）应相等，且不得大于 1：0.5。一般高浓度稀释液可配成每 1ml 中含 0.3～0.8 单位。调节剂量使低剂量组子宫较正常子宫明显增重，高剂量组子宫增重不致达到极限。稀释液置 4～8℃贮存，可供 3 日使用。

11. 绒促性素供试品溶液的配制

按供试品的标示量或估计效价（A_T），按照标准品溶液的配制法配成高、中、低（d_{T_3}、d_{T_2}、d_{T_1}）三种浓度的稀释液，相邻两浓度的比值（r）应与标准品相等，供试品与标准品各剂量组所致反应平均值应相近。

12. 缩宫素标准品溶液

迅速精密称取垂体后叶标准品适量，置小研钵中，注意避免吸潮，先加少量 0.25％醋酸溶液，仔细研磨，移置硬质大试管中，再精密加 0.25％醋酸溶液，使成每 1ml 中含缩宫素 1 单位的溶液。管口轻放一玻璃塞，浸入沸腾的水中，时时振摇，加热 5min 后取出，迅速冷却，滤过，滤液分装于适宜的容器内，4～8℃贮存，如无沉淀析出，可在 3 个月内使用。

13. 缩宫素标准品稀释液

试验当日，精密量取标准品溶液 1.0ml，加入 0.9％氯化钠溶液 9.0ml，混匀得 0.1 U/ml 稀释液，按高低剂量组（d_{S_2}、d_{S_1}）加 0.9％氯化钠溶液配成两种浓度的稀释液，一般高浓度稀释液可配成每 1ml 中含 0.01～0.02 单位，高低剂量的比值（r）一般不得大于 1：0.7。调节剂量使低剂量能引起子宫收缩，一般在 20～50mm；高剂量应不致使子宫收缩达到极限，一般为 50～85mm，且高、低剂量所致子宫的收缩应有明显差别。

14. 缩宫素供试品溶液与稀释液的配制

按供试品的标示量或估计效价（A_T），照标准品溶液与其稀释液的配制法配成高、低两种浓度的稀释液，其比值（r）应与标准品相等，供试品和标准品高、低剂量所致的反应均值应相近。

（二）肝素生物检定法

1. 取血前准备

（1）准备小试管，做好标记　取管径均匀的小试管若干支，置试管架上，分别标明 S、T 各剂量管号及空白对照管，各 1～3 管。

（2）加入标准品或供试品稀释液　每管加入一种浓度的标准品或供试品稀释液 0.1ml，每种浓度不得少于 3 管，各浓度的试管支数相等。两个空白对照管各加入 0.1ml 0.9％氯化钠溶液。

2. 取血及全血法检定

将家兔仰卧固定在手术台上，剪去颈部的毛，或用 0.9％氯化钠溶液湿润的棉花或纱布，将毛向两侧分开，皮下注入 1％普鲁卡因 2ml，10～20min 后，用手术刀（或手术剪）沿颈部正中线切开皮肤，用止血钳及直镊小心分离开肌肉、神经和血管，暴露颈动脉一段约 3cm 长，两端分别用动脉夹夹住，中间刺一小孔。用尖端磨钝的 12 号针头，插入颈动脉小孔内，用棉线打活结固定，接注射器，打开近心端动脉夹，血流入注射器内，血流至需要量后，迅速用动脉夹夹住，将抽出的兔血，分别注入小试管内，每管 0.9ml，立即混匀，避免产生气泡，并开始计算时间。将小试管置 37℃±0.5℃恒温水浴中，从动物采血时起至小试管放入恒温水浴的时间不得超过 3min，注意观察血液凝结情况。

3. 血浆制备及血浆法检定

迅速收集兔或猪血，置预先放有 8％枸橼酸钠溶液的容器中，枸橼酸钠溶液与血液容积比为 1：19，边收集边轻轻振摇，混匀，迅速离心约 20min（离心力不超过 1500g 为宜，g 为重力常数）。立即分出血浆，分成若干份分装于适宜容器内，低温冻结贮存。临用时置 37℃±0.5℃水浴中融化，用两层纱布或快速滤纸过滤，使用过程中在 4～8℃放置。取上述规格的小试管若干支，分别加入血浆一定量，置 37℃±0.5℃恒温水浴中预热 5～10min 后，依次每管加入一种浓度的标准品或供试品稀释液及 1％氯化钙溶液（每种浓度不得少于 3 管，各浓度的试管支数相等），血浆、肝素稀释液和氯化钙溶液的加入量分别为 0.5ml、0.4ml 和 0.1ml（或 0.8ml、0.1ml 和 0.1ml），加入氯化钙溶液后，立即混匀，避免产生气泡，并开始计算时间，注意观察各管凝结情况。

4. 终点观察　常用终点观察方法有两种：

（1）倒转法　用小试管规格为 1.0cm×7.5cm 时采用此法。将小试管拿起，轻弹管壁，液面颤动厉害时，可隔 3min 观察一次，当轻弹管壁，液面不太颤动时，可隔 1min 观察一次，当液面接近凝固，轻弹管壁，液面停止颤动时，将管轻轻倒立，液面不往下流为终点。

（2）压板法或测凝棒法　用小试管规格为 0.8cm×3.8cm 时采用此法。以测凝棒不能再插入液面为终点。

（三）绒促性素生物检定法

1. 准备鼠盒，标明组别

实验当日，按体重将鼠随机分成 6 组，每组不少于 15 只。

2. 相同时间，注射药品

每日于大致相同的时间分别给每鼠皮下注入一定浓度的标准品或供试品稀释液 0.2ml，每日一次，连续注入 3 次。

3. 摘取子宫，称重记录

于最后一次注入 24h 后，将小鼠按给药次序用乙醚处死，称体重（W 为处死后鼠的体重，单位为 g）。用 0.9％氯化钠溶液湿润的棉球擦拭腹部，剪开腹部，暴露卵巢和子宫，于阴道和子宫交接处剪断，摘出子宫，在 0.9％氯化钠溶液湿润的滤纸上，剥离附着的组织，去掉卵巢。将子宫移至干滤纸上，覆盖另一片干滤纸，压干子宫内液，直接称重（精密至 0.5mg）记录（X 为鼠子宫的实重，单位为 mg）。

（四）缩宫素生物检定法

1. 选择子宫

（1）阴道涂片法　用滴管吸取适量 0.9％氯化钠溶液，反复冲洗阴道，吸取适量冲洗液置载玻片上，在显微镜下观察，选全部上皮细胞，或有少量角化细胞的子宫，以天然动情前期为好。

（2）药物处理法　将上述规格的大鼠，在实验前 38～42h，皮下注射二丙酸已烯雌酚油 10μg，或已烯雌酚油溶液 0.4～0.6mg，造成人工动情期。试验当日，选择阴道涂片在动情前期的动物，也可用雌性激素处理使子宫涂片为动情前期或动情期的动物。

2. 固定子宫肌

取选定的大鼠迅速处死，剖腹并小心取出子宫，置于盛有子宫肌蓄养液的培养皿内（皿内放脱脂棉少许）的脱脂棉上，仔细分离附在子宫肌上的结缔组织，注意避免因牵拉使子宫肌受损。在子宫分叉处剪下左右2条，取一条（另一条置子宫肌蓄养液中冷藏备用），将其下端固定于离体器官恒温水浴装置的浴杯底部，上端用线与记录装置相连，以描记子宫收缩；浴杯中加入一定量的子宫肌蓄养液（约30~50ml），需全部浸没子宫，连续通入适量空气。蓄养液调节至32~35℃之间并保持恒温（±0.5℃）。

3. 测定子宫肌灵敏度

连接和安装好记录装置系统后，给子宫肌约1g的负荷。静置0.5~1h，并间隔一定时间更换蓄养液。取标准品或供试品两种浓度的稀释液（0.3~0.8ml），从小剂量开始分别加入浴槽中，开动记录系统，待子宫肌收缩至最高点开始松弛时（60~90s），放去蓄养液并用蓄养液洗涤一次，再加入等量蓄养液，静置；记录笔复位后给第二次剂量，相邻两次给药的间隔时间应相等（3~5min）。重复以上操作，逐渐加大剂量，直到高、低剂量使子宫肌收缩高度适当，并高剂量所致反应明显大于低剂量（剂距不得大于1:0.7），即灵敏度合格，可用于实验。

4. 给药

选择标准品或供试品反应适度的高、低两个剂量，以标准品稀释液和供试品稀释液各取高、低两个剂量（d_{S_2}、d_{S_1}、d_{T_2}、d_{T_1}）为一组，按随机区组设计的次序轮流注入每组四个剂量，重复4~6组。测量各剂量所致子宫收缩的高度为反应值（y）。

五、结果处理

1. 肝素生物检定法

（1）结果计算

① 将各管的凝固时间换算成对数为反应值（y），按生物检定统计法表的格式整理。

② 按量反应平行线测定法随机或随机区组设计处理结果，进行可靠性测验，实验结果成立者，进行计算M、R、P_T、S_M、FL、$FL\%$。

（2）结果判断

① 肝素法的可靠性测验，应为剂间，回归变异非常显著，偏离平行、二次曲线，反向二次曲线不显著，否则实验结果不成立。

② 可靠性测验通过，实验结果成立，若供试品变异显著时，可根据S和T各剂量组的反应情况调整剂量，以减少误差。

③ 全血法检定的可信限率（$FL\%$）不得大于10%。血浆法检定的可信限率（$FL\%$）不得大于5%（见表14-1）。

表14-1　肝素生物检定法

剂量 /(U/管)		d_{S1}		d_{S2}		d_{S3}		d_{T1}		d_{T2}		d_{T3}		$\Sigma y_{(m)}$
		t	y	t	y	t	y	t	y	t	y	t	y	
测量结果	1													
	2													
	3													
$\Sigma y_{(k)}$		S_1		S_2		S_3		T_1		T_2		T_3		

2. 绒促性素生物检定法

（1）结果计算

① 计算每只小鼠反应值 y（y 为反应值，即换算成每 10g 体重子宫的质量，单位为 mg）。

② 将反应值按生物检定统计法表的格式整理。

③ 按量反应平行线测定法随机或随机区组设计处理结果，进行可靠性测验，实验结果成立者，进行计算 M、R、P_T、S_M、FL、$FL\%$。

（2）结果判断

① 绒促性素法的可靠性测验，应为剂间，回归变异非常显著，偏离平行、二次曲线，反向二次曲线不显著，否则实验结果不成立。

② 可靠性测验通过，实验结果成立，若供试品变异显著时，可根据 S 和 T 各剂量组的反应情况调整剂量，以减少误差。

③ 本法的可信限率（$FL\%$）不得大于 25%（见表 14-2）。

表 14-2 绒促性素生物检定法

剂量 /(U/管)		d_{S1}			d_{S2}			d_{S3}			d_{T1}			d_{T2}			d_{T3}			
		W	x	y	W	x	y	W	x	y	W	x	y	W	x	y	W	x	y	
测量结果	1																			
	2																			
	3																			
	4																			
	5																			
	6																			
	7																			
	8																			
	9																			
	10																			
	11																			
	12																			
	13																			
	14																			
	15																			
$\sum y_{(h)}$			S_1			S_2			S_3			T_1			T_2			T_3			$\sum y$

3. 缩宫素生物检定法

（1）结果计算

① 将测量各剂量所致子宫收缩的高度按生物检定统计法表的格式整理。

② 按量反应平行线测定法随机或随机区组设计处理结果，进行可靠性测验，实验结果成立者，进行计算 M、R、P_T、S_M、FL、$FL\%$。

（2）结果判断

① 缩宫素法的可靠性测验，应为剂间，回归变异非常显著，偏离平行、二次曲线，反向二次曲线不显著，否则实验结果不成立。

② 可靠性测验通过，实验结果成立，若供试品变异显著时，可根据 S 和 T 各剂量组的反应情况调整剂量，以减少误差。

③ 本法的可信限率（$FL\%$）不得大于 10%（见表 14-3）。

表 14-3　缩宫素生物检定法

剂量		d_{S1}	d_{S2}	d_{T1}	d_{T2}	$\sum y_{(m)}$
反应值 y	1					
	2					
	3					
	4					
	5					
	6					
$\sum y_{(k)}$		$S_1 =$	$S_2 =$	$T_1 =$	$T_2 =$	

六、基础知识

（一）肝素的来源、理化性质和生物学性质

肝素系由健康的猪、牛、羊等动物的肠黏膜或肝、肺中提取的一种黏多糖，最初是在研究凝血作用时从肝脏中发现的。我国肝素多以猪肠黏膜为原料生产，也可以羊肠黏膜、猪肺或牛肺为原料生产。

肝素为白色或类白色的粉末，有引湿性，在水中易溶。普通肝素的分子量为 $3\sim30kD$，平均分子量为 15kD。普通肝素经化学分离方法制备成一种短链制剂称为低分子量肝素（low molecular weight heparin，LMWH），分子量为 $1\sim12kD$。

肝素的主要药理作用为抗凝血作用，能延长凝血时间。低分子量肝素与普通肝素相比较具有抗凝活性低、抗栓作用强、生物利用度高等特点。

肝素的效价测定以生物检定法为准。其原理是肝素在体外也具有抗血凝的药理作用，以延长凝血时间为反应指标。《中国药典》2010 年版用以新鲜兔血或兔血浆、猪血浆为实验材料的方法。该法系比较肝素标准品（S）与供试品（T）延长新鲜兔血或兔血浆、猪血浆凝结时间的作用，以测定供试品的效价。

（二）绒促性素的来源、理化性质和生物学性质

绒促性素全名为人绒毛膜促性腺激素，简称 HCG，是从孕妇尿中提取的一种糖蛋白，相对分子质量大，等电点 pH 值为 3.0。本品为白色或类白色的粉末，按干燥品计算，每 1mg 的效价不得少于 2500 单位。本品在水中溶解，在乙醇、丙酮或乙醚中不溶，受光、热影响极易破坏。

绒促性素的生理作用主要表现为垂体前叶促黄体激素样作用，以维持子宫内膜，有利于胚泡植入内膜；此外，还有降低淋巴细胞的活力，防止母体对胎儿产生排斥反应，进一步达到安胎作用。绒促性素的药理作用表现在促进性腺功能和性器官的发育。

绒促性素的活性测定，在药品质量控制上必须采用生物检定法。《中国药典》2010 年版用雌幼小鼠子宫增重法。本法系比较绒促性素标准品（S）与供试品（T）对幼小鼠子宫增重的作用，以测定供试品的效价。

（三）缩宫素的来源、理化性质和生物学性质

缩宫素即催产素，它是由猪或牛的脑垂体后叶中提取或化学合成的多肽化合物。能溶于水，在弱酸性溶液中稳定，在碱性溶液中易失去活性。

缩宫素的主要药理作用为兴奋子宫平滑肌，使子宫收缩加强，频率加快，也有较弱的抗利尿和缩血管作用。

《中国药典》2010 年版用大鼠离体子宫法，该法系比较垂体后叶或合成缩宫素标准品（S）与供试品（T）引起离体大鼠子宫收缩的作用，以测定供试品的效价。

七、法规依据

《中国药典》2010年版（二部）附录118、119页。

附录ⅫD　肝素生物测定法

本法系比较肝素标准品（S）与供试品（T）延长新鲜兔血或兔、猪血浆凝结时间的作用，以测定供试品的效价。

标准品溶液的制备　精密称取肝素标准品适量，按标示效价加灭菌注射用水溶解使成每1ml中含100单位的溶液，分装于适宜的容器内，4～8℃贮存，经验证保持活性符合要求的条件下，可在3个月内使用。

标准品稀释液的制备　试验当日，精密量取标准品溶液，按高、中、低剂量组（d_{S_3}、d_{S_2}、d_{S_1}）用氯化钠注射液配成3种浓度的稀释液，相邻两浓度的比值（r）应相等；调节剂量使低剂量组各管的平均凝结时间较不加肝素对照管组明显延长。高剂量组各管的平均凝结时间，用新鲜兔血者，以不超过60分钟为宜，其稀释液一般可制成每1ml中含肝素2～5单位，r为1：0.7左右；用血浆者，以不超过30分钟为宜，其稀释液一般可制成每1ml中含肝素0.5～1.5单位，r为1：0.85左右。

供试品溶液与稀释液的制备　按供试品的标示量或估计效价（A_T），照标准品溶液与稀释液的制备法制成高、中、低（d_{T_3}、d_{T_2}、d_{T_1}）3种浓度的稀释液。相邻两浓度之比值（r）应与标准品相等，供试品与标准品各剂量组的凝结时间应相近。

血浆的制备　迅速收集兔或猪血置预先放有8%枸橼酸钠溶液的容器中，枸橼酸钠溶液与血液容积之比为1：19，边收集边轻轻振摇，混匀，迅速离心约20分钟（离心力不超过1500×g为宜，g为重力常数）。立即吸出血浆，并分成若干份分装于适宜容器内，低温冻结贮存。临用时置37℃±0.5℃水浴中融化，用两层纱布或快速滤纸滤过，使用过程中在4～8℃放置。

测定法　（1）新鲜兔血　取管径均匀（0.8cm×3.8cm或1.0cm×7.5cm）、清洁干燥的小试管若干支，每管加入一种浓度的标准品或供试品稀释液0.1ml，每种浓度不得少于3管，各浓度的试管支数相等。取刚抽出的兔血适量，分别注入小试管内，每管0.9ml，立即混匀，避免产生气泡，并开始计算时间。将小试管置37℃±0.5℃恒温水浴中，从动物采血时起至小试管放入恒温水浴的时间不得超过3分钟，注意观察并记录各管的凝结时间。

（2）血浆　取上述规格的小试管若干支，分别加入血浆一定量，置37℃±0.5℃恒温水浴中预热5～10分钟后，依次每管加入一种浓度的标准品或供试品稀释液及1%氯化钙溶液，每种浓度不得少于3管，各浓度的试管支数相等，血浆、肝素稀释液和氯化钙溶液的加入量分别为0.5ml、0.4ml和0.1ml，或0.8ml、0.1ml和0.1ml，加入氯化钙溶液后，立即混匀，避免产生气泡，并开始计算时间，注意观察并记录各管凝结时间。将各管凝结时间换算成对数，照生物检定统计法（附录ⅩⅣ）中的量反应平行线测定法计算效价及实验误差。

测定法（1）的可信限率（FL%）不得大于10%。

测定法（2）的可信限率（FL%）不得大于5%。

附录Ⅻ E　绒促性素生物测定法

本法系比较绒促性素标准品（S）与供试品（T）对幼小鼠子宫增重的作用，以测定供试品的效价。

标准品溶液的制备 试验当日，按绒促性素标准品的标示效价加 0.9％氯化钠溶液制成每 1ml 中含 10 单位的溶液，充分溶解后，再用 0.5％羧甲基纤维素钠溶液按高、中、低剂量组（d_{S_3}、d_{S_2}、d_{S_1}）配成 3 种浓度的稀释液，相邻两浓度之比值（r）应相等，且不得大于 1∶0.5。一般高浓度稀释液可制成每 1ml 中含 0.3～0.8 单位。调节剂量使低剂量组子宫较正常子宫明显增重，高剂量组子宫增重不致达到极限。稀释液置 4～8℃贮存，可供 3 日使用。

供试品溶液的制备 按供试品的标示量或估计效价（A_T），照标准品溶液的制备法制成高、中、低（d_{T_3}、d_{T_2}、d_{T_1}）3 种浓度的稀释液，相邻两浓度之比值（r）应与标准品相等，供试品与标准品各剂量组所致反应平均值应相近。

测定法 取健康合格、出生 17～23 日、体重 9～13g、同一来源的雌性幼小鼠，一次实验所用幼小鼠的出生日数相差不得超过 3 日，体重相差不得超过 3g；按体重随机分成 6 组，每组不少于 15 只。每日于大致相同的时间分别给每鼠皮下注入一种浓度的标准品或供试品稀释液 0.2ml，每日 1 次，连续注入 3 次，于最后一次注入 24 小时后，将动物处死，称体重，解剖，于阴道和子宫交接处剪断，摘出子宫，剥离附着的组织，去掉卵巢，压干子宫内液，直接称重（天平精密度为 0.1mg）并换算成每 10g 体重的子宫重，照生物检定统计法（附录ⅩⅣ）中的量反应平行线测定法计算效价及实验误差。

本法的可信限率（FL％）不得大于 25％。

附录ⅫF 缩宫素生物测定法

本法系比较垂体后叶或合成缩宫素标准品（S）与供试品（T）引起离体大鼠子宫收缩的作用，以测定供试品的效价。

标准品溶液的制备 迅速精密称取垂体后叶标准品适量，避免吸潮，先加少量 0.25％醋酸溶液，仔细研磨，移置硬质大试管中，再精密加 0.25％醋酸溶液使成每 1ml 中含缩宫素 1 单位的溶液。管口轻放一玻璃塞，浸入沸腾的水中，时时振摇，加热煮沸 5 分钟取出，迅速冷却，滤过，滤液分装于适宜的容器内，4～8℃贮存，经验证保持活性符合要求的条件下，可在 3 个月内使用。

标准品稀释液的制备 试验当日，精密量取垂体后叶标准品溶液适量或取合成缩宫素标准品，按标示效价加 0.9％氯化钠溶液制成每 1ml 中含缩宫素 1 单位的溶液，按高低剂量组（d_{S_2}、d_{S_1}）加 0.9％氯化钠溶液制成两种浓度的稀释液，一般高浓度稀释液可制成每 1ml 中含 0.01～0.02 单位，高低剂量的比值（r）一般不得大于 1∶0.7。调节剂量使低剂量能引起子宫收缩，记录仪指针一般在 20～50mm；高剂量应不致使子宫收缩达到极限，记录仪指针一般为 50～85mm，且高低剂量所致子宫的收缩应有明显差别。

供试品溶液与稀释液的制备 按供试品的标示量或估计效价（A_T），照标准品溶液与其稀释液的制备法制成供试品高低两种浓度的稀释液，其比值（r）应与标准品相等，供试品和标准品高低剂量所致的反应均值应相近。

子宫肌蓄养液的制备 试验当日，取氯化钠 9g、氯化钾 0.42g、氯化钙（按无水物计算）0.06g 与葡萄糖 0.5g，加水 700ml 使溶解，另取碳酸氢钠 0.5g，加水约 200ml 溶解后，缓缓倾注于前一溶液中，随加随搅拌，最后加水使成 1000ml。

供试用动物 取健康合格的成年雌性大鼠，断乳后即与雄鼠隔离，出生后不超过 3 个月，体重 160～240g。试验当日，选择阴道涂片在动情前期的动物，也可用雌性激素处理使子宫涂片为动情前期或动情期的动物。

测定法 取选定的大鼠迅速处死，剖腹取出子宫，仔细分离附在子宫肌上的结缔组织，注意避免因牵拉使子宫肌受损。在子宫分叉处剪下左右2条，取一条将其下端固定于离体器官恒温水浴装里的浴杯底部，上端用线与记录装置相连，以描记子宫收缩；浴杯中加入一定量的子宫肌蓄养液（约30~50ml），连续通入适量空气。蓄养液应调节至32~35℃并保持恒温（±0.5℃），子宫放入浴杯后，静置约15分钟，按次序准确注入等体积的标准品或供试品两种浓度的稀释液（0.3~0.8ml），待子宫肌收缩至最高点开始松弛时（约60~90秒钟），放去蓄养液并用蓄养液洗涤一次，再加入等量蓄养液，静置；相邻两次给药的间隔时间应相等（约3~5分钟），每次给药应在前一次反应恢复稳定以后进行。标准品稀释液和供试品稀释液各取高低两个剂（d_{S_2}、d_{S_1}、d_{T_2}、d_{T_1}）为一组，按随机区组设计的次序轮流注入每组4个剂量，重复4~6组。测量各剂量所致子宫收缩的高度，照生物检定统计法（附录 XIV）中的量反应平行线测定法计算效价及实验误差。

本法的可信限率（FL%）不得大于10%。

项目三总结

药品不仅要保证安全，其有效性也很重要，否则达不到治疗的效果。下面一起回顾本项目所学到的基础知识和基本技能。

一、必备知识

1. 模块十二——抗生素效价的测定

抗生素效价的测定是抗生素检测中很重要的一个检测项目。学习本模块应掌握抗生素效价概念，效价单位表示方法，现行药典规定效价检查方法等一些必备知识。

2. 模块十三——胰岛素生物检定

学习本模块，不仅要掌握胰岛素来源、药理作用，减少生物差异性的方法及生物反应类型，还应会用生物统计法双交叉法设计胰岛素生物检定试验。

3. 模块十四——几种常见药品的生物活性检定

肝素、缩宫素、绒促性素来源、理化性质和生物学性质是模块十四要求同学们掌握的必备知识。

二、技术要点

1. 模块十二——抗生素效价的测定

会熟练配制标准缓冲溶液，制备检定用培养基，对检定用菌种进行复苏、保存、传代，熟练制备菌悬液，双碟，配制标准品和供试品溶液，会进行滴碟培养，测量抑菌圈，准确记录、计算试验结果，正确进行误差分析。

2. 模块十三——胰岛素生物检定

会对药品进行预处理，配制供试品和标准品溶液，测量试验动物血糖值并对其进行校正，处理试验结果。

3. 模块十四——几种常见药品的生物活性检定

学习本模块后，能准确配制肝素、缩宫素、绒促性素标准品溶液和检定用溶液，会挑选肝素试验用动物，会对试验动物取血，急性血浆制备及运用血浆法检定及终点观察，会选择合适的大鼠子宫，处理固定子宫肌，测定其灵敏度，正确给药并如实记录反应值，运用统计法判断试验结果。

三、职业素养

药品虽然卫生学合格，但有效性如果不合格的话，可能会达不到治疗的效果，产生耐药性，甚至延误病情，严重影响人们用药的效果。总之，作为一名药品检验工作者，在任何一个过程中都应该有高度的责任心，对工作不得有丝毫的松懈。

附　录

《中国药典》2010 年版（二部）凡例

总　则

一、《中华人民共和国药典》简称《中国药典》，依据《中华人民共和国药品管理法》组织制定和颁布实施。《中国药典》一经颁布实施，其同品种的上版标准或其原国家标准即同时停止使用。

《中国药典》由一部、二部、三部及其增补组成，内容分别包括凡例、正文和附录。除特别注明版次外，《中国药典》均指现行版《中国药典》。

本部为《中国药典》二部。

二、国家药品标准由凡例与正文及其引用的附录共同构成。本部药典收载的凡例、附录对药典以外的其他化学药品国家标准具同等效力。

三、凡例是为正确使用《中国药典》进行药品质量检定的基本原则，是对《中国药典》正文、附录及与质量检定有关的共性问题的统一规定。

四、凡例和附录中采用"除另有规定外"这一用语，表示存在与凡例或附录有关规定不一致的情况时，则在正文中另作规定，并按此规定执行。

五、正文中引用的药品系指本版药典收载的品种，其质量应符合相应的规定。

六、正文所设各项规定是针对符合《药品生产质量管理规范》（Good Manufacturing Practices，GMP）的产品而言。任何违反 GMP 或有未经批准添加物质所生产的药品，即使符合《中国药典》或按照《中国药典》没有检出其添加物质或相关杂质，亦不能认为其符合规定。

七、《中国药典》的英文名称为 Pharmacopoeia of The People's Republic of China；英文简称为 Chinese Pharmacopoeia；英文缩写为 Ch. P. 。

正　文

八、正文系根据药物自身的理化与生物学特性，按照批准的处方来源、生产工艺、贮藏运输条件等所制定的、用以检测药品质量是否达到用药要求并衡量其质量是否稳定均一的技术规定。

九、正文内容根据品种和剂型的不同，按顺序可分别列有：（1）品名（包括中文名、汉语拼音与英文名）；（2）有机药物的结构式；（3）分子式与分子量；（4）来源或有机药物的化学名称；（5）含量或效价规定；（6）处方；（7）制法；（8）性状；（9）鉴别；（10）检查；（11）含量或效价测定；（12）类别；（13）规格；（14）贮藏；（15）制剂等。

附　录

十、附录主要收载制剂通则、通用检测方法和指导原则。制剂通则系按照药物剂型分类，针对剂型特点所规定的基本技术要求；通用检测方法系各正文品种进行相同检查项目的检测时所应采用的统一的设备、程序、方法及限度等；指导原则系为执行药典、考察药品质量、起草与复核药品标准等所制定的指导性规定。

名称及编排

十一、正文收载的药品中文名称系按照《中国药品通用名称》收载的名称及其命名原则命名，《中国药典》收载的药品中文名称均为法定名称；药品英文名除另有规定外，均采用国际非专利药名（International

Nonproprietary Names，INN）。

有机药物的化学名称系根据中国化学会编撰的《有机化学命名原则》命名，母体的选定应与国际纯粹与应用化学联合会（International Union of Pure and Applied Chemistry，IUPAC）的命名系统一致。

十二、药品化学结构式采用世界卫生组织（World Health Organization，WHO）推荐的"药品化学结构式书写指南"书写。

十三、正文按药品中文名称笔画顺序排列，同笔画数的字按起笔笔形一、丨、丿、乛的顺序排列；单方制剂排在其原料药后面；药用辅料集中编排；附录包括制剂通则、通用检测方法和指导原则，按分类编码；索引按汉语拼音顺序排序的中文索引，英文名和中文名对照索引排列。

项目与要求

十四、制法项下主要记载药品的重要工艺要求和质量管理要求。

（1）所有药品的生产工艺应经验证，并经国务院药品监督管理部门批准，生产过程均应符合《药品生产质量管理规范》的要求。

（2）来源于动物组织提取的药品，其所用动物种属要明确，所用脏器均应来自经检疫的健康动物，涉及牛源的应取自无牛海绵状脑病地区的健康牛群；来源于人尿提取的药品，均应取自健康人群。上述药品均应有明确的病毒灭活工艺要求以及质量管理要求。

（3）直接用于生产的菌种、毒种、来自人和动物的细胞、DNA重组工程菌及工程细胞，来源途径应经国务院药品监督管理部门批准并应符合国家有关的管理规范。

十五、性状项下记载药品的外观、臭、味、溶解度以及物理常数等。

（1）外观性状是对药品的色泽和外表感观的规定。

（2）溶解度是药品的一种物理性质。各品种项下选用的部分溶剂及其在该溶剂中的溶解性能，可供精制或制备溶液时参考；对在特定溶剂中的溶解性能需作质量控制时，在该品种检查项下另作具体规定。药品的近似溶解度以下列名词术语表示：

极易溶解：系指溶质1g（ml）能在溶剂不到1ml中溶解；

易溶：系指溶质1g（ml）能在溶剂1～不到10ml中溶解；

溶解：系指溶质1g（ml）能在溶剂10～不到30ml中溶解；

略溶：系指溶质1g（ml）能在溶剂30～不到100ml中溶解；

微溶：系指溶质1g（ml）能在溶剂100～不到1000ml中溶解；

极微溶解：系指溶质1g（ml）能在溶剂1000～不到10000ml中溶解；

几乎不溶或不溶系指溶质1g（ml）在溶剂10000ml中不能完全溶解。

试验法：除另有规定外，称取研成细粉的供试品或量取液体供试品，于25℃±2℃一定容量的溶剂中，每隔5分钟强力振摇30秒钟；观察30分钟内的溶解情况，如无目视可见的溶质颗粒或液滴时，即视为完全溶解。

（3）物理常数包括相对密度、馏程、熔点、凝点、比旋度、折光率、黏度、吸收系数、碘值、皂化值和酸值等；其测定结果不仅对药品具有鉴别意义，也反映药品的纯度，是评价药品质量的主要指标之一。

十六、鉴别项下规定的试验方法，系根据反映该药品某些物理、化学或生物学等特性所进行的药物鉴别试验，不完全代表对该药品化学结构的确证。

十七、检查项下包括反映药品的安全性与有效性的试验方法和限度、均一性与纯度等制备工艺要求等内容；对于规定中的各种杂质检查项目，系指该药品在按既定工艺进行生产和正常贮藏过程中可能含有或产生并需要控制的杂质（如残留溶剂、有关物质等）；改变生产工艺时需另考虑增修订有关项目。

对于生产过程中引入的有机溶剂，应在后续的生产环节予以有效去除。除正文已明确列有"残留溶剂"检查的品种必须依法进行该项检查外，其他未在"残留溶剂"项下明确列出的有机溶剂与未在正文中列有此项检查的各品种，如生产过程中引入或产品中残留有机溶剂，均应按附录"残留溶剂测定法"检查并应符合相应溶剂的限度规定。

供直接分装成注射用无菌粉末的原料药，应按照注射剂项下相应的要求进行检查，并应符合规定。

各类制剂，除另有规定外，均应符合各制剂通则项下有关的各项规定。

十八、含量测定项下规定的试验方法，用于测定原料及制剂中有效成分的含量，一般可采用化学、仪器或生物测定方法。

十九、类别系按药品的主要作用与主要用途或学科的归属划分，不排除在临床实践的基础上作其他类别药物使用。

二十、制剂的规格，系指每一支、片或其他每一个单位制剂中含有主药的重量（或效价）或含量（％）或装量；注射液项下，如为"1ml：10mg"，系指 1ml 中含有主药 10mg；对于列有处方或标有浓度的制剂，也可同时规定装量规格。

二十一、贮藏项下的规定，系为避免污染和降解而对药品贮存与保管的基本要求，以下列名词术语表示：

遮光 系指用不透光的容器包装，例如棕色容器或黑纸包裹的无色透明、半透明容器；

密闭 系指将容器密闭，以防止尘土及异物进入；

密封 系指将容器密封以防止风化、吸潮、挥发或异物进入；

熔封或严封 系指将容器熔封或用适宜的材料严封，以防止空气与水分的侵入并防止污染；

阴凉处 系指不超过 20℃；

凉暗处 系指避光并不超过 20℃；

冷处 系指 2～10℃；

常温 系指 10～30℃。

除另有规定外，贮藏项下未规定贮藏温度的一般系指常温。

二十二、制剂中使用的原料药和辅料，均应符合本版药典的规定；本版药典未收载者，必须制定符合药用要求的标准，并需经国务院药品监督管理部门批准。

同一原料药用于不同制剂（特别是给药途径不同的制剂）时，需根据临床用药要求制定相应的质量控制项目。

检验方法和限度

二十三、本版药典正文收载的所有品种，均应按规定的方法进行检验；如采用其他方法，应将该方法与规定的方法做比较试验，根据试验结果掌握使用，但在仲裁时仍以本版药典规定的方法为准。

二十四、本版药典中规定的各种纯度和限度数值以及制剂的重（装）量差异，系包括上限和下限两个数值本身及中间数值。规定的这些数值不论是百分数还是绝对数字，其最后一位数字都是有效位。

试验结果在运算过程中，可比规定的有效数字多保留一位数，而后根据有效数字的修约规则进舍至规定有效位。计算所得的最后数值或测定读数值均可按修约规则进舍至规定的有效位，取此数值与标准中规定的限度数值比较，以判断是否符合规定的限度。

二十五、原料药的含量（％），除另有注明者外，均按重量计。加规定上限为 100％以上时，系指用本药典规定的分析方法测定时可能达到的数值，它为药典规定的限度或允许偏差，并非真实含有量；如未规定上限时，系指不超过 101.0％。

制剂的含量限度范围，系根据主药含量的多少、测定方法、生产过程和储存期间可能产生的偏差或变化而制定的，生产中应按标示量 100％投料。如已知某一成分在生产或贮存期间含量会降低，生产时可适当增加投料量，以保证在有效期内含量能符合规定。

标准品、对照品

二十六、标准品、对照品系指用于鉴别、检查、含量测定的标准物质。标准品与对照品（不包括色谱用的内标物质）均由国务院药品监督管理部门指定的单位制备、标定和供应。标准品系指用于生物检定、抗生素或生化药品中含量或效价测定的标准物质，按效价单位（或 μg）计，以国际标准品进行标定；对照品除另有规定外，均按干燥品（或无水物）进行计算后使用。

标准品与对照品的建立或变更批号，应与国际标准品、国际对照品或原批号标准品、对照品进行对比，并经过协作标定和一定的工作程序进行技术审定。

标准品与对照品均应附有使用说明书，标明批号、用途、使用方法、贮藏条件和装量等。

计　　量

二十七、试验用的计量仪器均应符合国务院质量技术监督部门的规定。

二十八、本版药典采用的计量单位

(1) 法定计量单位名称和单位符号如下：

长度　　　　　米（m）　　　　　分米（dm）　　　　厘米（cm）　　　毫米（mm）　　微米（μm）　　纳米（nm）

体积　　　　　升（L）　　　　　毫升（ml）　　　　　微升（μl）

质（重）量　　千克（kg）　　　　克（g）　　　　　　毫克（mg）　　　微克（μg）　　纳克（ng）　　皮克（pg）

物质的量　　　摩尔（mol）　　　　毫摩尔（mmol）

压力　　　　　兆帕（MPa）　　　　千帕（kPa）　　　　帕（Pa）

温度　　　　　摄氏度（℃）

动力黏度　　　帕秒（Pa·s）　　　 毫帕秒（mPa·s）

运动黏度　　　平方米每秒（m²/s）　　　　　　　　平方毫米每秒（mm²/s）

波数　　　　　厘米的倒数（cm⁻¹）

密度　　　　　千克每立方米（kg/m³）　　　　　　克每立方厘米（g/cm³）

放射性活度　　吉贝可（GBq）　　　兆贝可（MBq）　　千贝可（kBq）　贝可（Bq）

(2) 本药典使用的滴定液和试液的浓度，以 mol/L（摩尔/升）表示者，其浓度要求精密标定的滴定液用"XXX 滴定液（YYYmol/L）"表示；作其他用途不需要精密标定其浓度时，用"YYYmol/L XXX 溶液"表示，以示区别。

(3) 有关的温度描述，一般以下列名词术语表示

水浴温度　　　　　　除另有规定外，均指 98～100℃；

热水　　　　　　　　系指 70～80℃；

微温或温水　　　　　系指 40～50℃；

室温（常温）　　　　系指 10～30℃；

冷水　　　　　　　　系指 2～10℃；

冰浴　　　　　　　　系指约 0℃；

放冷　　　　　　　　系指放冷至室温。

(4) 符号"％"表示百分比，系指重量的比例；但溶液的百分比，除另有规定外，系指溶液 100ml 中含有溶质若干克；乙醇的百分比，系指在 20℃时容量的比例。此外，根据需要可采用下列符号：

％（g/g）　　　　　　表示溶液 100g 中含有溶质若干克；

％（ml/ml）　　　　　表示溶液 100ml 中含有溶质若干毫升；

％（ml/g）　　　　　 表示溶液 100g 中含有溶质若干毫升；

％（g/ml）　　　　　 表示溶液 100ml 中含有溶质若干克；

(5) 缩写"ppm"表示百万分比，系指重量或体积的比例。

(6) 缩写"ppb"表示十亿分比，系指重量或体积的比例。

(7) 液体的滴，系在 20℃时，以 1.0ml 水为 20 滴进行换算。

(8) 溶液后记示的"（1→10）"等符号，系指固体溶质 1.0g 或液体溶质 1.0ml 加溶剂使成 10ml 的溶液；未指明用何种溶剂时，均系指水溶液；两种或两种以上液体的混合物，名称间用半字线"-"隔开，其后括号内所表示的"："符号，系指各液体混合时的体积（重量）比例。

(9) 本版药典所用药筛，选用国家标准的 R40/3 系列，分等如下：

筛　号	筛孔内径（平均值）	目号
一号筛	2000μm±70μm	10 目
二号筛	850μm±29μm	24 目
三号筛	355μm±13μm	50 目
四号筛	250μm±9.9μm	65 目
五号筛	180μm±7.6μm	80 目
六号筛	150μm±6.6μm	100 目
七号筛	125μm±5.8μm	120 目
八号筛	90μm±4.6μm	150 目
九号筛	75μm±4.1μm	200 目

粉末分等如下：

最粗粉　　指能全部通过一号筛，但混有能通过三号筛不超过20％的粉末；

粗粉　　　指能全部通过二号筛，但混有能通过四号筛不超过40％的粉末；

中粉　　　指能全部通过四号筛，但混有能通过五号筛不超过60％的粉末；

细粉　　　指能全部通过五号筛，并含能通过六号筛不少于95％的粉末；

最细粉　　指能全部通过六号筛，并含能通过七号筛不少于95％的粉末；

极细粉　　指能全部通过八号筛，并含能通过九号筛不少于95％的粉末。

（10）乙醇未指明浓度时，均系指95％（ml/ml）的乙醇。

二十九、计算分子量以及换算因子等使用的原子量均按最新国际原子量表推荐的原子量。

精　确　度

三十、本版药典规定取样量的准确度和试验精密度。

（1）试验中供试品与试药等"称重"或"量取"的量，均以阿拉伯数码表示，其精确度可根据数值的有效数位来确定，如称取"0.1g"，系指称取重量可为0.06～0.14g；称取"2g"，系指称取重量可为1.5～2.5g；称取"2.0g"，系指称取重量可为1.95～2.05g；称取"2.00g"，系指称取重量可为1.995～2.005g。

"精密称定"系指称取重量应准确至所取重量的千分之一；"称定"系指称取重量应准确至所取重量的百分之一；"精密量取"系指量取体积的准确度应符合国家标准中对该体积移液管的精密度要求；"量取"系指可用量筒或按照量取体积的有效数位选用量具。取用量为"约"若干时，系指取用量不得超过规定量的±10％。

（2）恒重，除另有规定外，系指供试品连续两次干燥或炽灼后的重量差异在0.3mg以下的重量；干燥至恒重的第二次及以后各次称重均应在规定条件下继续干燥1小时后进行；炽灼至恒重的第二次称重应在继续炽灼30分钟后进行。

（3）试验中规定"按干燥品（或无水物，或无溶剂）计算"时，除另有规定外，应取未经干燥（或未去水，或未去溶剂）的供试品进行试验，并将计算中的取用量按检查项下测得的干燥失重（或水分，或溶剂）扣除。

（4）试验中的"空白试验"，系指在不加供试品或以等量溶剂替代供试液的情况下，按同法操作所得的结果；含量测定中的"并将滴定的结果用空白试验校正"，系指按供试品所消耗滴定液的量（ml）与空白试验中所耗滴定液量（ml）之差进行计算。

（5）试验时的温度，未注明者，系指在室温下进行；温度高低对试验结果有显著影响者，除另有规定外，应以25℃±2℃为准。

试药、试液、指示剂

三十一、试验用的试药，除另有规定外，均应根据附录试药项下的规定，选用不同等级并符合国家标准或国务院有关行政主管部门规定的试剂标准。试液、缓冲液、指示剂与指示液、滴定液等，均应符合附录的规定或按照附录的规定制备。

三十二、试验用水，除另有规定外，均系指纯化水。酸碱度检查所用的水，均系指新沸并放冷至室温的水。

三十三、酸碱性试验时，如未指明用何种指示剂，均系指石蕊试纸。

动物试验

三十四、动物试验所使用的动物及其管理应按国务院有关行政主管部门颁布的规定执行。

动物品系、年龄、性别等应符合药品检定要求。

随着药品纯度的提高，凡是有准确的化学和物理方法或细胞学方法能取代动物试验进行药品质量检测的，应尽量采用，以减少动物试验。

说明书、包装、标签

三十五、药品说明书应符合《中华人民共和国药品管理法》及国务院药品监督管理部门对说明书的规定。

三十六、直接接触药品的包装材料和容器应符合国务院监督管理部门的有关规定，均应无毒、洁净，与内容药品应不发生化学反应，并不得影响内容药品的质量。

三十七、药品标签应符合《中华人民共和国药品管理法》及国务院药品监督管理部门对包装标签的规定，不同包装标签其内容应根据上述规定印制，并应尽可能多包含药品信息。

三十八、麻醉药品、精神药品、医疗用毒性药品、放射性药品、外用药品和非处方药品的说明书和包装标签，必须印有规定的标识。——摘自国家药典委员会编．《中华人民共和国药典》（2010 年版二部），北京：中国医药科技出版社，2010

附录二 药品检验报告书（示例）

药品检验报告书

检品名称	牙痛安胶囊	代表量	10 件
批 号	020912	规 格	0.2g
生产单位	四川省医药学校制药厂	包 装	铝塑板
供样单位	四川省医药学校制药厂	效 期	2005 年 9 月
检验目的	抽检	检品数量	24 粒×20 盒
检验项目	全检	收检日期	2002 年 10 月 24 日
检验依据	川卫药发[1993]第 127 号文附发质量标准	报告日期	2002 年 11 月 18 日

检验项目	标准规定	检验结果
[鉴别]		
(1)与(2)	均应呈正反应	均呈正反应
(3)	在 277nm 波长处应有最大吸收	符合规定
	在 241nm 波长处应有最小吸收	
[检查]		
装量差异	±5%	符合规定
崩解时限	应在 30 分钟内	13 分钟
[含量测定]		
	本品含甲硝唑(C_5 比 $N_{3}q$)应为	99.3%
	标示量的 90.0%～110.0%	
[微生物限度检查]		
	1g 含细菌数不得过 1000	1g 含细菌数少于 10 个
	霉菌数不得过 100 个	含霉菌数少于 10 个
	不得检出大肠埃希菌与活螨	未检出大肠埃希菌与活螨

结论 本品按川卫药发[1993]第 127 号文附发质量标准,《中华人民共和国药典》2010 年版(二部)微生物限度检查法检验,结果符合规定

负责人： 复核人： 检验员：

附录三 药品生物检定技术实验的质量控制

质量控制是提高药品生物检定实验水平和卫生学菌检水平，保证检验结果准确、可靠所采取的措施。搞好药品生物检定实验的质量控制工作，对提高菌检、效价测定水平，防止质量事故，保障人民健康起着重要作用。同时亦可增强生物检定实验工作人员的信心，改进工作，提高检验工作质量和业务水平。

药品生物检定实验的质量控制包括两个方面：

① 有关药品生物检定实验各种因素的质量控制。

② 药品生物检定实验的全面质量控制。

（一）有关药品生物检定实验各种因素的质量控制

1. 个人因素与动物因素

药品生物检定实验检验工作中每一步骤均需有高度的主观分析和判断能力，使其符合生物检定和微生物学鉴定规律。这与个人的经验、技能和细菌学、生物检定基础知识水平是密切相关的。每个药品生物检定实验检验工作者要有成效地工作，必须经常阅读近期资料，不断进行专业知识和专业技术的更新，提高理论水平和改进技术操作。

在药品生物检定实验中，使用了大量的实验动物，种类繁多，动物的来源、个体间（重量、大小、性别）的差异等影响了实验结果的准确性，因此，必须按《中国药典》有关规定进行。

2. 制订规程

制订规程用来统一和指导实验室的操作，包括：

① 药品生物检定实验室的管理、人员的职责、值班制度等。

② 药品生物检定样本的收集和送检。

③ 药品生物检定样本的处理、检验步骤和检验方法。

④ 药品生物检定实验动物的饲养、管理、实验规定与要求。

⑤ 药检控制菌（细菌）鉴定的标准与保存。

⑥ 药品生物检定实验结果的记录、登记和报告。

⑦ 药品生物检定中标准品、供试品、实验试剂的配制与标定。

⑧ 培养基的制备与灭菌。

⑨ 质量控制措施、控制指标。

⑩ 参考数据、控制指标。

3. 仪器的使用和管理

① 热原测温计或肛门体温计　定期校准，精密至 0.1℃。

② 血压记录装置、离体器官恒温水浴箱装置　平时做好维护保养，定期校准，使装置处于良好状态。

③ 净化工作台。

④ 紫外分光光度计。

⑤ pH 计。

⑥ 灭菌器的管理　观察灭菌效果可采用：

化学监测指标：硫黄粉（115℃溶解）、OK 纸片（纸片上有硫黄粉）、安息香酸（120℃溶解）。

生物学监测指标：可用枯草杆菌或脂质嗜热芽孢杆菌是否被杀死作指标。

⑦ 恒箱培养箱　药检中常需用 25℃、37℃ 和 42℃ 三种不同的温度培育，温度误差不得超出 ± 1℃。

⑧ 恒温水浴箱及冰箱　恒温水浴箱一般为（37±0.5）℃ 及（56±0.5）℃。冰箱一般为 2～4℃，最好附有温度自动控制、记录仪，以便于每天工作前、下班时记录温度，并定期加水和定期清除冰箱。

⑨ 厌氧培养装置　培养破伤风杆菌等厌氧菌时需用。有厌氧培养箱、气体置换法、气袋法、培养皿法等。

⑩ 接种环和接种针　接种环直径 3mm，长 5～8cm，每环相当于 1×10^{-3} ml。每次使用前后，均应于火焰上彻底灭菌，但接种时要注意冷却后使用。其他玻璃器材的清洗、消毒及无菌室的消毒等均应按常规处理。

4. 实验动物的质量控制

实验动物的来源、个体间（质量、大小、性别）的差异等。实验结果的准确性影响。

5. 培养基的质量控制

培养基按使用目的的不同，分为增菌培养基、选择培养基、分离培养基和鉴定培养基等。这些培养基制备后能否达到要求，必须对它进行质量控制，这是保证无菌检查质量的重要环节之一。

（1）一般质量控制

① 外观　各种培养基均应有统一明确的标记及制备日期。液体培养基应清晰；固体培养基应保持适当

的硬度、接种前无菌落。

② 根据培养基的性质和分装量的多少，应有不同的灭菌法。糖类培养基用高压蒸汽 115℃，30min 灭菌；血清斜面和鸡蛋培养基用血清凝固器或流通蒸汽间歇灭菌；其他一般培养基均用高压蒸汽 121℃、20min，100ml 的锥形瓶灭菌 20min，1000ml 以上的锥形瓶灭菌 30min。

③ pH 值　定期抽样检查，pH 值相差不能超过规定±0.2。不能用 pH 试纸检查，因不够精密和准确。要注意高压灭菌前后的 pH 值变化，一般高压灭菌后 pH 值下降 0.1～0.2。

④ 培养基的倾注　平板琼脂的厚度一般为 3mm，药敏试验用培养基为 4～6mm，效价测定底层 20ml。含菌面层 5ml，斜面不超过试管的 2/3。

⑤ 无菌试验　各种无菌分装的培养基均应放恒温培养箱过夜，无菌生长者才能使用。高压灭菌的培养基应随机抽样 5%～10% 作无菌试验。

⑥ 保存　制备好的培养基应放冰箱（2～8℃）保存，为了避免水分的丢失，应放在严密的有盖容器或塑料袋内。这样，平板培养基可保存 4 周；试管培养基可保存 1～2 个月，无菌检查用及效价测定用培养基可保存 1 个月。

（2）用已知标准菌株作质量控制

① 增菌培养基及选择培养基的质量控制（见表1）。

表1　增菌培养基及选择培养基使用的标准菌株

培养基	质量控制使用的标准菌株	发育情况
肉浸汤	表皮葡萄球菌	良好
兔血肉浸汤	溶血性链球菌	良好
胆盐乳糖	肠道革兰阴性杆菌	良好
亚碲酸钠	金黄色葡萄球菌	良好

增菌培养基（如肉浸汤）的性能试验主要是定量性能试验。应接种不易生长的细菌，接种量宜少。必要时可将接种菌制成不同的浓度分别接种于培养基内，观察能生长的最小接种浓度。接种浓度小，说明增菌培养基性能好。选择性增菌培养基主要是定性性能试验，观察目的菌是否生长良好，非目的菌是否被抑制或部分被抑制。应选择用已知菌在培养基上生长的菌株做性能试验。

② 分离培养基的质量控制　分离培养基（如麦康凯、SS 琼脂）性能的好坏，应看所培养的目的菌能否生长良好；同时能否抑制其他细菌的生长；还要看能否与其他细菌相鉴别。如大肠埃希菌在麦康凯琼脂中呈桃红色或中心桃红、圆形，扁平，光滑湿润的菌落。含某些生长因子的培养基做性能试验，应选用因子存在时才能生长的细菌做质量控制菌种（见表2）。

表2　分离培养基质量控制使用的标准菌株

培养基	菌　名	发育观察指标
EMB 平板	大肠埃希菌	紫黑色或中心紫黑色，表面光滑并具有金属光泽的菌落
卵黄高盐琼脂	金黄色葡萄球菌	金黄色，圆形突起，边缘整齐，外周有乳浊圈，菌落直径约 1～2mm
甘露醇高盐琼脂	金黄色葡萄球菌	金黄色，圆形突起，边缘整齐，外周有黄色环，菌落直径约 1mm
	普通变形杆菌	不能生长
	表皮葡萄球菌	不分解甘露醇，菌落蓝色
麦康凯琼脂	大肠埃希菌	桃红色或中心桃红、圆形，扁平，光滑湿润
	福氏痢疾杆菌	不分解乳糖，菌落无色透明
SS 琼脂	大肠埃希菌	不能生长
	鼠伤寒杆菌	不分解乳糖，菌落无色，中心黑色
	福氏痢疾杆菌	不分解乳糖，菌落无色透明
DHL 琼脂	沙门杆菌	无色至浅橙色，半透明，多数菌落中心带黑色或几乎全黑色

血琼脂平板溶血性能试验可用 A 或 B 溶血的标准链球菌作质量控制。如其结果不满意，可能与血的来源（兔、羊、人）、营养条件（牛肉汤或牛肉膏汤）和 pH 值不同有关，应从上述三个方面寻求合适条件。

③ 鉴定培养基及生化特性试验的质量控制　用已知阳性及阴性的质量控制菌株，经鉴定能出现预期的

生化反应结果,此鉴定培养基和生化反应试验方可使用(见表3)。

6. 染色液的质量控制

染色液配制后,必须选用适当的标准菌株作阳性及阴性对照来鉴定染色液的性能,如革兰染色最好选用枯草杆菌和藤黄八叠球菌,亦可用葡萄球菌和大肠埃希菌作为对照。对经验不足者,每次染色时均应作对照染色。

7. 诊断血清的质量控制

沙门菌属、致病性大肠埃希菌等诊断血清,使用时应注意有效期及效价。

表3 生化特性试验的阳性及阴性质量控制菌株

培养基或生化试验	阳性对照菌	阴性对照菌
V-P 试验	产气肠杆菌	大肠埃希菌
靛基质试验	大肠埃希菌	产气肠杆菌
甲基红试验	大肠埃希菌	产气肠杆菌
枸橼酸盐利用试验	产气肠杆菌	大肠埃希菌
尿素试验	普通变形杆菌	大肠埃希菌
硫化氢产生试验	普通变形杆菌	宋内痢疾杆菌
氰化钾试验	产气肠杆菌	大肠埃希菌
硝酸盐还原试验	大肠埃希菌	硝酸盐阴性杆菌
明胶液化试验	铜绿假单胞菌	硝酸盐阴性杆菌
氧化酶试验	铜绿假单胞菌	大肠埃希菌
鸟氨酸脱羧酶试验	鼠伤寒杆菌	普通变形杆菌
丙二酸盐利用试验	肺炎克雷伯杆菌	大肠埃希菌
赖氨酸脱羧酶试验	沙门菌	普通变形杆菌
精氨酸水解酶试验	鼠伤寒杆菌	普通变形杆菌
苹果酸脱羧酶试验	鼠伤寒杆菌	普通变形杆菌
血浆凝固酶试验	金黄色葡萄球菌	表皮葡萄球菌
脱氧核糖核酸酶试验	金黄色葡萄球菌	表皮葡萄球菌
	黏质裂沙雷菌	

用相应的菌株检查其有效性,过期血清和变混浊的血清都不应继续使用。诊断血清一律放普通冰箱内保存,使用时以最短的时间暴露于空气中。最好备用两个生物制品研究所的诊断血清,以便互相对照,检查其可靠性。

8. 效价测定的质量控制(参见效价测定操作中的注意要点)

9. 标准菌株

细菌检验的质量控制必须要有标准菌株,细菌检验室应保存一套供质量控制用的标准菌株。数量不需很多,但必须是生物学特性典型稳定的菌株。

(1)保存质量控制菌株的目的

① 用于培养基、试剂、生化反应、染色液、诊断血清和药敏试验等的质量控制。

② 鉴定未知菌时作为对照。

③ 用作培训检验人员熟悉某些菌株的试验材料。

④ 用作制备诊断用抗血清的抗原。

⑤ 用来测定商品抗血清的效价。

(2)质量控制菌株的来源

① 从自然界中分离的、经反复试验后其特征典型、稳定的菌株。

② 有关部门发给的做室间质量控制的菌株。

③ 从菌种保存中心机构、药检部门购买的标准菌株。

(3)菌株的保存参见有关菌种保藏方法。

(4)如何防止质量控制菌株的变异

① 保存菌株应选择合适的方法、温度保存。

② 尽量减少转种次数,超过6次的换另一管菌种。

③ 孵育时间不要超过对数末期，一般细菌不要超过 18h。

④ 避免菌种被杂菌污染。

⑤ 不得从药敏试验、效价测定的琼脂平板上取菌作质量控制菌用。

（二）药品生物检定实验、卫生学检验的全面质量控制

做好以上有关药品生物检定实验检验各种因素的质量控制是取得全面质量控制正确结果的先决条件，全面质量控制是检验各种因素质量控制是否已做好的手段。

1. 实验室内的全面质量控制

（1）依靠熟练检验技师进行全面质量控制　操作者须在经验丰富的熟练技师指导下进行操作。在报告发出前，对报告单与培养物进行核对，检查检验标本的直接涂片、增菌培养、分离培养、菌落计数、鉴定以及标准品和供试品的配制、效价测定、实验动物等结果是否相互符合。发现矛盾或错误时及时纠正。这样，既可提高检验质量，也可以使各种操作得到统一。此外，对仪器、培养基、试剂等性能作定期检查，及时发现执行质量控制中各因素存在的问题。

在较小的实验室，只有一名生物检定、卫生学检验人员时，就需个人对质量控制全面负责。除加强自身业务知识的提高外，还应经常与有关实验室联系，接受质量控制检查。

（2）盲点对照　用标准菌株作单株或数株混于肉汤或样本中，给操作者作盲点对照检验。这些菌株质量控制，管理人员是事先知道的。这样就较易发现操作者的问题，从而帮助其分析错误原因，使其不再发生。此方法也可用于对各种技术人员的考核和对实习生的技术鉴定。

2. 实验室间的质量控制

实验室间的质量控制可在区、厂内、市内、省内以至全国范围内进行，以便相互交流、共同提高。

我国已在北京成立相应的检验中心，各省、市亦在筹备和组建检验中心将逐步担负此项任务，负责执行质量控制工作，当前主要采取下列措施：

（1）不定期地检查质量控制单位执行有关药品生物检定、卫生学检验各种因素质量控制的情况。

（2）发给各种标准菌株作盲点测试。在参加室间质量控制的单位事先不知质控菌株为何的情况下，限期回报鉴定结果。然后由发出质量控制菌株的实验室综合分析各单位的回报结果。发掘好的经验，找出鉴定中存在的问题。有针对性地组织讨论，逐步提高鉴定水平。

（3）在参加质量控制单位不知的情况下，将质量控制菌株混入日常检验标本中，以观察其日常检验工作的质量。

参 考 文 献

[1] 中华人民共和国国家药典委员会. 中华人民共和国药典. 2010 年版（二部）. 北京：中国医药科技出版社，2010.
[2] 中国药品生物制品检定所. 中国药品检验标准操作规范.（2005 年版）. 北京：中国医药科技出版社，2005.
[3] 苏勤. 药物质量检验技术. 北京：中国医药科技出版社，2003.
[4] 马绪荣，苏德模. 药品微生物学检验手册. 北京：科学出版社，2001.
[5] 汪穗福. 药品生物检定技术. 北京：中国医药科技出版社，1999.
[6] 王思理等. 细菌内毒素检查法及其应用. 北京：气象出版社，2003.
[7] 卢锦汉，章以浩，赵铠. 医学生物制品学. 北京：人民卫生出版社，1995.
[8] 李元. 基因工程药物. 北京：化学工业出版社，2002.
[9] 李榆梅. 微生物学. 北京：中国医药科技出版社，2000.

全国医药高职高专教材可供书目

	书 名	书 号	主 编	主 审	定 价
1	化学制药技术	7329	陶 杰	郭丽梅	27.00
2	生物与化学制药设备	7330	路振山	苏怀德	29.00
3	实用药理基础	5884	张 虹	苏怀德	35.00
4	实用药物化学	5806	王质明	张 雪	32.00
5	实用药物商品知识（第二版）	07508	杨群华	陈一岳	45.00
6	无机化学	5826	许 虹	李文希	25.00
7	现代仪器分析技术	5883	郭景文	林瑞超	28.00
8	现代中药炮制技术	5850	唐延猷 蔡翠芳	张能荣	32.00
9	药材商品鉴定技术	5828	刘晓春	邬家林	50.00
10	药品生物检定技术（第二版）	09258	李榆梅	张晓光	28.00
11	药品市场营销学	5897	严 振	林建宁	28.00
12	药品质量管理技术	7151	贠亚明	刘铁城	29.00
13	药品质量检测技术综合实训教程	6926	张 虹	苏 勤	30.00
14	中药制药技术综合实训教程	6927	蔡翠芳	朱树民 张能荣	27.00
15	药品营销综合实训教程	6925	周晓明 邱秀荣	张李锁	23.00
16	药物制剂技术	7331	张 劲	刘立津	45.00
17	药物制剂设备（上册）	7208	谢淑俊	路振山	27.00
18	药物制剂设备（下册）	7209	谢淑俊	刘立津	36.00
19	药学微生物基础技术（修订版）	5827	李榆梅	刘德容	28.00
20	药学信息检索技术	8063	周淑琴	苏怀德	20.00
21	药用基础化学	6134	胡运昌	汤启昭	38.00
22	药用有机化学	7968	陈任宏	伍焜贤	33.00
23	药用植物学	5877	徐世义	孙启时	34.00
24	医药会计基础与实务（第二版）	08577	邱秀荣	李端生	25.00
25	有机化学	5795	田厚伦	史达清	38.00
26	中药材 GAP 概论	5880	王书林	苏怀德 刘先齐	45.00
27	中药材 GAP 技术	5885	王书林	苏怀德 刘先齐	60.00
28	中药化学实用技术	5800	杨 红	裴妙荣	23.00
29	中药制剂技术	5802	闫丽霞	何仲贵 章臣贵	48.00
30	中医药基础	5886	王满恩	高学敏 钟赣生	40.00
31	实用经济法教程	8355	王静波	潘嘉玮	29.00
32	健身体育	7942	尹士优	张安民	36.00
33	医院与药店药品管理技能	9063	杜明华	张 雪	21.00
34	医药药品经营与管理	9141	孙丽冰	杨自亮	19.00
35	药物新剂型与新技术	9111	刘素梅	王质明	21.00
36	药物制剂知识与技能教材	9075	刘 一	王质明	34.00
37	现代中药制剂检验技术	6085	梁延寿	屠鹏飞	32.00
38	生物制药综合应用技术	07294	李榆梅	张 虹	19.00

欲订购上述教材，请联系我社发行部：010-64519689，64518888

如果您需要了解详细的信息，欢迎登录我社网站：www.cip.com.cn